Von
dem Wesen und der Heilmethode
des
Scharlach-Fiebers.

Ein
Versuch in der wissenschaftlichen Praxis
durch

Dr. Hans Adolph Göden.

Ἰατρὸς φιλόσοφος ἰσόθεος.
Hippocrat.

Berlin, 1822.
Gedruckt und verlegt
bei G. Reimer.

Vorwort.

In diesem Buch von dem Scharlach-Fieber hat der Verfasser sich bemühet, die naturphilosophische Methode der Bearbeitung einer Aufgabe aus der medizinischen Praxis mit der praktischen zu versöhnen. Was ihn das Leben gelehrt und die Erfahrung verbürgt, das ist hier in lebendigen Zügen entworfen; aber auch der Geist der Wissenschaft soll in diesen Blättern wehen und walten, der der Auslegung und Deutung von dem Innern in den Erscheinungen der kranken Natur. Wenn gleich am Styl der Wissenschaft gehalten, hat die Aufgabe doch die rein praktische Richtung, und selbst der eingesteifte und ausgetrocknete Praktiker wird hier seine Ausbeute finden.

Der Verfasser hat sich bemühet, das Heilverfahren gegen den Scharlach in festen, einfachen Grundsätzen zu zeichnen, und wenigen, aber zuverläßigen Arzneien zu vertrauen. Es wird hohe Zeit, die Irrwege der unsichern, verwirrten Empirie zu verlassen, die Bahn der Natur zu gehen, und Ordnung, Einheit, Sicherheit den Regeln der Praxis zu geben. Die Regel ist das Element des Todes, die Idee das des Lebens. Man wird die Dreistigkeit in den Gaben, die muthige, kräftige Anwendung starker, entscheidender Mittel tadeln, vorzüglich in unsern Zeiten der Ohnmacht, der furchtsamen Unentschlossenheit in den Entwürfen. Aber der Verfasser ist kein Freund von halben Maaßregeln, die zu gar nichts nützen, das Sichere und das Entscheidende, die Stärke und der Muth in den Maaßregeln, die Festigkeit und Einheit in den Grundsätzen sind in den Zeiten der Noth und der Gefahr allein die Mittel des Heils und der Rettung. In dem Sturm der Gefahr, in dem Drängen der Krankheit, in der Verzweiflung des Lebens bereitet das furchtsame, unentschlossene Zögern, der Mangel an Entschluß, den sichern Untergang. Das Leben und seine Erfahrung hat diese Methode und ihre Grundsätze gelehrt und in mehreren Epidemieen verbürgt. Der Wirbel der Zufälle darf nicht täuschen, nicht verwirren und schrekken, man halte die Einsicht und die Idee von dem Wesen der Krankheit fest, und man wird sich in den Grundsätzen der Praxis verständigen.

Die strenge Antiphlogosis und die Kälte als unbedingter und fester Grundsatz in dem Heilverfahren gegen den Scharlach, wird nicht überall Eingang finden. Das Vorurtheil ist zu veraltet, und der Wahn hat zu tiefe Wurzeln geschlagen, daher ist seine Ausrottung nicht leicht. Aber das Glück, was diese Methode unfehlbar der Praxis bringt, das Unglück der andern und frühern, nicht von der Natur geweihet, sondern von einer blinden Empirie und einem blödsinnigen, einseitigen System zu einem vergänglichen Daseyn geschaffen, wird gewiß im Laufe der Zeit den Wahn besiegen und vertilgen. Die Natur und die Idee sind die Elemente des Wahren, aus dem Begriff und seiner Formel kommt das Unrechte und Verkehrte, der Verstand verwirrt die Erkenntniß, und macht sie unsicher und schwankend, die Idee ist das geistige Element zur Einsicht in den Geist und in das Wesen der Dinge; was diese gefunden, das allein ist in der Natur, und das muß das Leben bewähren.

Die Theorie von den Contagien wollte der Verfasser hier nur in allgemeinen Andeutungen und Umrissen geben, nicht in speciellen und allseitigen Entwickelungen. Die aufgestellte Idee von dem Wesen der Ansteckungsstoffe, von ihrer Genesis und ihren höhern Metamorphosen ist gewiß die rechte und wahre; sie liegt ganz nahe, handgreiflich, und wenigstens zeigt sich das Contagium in seiner chronischen Natur ganz deutlich: w a s e s i s t. Eine genaue microscopische Untersuchung angestellt mit dem Geistesauge der Wissenschaft, nicht mit dem groben Organ der Empirie, wird diese Lehre bestätigen und fester begründen. Die Wissenschaft von dem Leben, von den unendlichen Formen und Verwandlungen der ewigen Elemente und der unsterblichen Naturkraft, kann keine feste, starre Form haben, sie ist ewig jung und ewig neu, wie jene zeugende und schaffende Urkraft, deren unendliche Entwickelungen und Formenfülle ihre Aufgabe und ihr inneres Wesen ist.

Die Kritik scheuet der Verfasser nicht; daß der bessere Theil der Aerzte sein Buch mit einem freundlichen Willkommen entgegen nehmen, ist ihm Hoffnung und Wunsch, die Urtheile des arzneienden Volks und des vornehmen Philisterthums hat er längst verachten gelernt, nicht mit wissenschaftlichem Ernst, sondern nur mit Hohn und Spott wird er diesen Urtheilen begegnen. Recht gut kennt der Verfasser den bösen Geist, der in der Medizin noch spukend umgeht, es ist der trübe Dämon der Finsterniß, den aber die fortschreitende Zeit bald beschwören und bannen wird. Auch die Wissenschaft hat ihre Ultra's und Finsterlinge, deren ohnmächtiger Haß aller freien, geistigen Selbstkraft den kühnen und raschen Gang der Wissenschaft zwar aufhalten, aber nicht die Keime ersticken kann, welche lebensvoll die Zeit empfangen. Die

Polizei- und Ministerial-Briefe sind nur ohnmächtige Beschwörungsformeln, den fortstrebenden Geist in seiner ätherischen Natur zu fesseln. Ohnerachtet aller Ausfälle des plumpen Philisterthums auf die Naturphilosophie und philosophische Bearbeitung der Medizin, steht sie fest und strahlt im unsterblichen, ätherischen Glanze am ewigen Dome des unsterblichen Geisterreichs, belebende und befruchtende Strahlen über alle Zweige der Erkenntniß und der Bildung verbreitend. Was eine befangene Mitwelt verketzert und verhöhnt, das wird eine weisere Nachwelt als Ideen und Grundsätze echter Weisheit ehren und pflegen. Das Wesen der Idee und ihre Abkunft aus dem Unendlichen verbürgen ihre Wahrheit und ihre unendliche Entwickelung; der böse Geist in trüben und finstern Zeiten kann ihr üppiges und kraftvolles Wachsthum wohl hemmen und verzögern, aber nicht den Keim zerstören, der die Unvergänglichkeit zu seinem Wesen hat. Wo die Wissenschaft sich in ihrer höhern Form vollenden soll, da muß sie die Elemente der Natur und des Geistes auch zu ihren festen Grundsäulen haben, und aus ihnen sich bilden; man muß die Bahn der Empirie und des Eklectizismus verlassen, deren Streben dem Thurmbau zu Babylon gleicht, man muß die des Lebens gehen; man hat lange genug fruchtlos Sandkorn zu Sandkorn gehäuft, um die

Wissenschaft zu erbauen, man muß endlich einmal mit schöpferischer Kraft Ideen erzeugen, um Leben und Weisheit zu zünden, das Schmarotzen und Zehren von fremdem Gut und Erwerb entehrt den menschlichen Geist, die Wissenschaft ist ein unendliches Verjüngen und Werden, und muß sich selbstthätig immer von neuem erzeugen und so fortwachsen und sich veredeln, sie ist kein äußeres Gut, sondern ein inneres, aus den Elementen des Geistes erwachsen, und in die der Natur zurückgebildet, diese sind die Elemente einer endlosen Bildung, die Anlagen einer unendlichen Entfaltung.

Hiemit giebt der Verfasser mit heiterem Sinn sein Buch dem öffentlichen Urtheile hin, möchte es ihm gelungen seyn, sichere und zuverläßige Grundsätze der Heilung dieser oft so furchtbaren Krankheit aufgestellt zu haben, und möge sein Heilverfahren auch andern das Glück bringen, was er davon erfahren!

Friedland in Meklenburg, im Juni 1822.

Dr. Hans Adolph Göden.

Von

dem Wesen und der Heilmethode

des

Scharlach-Fiebers.

Erstes Buch.

Das Pathologische.

Was der Scharlach sey, wie er sich organisch entwickelt, auf welcher Stufe er in der Ausbildungsreihe des Systems der Krankheit steht, aus welchem Element und Grunde er sich bildet, welche Form er in seinem äußern Bilde zeigt, worin sein Wesen und seine Genesis beruhet, wie, in welchen Arten und Formen, in welchem zeitlichen und räumlichen Wachsthum seine verschiedenen Charaktere sich entwickeln, und welche Bedeutung die Krankheit für den Organismus hat ferner welches Verhältniß zu den cosmischen und epidemischen Elementen, so wie auch zu der Ausbildung und zu dem genetischen Wachsthum des organischen Lebens und seiner Gebilde — das ist die Aufgabe und der Gegenstand dieses Buches. Als Grundsatz steht bei dieser Bearbeitung fest: daß das Entwickelungsgesetz des Lebens zugleich das der Bildung der Krankheit sey, daß diese wie der Organismus, nur in verschiedener Richtung, dieselben Elemente und Stufen ihres Wachsthums, dieselben Gesetze ihrer Bildung hat. Man muß die Krankheit überhaupt als einen selbstständigen Organismus betrachten, als einen Leib und als ein Naturgewächs;

welches sich in mannigfaltige Charaktere und Organe zergliedert, und feste Gesetze und Stufen ihrer Bildung hat. Die genetische Naturanschauung der Krankheit und ihrer mannigfaltigen Metamorphosen, die Erkenntniß und Begründung ihrer Aus- und Abartungen nach den verschiedenen Ausbildungsstufen der organischen Materie, das ist die Norm für die wissenschaftliche Nosologie und eigne Deutung der verschiedenen Formen der krankhaften Metamorphose. Diese Grundansicht ist der sicherste Weg, die Wissenschaft vor leeren Formeln zu bewahren, die das Leben tödten und die Praxis verwirren. Wie die Natur in ihrem einfachen und sichern Gange, in ihren festen und regelmäßigen Bahnen sich dem Geiste zur Betrachtung eröffnet, so fest und einfach müssen die Züge seyn, worin das Wesen der Krankheit in ihrer naturgeschichtlichen Entwickelung sich der geistigen Anschauung eröffnet. Die Gesetze der Natur müssen zugleich die der Wissenschaft seyn, sonst artet diese in todte Formeln und leere Theorien aus, die nicht auf dem Boden der Natur gewachsen, erzeugt von einer befangenen und dünkelhaften Zeit, schon so viel Verwirrung und Unheil in die medizinische Praxis gebracht haben.

Erstes Capitel.

Begriff der Scarlatina.

Der Begriff der Krankheit soll ihre Form und die eigenthümlichen und wesentlichen Zeichen, in denen ihr Bild äußerlich in die Erscheinung tritt in festen, sichern, einfachen Zügen erfassen. Das Wesen und die Idee enthält der Begriff in sich verschlossen; die Entwickelung und Ausführung seiner wird die Geschichte der Krankheit geben, und das äußere Bild zu seinen innern Elementen und lebendigen Beziehungen eröffnen. Das Innere und Wesentliche, gleichsam die Seele in dem Bilde und in der Form, kann nicht Gegenstand des Begriffs seyn, sondern wird sich nur dadurch enthüllen, daß man die Elemente und Gesetze der innern Bildung erkennt, in denen der Begriff besteht, woraus er zusammengesetzt und gebildet ist. Der Begriff der Krankheit hält dieselbe im Standpunkt ihrer vollendeten Form, ihrer Blüthe fest, wenn sie vollkommen in allen ihren wesentlichen Zügen entwickelt, in ihrer Form vollendet ist, die Idee aber erfaßt dieselbe in ihrer innern Wurzel, in ihren wahren Umrissen, in den Grundelementen und Grundstufen ihrer Genesis und ihrer naturgeschichtlichen Ausbildung; das ausgebildete, vollendete Gewächs ist Gegenstand des Begriffes; das werdende, das im Keim verschlossene und in der Entwickelung seiner Begriffene ist Sache der Idee.

Es ist schwer, einen festen, sichern, für alle Fälle geltenden Begriff des Scharlachs zu geben, weil, wie alle Exantheme, ihre Form in der Erscheinung so verschiedenartig, ihre Charaktere so mannigfaltig sind. Daher sind die Meinungen und Bestimmungen der Aerzte so schwankend, so verschieden, indem der eine als wesentliches Zeichen anerkennt, was der andere nur als ein zufälliges, nicht immer geltendes annimmt. In der Feststellung des Begriffes darf durchaus kein Zeichen fehlen, was der Form ausschließlich eigenthümlich und wesentlich ist; es darf aber auch keins in das Bild aufgenommen werden, was der Form nicht als eigenthümlich und beständig angehört. Was der Zufall bedingt, eigenthümliche Umstände und Verhältnisse begründen, das gehört nicht wesentlich zur Form und kann nicht als bezeichnender Zug in ihrem Bilde gelten; streng in festen Zügen müssen die Umrisse gezeichnet seyn, wenn das Bild überall erkennbar seyn soll:

Das Scharlach-Fieber stellt sich in seiner beständigen Form dar: als eine exanthematische Entzündung der Haut, mit einer Röthe derselben, welche in ihrer Farbe die Mitte hält zwischen der blaßgelben des Erysypelus und der tief-dunkelrothen der Phlegmone; diese Röthe erscheint meist allgemein und gleichmäßig über die ganze Haut verbreitet, bald weniger, in größern und kleinern Flecken; diese Röthe verschwindet bei einem äußern Druck, die gedrückte Stelle wird weiß, aber schnell nach Entfernung des Druckes kehrt die Röthe zurück, dabei zeigen sich flüchtige Stiche in verschiedenen Stellen der Haut, mit einem allgemeinen, anhaltenden Brennen und einem Fieber, dessen Charakter und Typus aber nicht beständig, sondern verschieden ist; ferner zeigt die Form etwas ganz Eigenthümliches und Wesentliches auf ihrer letzten Stufe: die Abschälung der Haut, ein wahrer Häutungsprozeß, so daß die Oberhaut in großen und kleinen Stücken sich löst und abschält, wie man es bei keiner andern Krankheit und keinem Exanthem beobachtet, so wie auch mit der eigenthümlichen Neigung zur krankhaften Wasser-Absonderungen und Anhäufung in dem Zellgewebe der äußern Haut und in den innern Höhlen. Dabei erscheint die Röthe flach, nicht über die Haut erhaben, nicht in einzeln stehenden, zerstreuten Flecken, sondern in größern, mehr zusammenhängenden, allgemein verbreiteten.

Dies sind die wesentlichen, beständigen und eigenthümlichen Zeichen des Scharlachs, alle übrigen, so häufig sie auch bei der Krankheit sich zeigen, haben mehr die zufällige Bedeutung und gehören nicht absolut der Form an. Wir würdigen diese bisher als wesentlich gegoltene Zeichen näher.

Hieher gehört zuerst das Halsweh, die Verbreitung der Entzündung über die Haut des Schlundes und des Rachens. So häufig dieses Symptom beim Scharlach vorkommen mag, so kann es doch nicht als wesentlich gelten, weil es nicht immer gegenwärtig und bei allen Fällen beständig ist, nicht dem Scharlach als allgemeiner Form zukommt, sondern mehr, wie weiter hin gezeigt werden wird, einer eigenthümlichen Abart, Spezies der Scarlatina, der Biliösen oder Gastrischen, wo nämlich die Contagion zunächst in der Haut des gastrischen Systems die Wurzel und den Heerd ihrer Entwickelung hat. Dieses erklärt sich schon daraus, daß die Haut des Schlundes und des Rachens mit der des Magens und des Darmkanals eng zusammenhängt, in organischer und dynamischer Verbindung steht, insofern beide, nur auf verschiedenen Stufen, einer Funktion, der Assimilation dienen. Wenn auch die Haut im ganzen Organismus eine identische Bildung ist, so ist ihre Form und ihre Metamorphose doch sehr verschieden nach der Stufe ihrer Entwickelung und nach der Dignität der Organe, mit denen sie auf den verschiedenen Stufen verwachsen ist, oder in denen sie ausgebildet und verwandelt ist. Das gastrische System steht in näherer organischer, sympathischer Verbindung mit der Haut des Schlundes und des Rachens, als die äußere Haut; wo daher der ursprüngliche Entwickelungsheerd des Scharlachs im gastrischen System ist, da wird die Krankheit sich noch leichter auf die Schlundorgane fortpflanzen, als nur da, wo der ursprüngliche und erste Sitz der Krankheit in der äußern Haut sich ergab. Die Erfahrung lehrt und bestätigt diese Annahme. Die Entwickelung einer bedeutenden Entzündung der Haut im Schlunde und Rachen beobachtet man, wenn nicht ausschließlich, doch vorzüglich bei der Form der Scarlatina, wo das Leiden des gastrischen Systems das vorherrschende ist, wo der Status gastrici biliosus das vorzüglichste Symptom der Krankheit darstellt, wo die Constitutio annua überall den Gastrizismus begünstigt, und in dieser Form treffen wir die Angina allein nur in ihrer zweiten und bösesten Entwickelung als Putrida und Gangraenosa, und dieser Charakter des Scharlachs hat immer seine Wurzel und sein Organ in einer ursprünglichen Entzündung des gastrischen Systems.

Die Angina ist deswegen kein wesentliches Zeichen des Scharlachs, weil sie in mehreren Formen der Krankheit ganz fehlt, ja weil es ganze Epidemien giebt, wo sie entweder gar nicht, oder nur in einzelnen, sporadischen Fällen, nicht als stehendes Zeichen vorkommt. Wir sehen das gutartigste, regelmäßigste Scharlach-Fieber einfach verlaufen, bloß durch das Exanthem der äußern Haut bezeichnet, wo wir keine Spur einer Halsaffektion finden, außer etwa eine Spannung, eine schmerzhafte Steifigkeit in den Muskeln des Halses. Ja selbst die bösartigsten und tödtlichsten Formen der Scarlatina, wo das Contagium sich ursprünglich auf das Gehirn geworfen, in seinen Gebilden durch Entzündung sich wiedererzeugend, oder wo das Scharlach in der Form der häutigen Bräune erscheint, fehlt immer die entzündliche Affektion der Schlund- und Rachen-Organe. Eben mit dem Recht wie die Angina kann man die Encephalitis, die Hirnwuth, den Croup in die Reihe der wesentlichen Zeichen des Scharlachs aufnehmen, weil auch diese Entzündungsformen, wenn nicht so häufig, doch oft genug im Verlauf der Scarlatina sich entwickeln, oder auch wo diese oft ihren Verlauf unter diesen Formen ursprünglich beginnt. Es giebt Epidemien, wo das Hirnleiden gleich ursprünglich öfter beim Scharlach erscheint als die Bräune, in der Epidemie des vorigen Jahrs war die Encephalitis und der Croup eine viel häufigere Erscheinung beim Scharlach als die Angina, und nur in den ganz leichten, gutartigen Formen kam eine gelinde Halsentzündung vor, niemals ward sie in jenen heftigen und bösartigen beobachtet. Keineswegen wird hiemit geläugnet, daß die Angina ein häufiges Symptom der Scarlatina sey, daß es sogar Epidemien gegeben hat und geben wird, wo sie in allen Fällen als beständiges Zeichen sich darstellt, aber dies giebt noch kein Recht, sie in die wesentlichen Züge der Form mit aufzunehmen, weil ihre Erscheinung nicht überall bei der Scarlatina feststehend ist. Der Entwurf des Bildes, indem er bloß die formelle Bedeutung hat, darf immer nur in strengen, einfachen und den stets gegenwärtigen Zügen gezeichnet seyn, die Darstellung und Entwickelung der andern Symptome gehört mehr in die naturgeschichtliche Ausbildung und Beschreibung der Krankheit, wo sich die Stufen ergeben werden, die Charaktere und Bedingungen, auf und unter welchen die krankhafte Metamorphose sich vorzüglich mehr in diesem oder in jenem Symptom ausdrückt.

Gegen die Bestimmung des Scharlachs als eine erysipelatöse Entzündung wird mancher Widerspruch statt haben, indem manche Aerzte dieses nicht anerkennen, sondern die Krankheit bloß als eine reine und allgemeine Hautentzündung ansprechen. Dieser Einwurf hebt sich von selbst durch den Widerspruch auf, den er in sich trägt; denn wenn zugestanden wird, daß der Scharlach eine Hautentzündung sey, so muß er eine erysipelatöse seyn, denn dies gehört zum Wesen jeder Hautentzündung; jede ist ein Erysipelus, es ist gleichgültig, ob das Exanthem flach oder erhaben, in Blasen oder Pusteln besteht, die Form der Entzündung hängt von dem Gebilde ab, und die Haut ist aus mehreren, verschiedenen Grundgebilden zusammengesetzt, deswegen kann ihre Entzündung auch in verschiedenen Formen sich bilden; aber die Form verändert das Wesen nicht. Auch die Pocken, die Masern, das Exanthem des ansteckenden Typhus haben die Natur der erysipelatösen Entzündung, denn ihr Organ ist die Haut, der ursprüngliche Heerd ihrer weitern organischen Ausbildung. Denn wie die Lunge sich nur pneumonisch, die Leber nur hepatitisch, so kann die Haut sich nur exanthematisch entzünden; jedes Exanthem, in welcher Form es immer erscheinen mag, ist wesentliche Form jeder Hautentzündung. Die Phlegmone, selbst die sekundäre, wo sie als höhere Ausbildung eines Erysipelus sich bildet, kann hier nicht als Einwurf gelten, denn sie ist keine Hautentzündung, sondern hat den Sitz in der Muskelsubstanz, und hat die Natur der Synocha, weil ihr Organ ein blutreiches, arteriöses ist, und den Ausgang in Eiterung, Zerstörung der Muskelsubstanz durch Suppuration. Denn mit dem Organ der Entzündung muß und wird sich auch die Form ändern.

Die Röthe der Scarlatina hält die Mitte zwischen der blaß-gelben des Erysipelus und der hoch- und dunkelrothen der Phlegmone. Mit der Farbe des Scharlachs stimmt sie am meisten überein; oft ist sie heller, oft dunkler, oft hochrother, aber in keinem Falle erreicht sie die hohe und dunkle Röthe der Phlegmone. Auch verändert sie sich im Verlaufe der Krankheit, ist im Anfange heller und blässer, und wird später hochrother und dunkler. In den bösartigen Formen erscheint sie mißfarbig, gelblicht-graulicht-schwarzlicht-roth, ganz weißlicht-grauroth beim brandigen Absterben der Haut. Nicht immer ist die Röthe gleichmäßig und allgemein über den ganzen Körper verbreitet, oft fehlt sie an einzelnen Stellen ganz, und erscheint an andern in flachen, ebnen, bald größern, bald kleinern Flecken.

Der Verf. hat die Neigung zu serösen Ausschwitzungen und Wasseranhäufungen als dem Scharlach wesentlich aufgenommen. Hieraus folgt aber nicht die Nothwendigkeit, daß dieser Ausgang immer und beständig beim Scharlach erfolge, sondern nur daß derselbe eine größere Neigung, eine hervorstechendere Anlage zu diesem Ausgange habe als jede andre Entzündung. Man beobachtet denselben Ausgang, dieselbe krankhafte Metamorphose der organischen Materie auch bei andern Entzündungen, aber auf keinen Fall so häufig als bei der Scarlatina. Der Ausgang aber, die Metamorphose, die bei keiner Krankheit so häufig vorkommt, als diese Wassersucht beim Scharlach, kann wohl als eigenthümlich gelten, und in die Reihe ihrer wesentlichen Zeichen aufgenommen werden. Ueberdem wird man auch bei genauer und strenger Beobachtung diesen Ausgang fast in keinem Falle des Scharlachs vermissen, nur muß man den Zufall nicht immer in seiner höhern Ausbildung, in dem größern Grade einer serösen, wassersüchtigen Ausartung erwarten. In dem Zeitraum der Häutung, der Oberschälung, und bald nach derselben beobachtet man immer eine Aufgedunsenheit, eine ödematöse Anschwellung der Haut, im höhern oder niedern Grade, die zwar nicht in allen Fällen auf wirklicher seröser Ausschwitzung, auf Wasseranhäufung beruhet, jedoch immer als Zeichen gilt von einer krankhaften, excentrischen Secretion des serösen Dunstes, des wäßrigten Gases, woraus so leicht der wirkliche Hydrops sich bilden kann. Diese Secretion scheint daher dem Scharlach eigenthümlich und wesentlich. Es kommt nicht darauf an, daß sich eine wirkliche seröse Ausschwitzung, ein wahrer Hydrops bildet, dennoch ist die Anlage der Stoff dazu gegeben, die excessive Secretion des gasartigen Dunstes, und diese, mit der Auftreibung, ödematösen Aufschwellung der Haut und Auflockerung des Zellgewebes ist der Scarlatina eigenthümlich und gehört zu ihren wesentlichen Zeichen. Es kommen auch Zeiten und Epidemien vor, wo, ohnerachtet aller Aufsicht und Sorgfalt, der Ausgang, die Entwickelung dieser Anlage in eine wirkliche wäßrigte Ausschwitzung, in einen Hydrops des Zellgewebes der äußern Haut und der innern Höhlen häufig und gewöhnlich ist, es versteht sich bald im höhern, bald im niedern Grade. Daß die Beförderung dieser Anlage und ihr Fortschreiten von mancherlei Umständen abhängt, versteht sich von selbst. Hieher gehört die individuelle Diathesis des Organismus, eine eigenthümliche Constitutio annua, eine besondre Beschaffenheit der Jahrszeit und der Witterung. So beobachtete der Verf. im Sommer und Herbst 1816 bei der einen bedeutenden Scharlach-Epidemie vorzüglich in dem großen und bevölkerten Dorf Kesselsdorf bei Löwenberg diesen Ausgang in Oedema und Hydrops sehr häufig, fast ohne Ausnahme bei allen Erkrankten, bald im höhern, bald im niedern Grade, jedoch nur in einem Falle in der Form des Hydrothorax mit allgemeiner Wassersucht tödtlich. Die streng angewandte antiphlogistische Heilmethode, das kalte Verhalten und der Gebrauch der Kälte konnte hievon die Ursache nicht seyn, theils da diese Methode nur so lange galt, als die Heftigkeit der Entzündung und deren Ausbreitung über innere Organe sie forderte, theils da auch dieselbe Methode auf den andern Dörfern, wo der Scharlach herrschte, in Gebrauch war, ohne daß häufig jener Hydrops sich zeigte. Wie die verschiedenen Zeiten in ihrer epidemischen Diathesis die Charaktere der Krankheit verändern und das Wesen in verschiedenartige Formen umgestalten, so hängt auch von ihnen die Art des Ausgangs ab.

Das Fieber ist ein eigenthümliches Zeichen des Scharlachs, weil es Reflex einer jeden Entzündung ist. Der Charakter und der Typus desselben ist verschieden, beide hängen ab von der Natur der Entzündung, von dem Gebilde und Organ worin sie sich entwickelt, und von dem Grade ihrer räumlichen Ausbreitung. Der Grad und der Charakter der Entzündung bildet sich in dem des Fiebers ab, dieses zeigt sich und steigt beim Scharlach von der einfachsten, niedersten Form des Catharrhs bis zu der höchsten der Synocha und des Typhus, von dem im hohen Grade nachlassenden, ja fast scheinbar aussetzenden Typus bis zur vollkommensten Continua. Der Typus ist unwesentlich und gleichgültig beim Fieber, mit dem Wesen desselben steht er nicht im Zusammenhang, er gilt nur als Zeichen und Maaßstab zur Bestimmung des Charakters der Entzündung, ihrer größern oder geringern Verbreitung, ihres Sitzes in Organen von der höhern oder niedern Stufe in der Entwickelungsleiter des Thierleibes. Je edler das Gebilde und das Organ, worin die Entzündung sich bildet, je allgemeiner diese über mehrere Organe verbreitet ist, desto höher wird der Charakter des Fiebers, desto heftiger seine Erscheinung, desto anhaltender sein Typus seyn. Den Entzündungen im gastrischen System, in dem der Pfortader, in den serösen Häuten ist der Typus remittens eigenthümlich; denen in den arteriösen Gebilden, in den blutreichen arteriellen Organen der der Synocha oder der Continua; die Entzündungen im Gehirn und in den nervösen Gebilden sind an keinen bestimmten Typus gebunden, hier ist er wechselnd, veränderlich, bald ganz aussetzend, bald nachlassend, bald einige Zeit anhaltend und wiederum wechselnd. Dies wiederholt sich auch in der Scarlatina, der Typus ihres Fiebers ist verschieden nach dem Charakter der Entzündung, nach ihrem Organ und nach ihrer räumlichen Verbreitung. Wie der Sitz der Entzündung sich ändert, wie diese von einem Organ auf das andre übergeht, von einem Charakter in den andern sich umbildet, so wechselt auch der Typus. Wie in der Natur und Bildungsgeschichte des Organismus alles seinen Grund, sein Gesetz, seine feste Regel hat, so auch in der Geschichte der Krankheit; keine Erscheinung, kein Zweifel ereignet sich ohne Grund, alles erfolgt zu seiner Zeit, auf seiner Stufe, wo die Anlage dazu in die Entwickelung tritt; in den Stufen der naturgeschichtlichen Entwickelung der Krankheit hat Alles seine Zeit und seine Stelle.

Zweites Capitel.

Weltgeschichtlicher Ursprung des Scharlachs.

Das Scharlach-Fieber ist zuverläßig eine Krankheit der neuern Zeit, die Aerzte des Alterthums kannten es nicht. Erst im 17ten Jahrhundert fanden sich Spuren von ihm, und Thomas Sydenham war wohl der erste, der die reine und echte Form der Scarlatina in treffenden Zügen gezeichnet. Die Beschreibungen vor ihm, so weit der Verf. sie kennt, sind undeutlich, unsicher, nicht mit fester Hand. Hätte die Krankheit einen frühern Ursprung, so müßten schon früher treffende Gemählde davon sich finden; der Scharlach in so auffallenden, sichern Zeichen und scharfen Zügen gebildet konnte unmöglich dem oft so scharfen und feinen Sinn der ältern Aerzte entgehen oder verkannt von ihnen werden. Auch die weltgeschichtliche Entwickelung der Krankheiten bestätigt diesen Ausspruch.

Mit der geschichtlichen Ausbildung der Zeiten und Geschlechter bilden auch die Krankheiten sich aus, jedes Geschlecht hat im Geistigen wie im Organischen eigenthümliche Lebenstriebe und Anlagen, und diese enthalten zugleich die Keime zu eigenthümlichen Formen der Krankheit. Nichts gedeihet vor seiner Zeit, alles reift nur zu derselben, nichts kommt zu früh oder zu spät, alles an der rechten Stelle. Vor dem Keim keine Blüte, vor der Anlage keine Entwickelung, vor dem Bildungstriebe keine Bildung. Wo neue Anlagen sich regen, da brechen neue Kräfte in verjüngten Gebilden durch. Erst muß das Organ gereift und entwickelt seyn, bevor es zur Verwandlung seines Charakters, zur Verjüngung seiner Materie angeregt wird. So wie und wo neue Bildungstriebe erwachen, entwickeln neue Gebilde sich; wo diese ihren Lebenscharakter ändern, zur Veredlung, zum Fortschreiten streben in Entfaltung ihrer Kräfte, da muß auch die Materie sich veredeln, verjüngen; jugendliche Kraft fordert einen jugendlichen Leib, um sich seinem Streben gemäß zu regen und zu bewegen. Krankheiten entstehen und vergehen mit ihrer Zeit und mit ihrem Geschlecht, so wie die Anlagen dazu erlöschen, so wie in den Gebilden der organischen Materie ihr Saame erstirbt. Umwandlung in den Charakter des organischen, des kosmischen, des klimatischen Lebens, Bewegungen im Reiche der Völker und im tellurischen Leben, in dem der Sterne und der Erde, Fortschritt in wissenschaftlicher und sittlicher Bildung, Ahnungen des Gemüths und Schwärmereien des Glaubens ändern den Charakter der Krankheiten, rufen neue Formen hervor, und ertödten die Keime und Anlagen der frühern, um aus ihnen den Saamen zu neuen krankhaften Metamorphosen zu wecken. Nicht in einem Guß ist die Erde in ihren Geschöpfen erschaffen, von Stufe zu Stufe, mit dem Streben von dem niedern zum höhern geht und ging die schaffende Kraft die unendliche Reihe der Verwandlungen durch. In großen Bewegungen des kosmischen, elementarischen Lebens wurden im Leben der Erde neue Anlagen gepflanzt, neue Bildungstriebe erweckt und in neuen Verwandlungen brachen neue Gebilde hervor, oder die alten in veredelter, verjüngter Gestalt. Das Gleiche gilt im unendlichen Zusammenhang der Dinge von der Entwickelung und Verwandlung im Organismus des Menschengeschlechts; Veränderungen in der Urbildung bedingen auch Verwandlungen in dem Nachbildlichen. Was sind die großen Bewegungen im kosmischen Leben, was die Revolutionen, welche im großen Leben der Erde die weiten Perioden ihrer Bildungsgeschichte bezeichnen, wo dieselbe sich durch Wasserfluten, vulkanische Prozesse und Erdbeben verjüngte, die Stoffe und Elemente ihrer Bildung verwandelte, und so sich in neuen Schöpfungen und Gebilden, in veränderte Lebenscharaktere umbildete, — was sind sie anders, im größern Maaßstabe, als die höhern allgemeinen Krankheitsformen, welche die großen Perioden in der Ausbildungsgeschichte des Menschen-Organismus bezeichnen, wo, mit einem neuen Geschlecht neue Formen entstanden, und in furchtbaren Seuchen die Natur und den Charakter des organischen Lebens verwandelten, neue Anlagen weckten, neue Metamorphosen hervorriefen? Jede Anlage, die reif zur Verwandlung ist, bricht durch zu ihrer Zeit, und eine neue Kraft fordert ein neues Substrat, ein veränderter Lebenscharakter ein verändertes Organ, ein anderer Bildungstrieb einen andern Stoff, Materie.

Die geschichtliche Veränderung in den Krankheiten hat eine dreifache Seite: 1) die höhere, allgemeine, wo neue Krankheitsformen entstehen, deren Umlauf in weiten Bahnen gezeichnet und nicht in engen Perioden beschränkt ist; 2) die bloße Veränderung im Charakter der bestehenden Krankheiten, die nur für eine begränzte Zeit, für ein Geschlecht stehend bleibt, und dann sich wieder in einen andern Charakter umsetzt; 3) die Entstehung neuer Krankheiten zu einer gewissen Zeit, deren Umlauf nur auf diese begrenzt ist, die dann als Form verschwindet, und entweder nie, oder doch nur nach langen Perioden, vielleicht nach Jahrhunderten zurückkehrt.

1) Die allgemeinen höhern Formen der Krankheiten des Menschen-Organismus. Diese entstanden zu einer bestimmten Zeit, verlaufen in großen Perioden und weiten Bahnen, und sind einmal entstanden an keine Zeit gebunden, hängen auch nicht von zufälligen, klimatischen oder organisch-individuellen Bedingungen ab. Diese Krankheitsformen haben die Bedeutung der Seuchen, aber nicht derjenigen, die aus einem äußern kranken Saamen, aus den Elementen des unorganischen, des kosmischen oder klimatischen Lebens sich bilden, sondern die aus innern Anlagen und Verwandlungen der Materie des Thierleibes zu ihrer Zeit und auf ihren Stufen hervorgehen. Es sind dies die Contagionen, deren Wesen in lebendigen Contagien besteht, in eigenthümlichen Wesen von der thierigen Natur, die nur zu ihrer Zeit, und auf der Stufe in der Entwickelungsgeschichte des Thierleibs empfangen und geboren werden, wo die Materie reif zur Empfängniß und Entwickelung ihres Saamens ist. Die Anlage und der Keim zu diesen Krankheitsformen liegt in der Organisation des Menschen-Organismus, denn sie haben ihr Wesen in der Metamorphose der Thiermaterie auf den verschiedenen Stufen der Entwickelung, in ihnen liegen die Anlagen und die Bildungstriebe, wodurch

diese Verwandlungen erweckt und angeregt werden, und die Entwickelung dieser Anlagen giebt die Bedingungen, unter welchen die Metamorphosen der Thiermaterie vor sich gehen und wirklich werden. Diese der Thiermaterie wesentlichen und eingepflanzten Keime zu ihrer Metamorphose reifen im Laufe der Geschlechte nicht zu einer Zeit, keine äußere Kraft vermag sie zu entwickeln, die Entwickelung kommt von innen heraus, aus organischer Kraft; wenn die Materie auf der einen oder andern Stufe gereift und den Saamen zur Verwandlung in sich aufgenommen hat, dann entsteht in der Krankheit der Prozeß der Contagien, wodurch die Materie in ihre Ur-Elemente zersetzt, zur Verjüngung und Verwandlung geführt, und ihre Elemente in der Urform als Contagien geboren werden. Kein Contagium, als das Wesen dieser Krankheitsformen, kann sich daher früher erzeugen, bevor nicht im Laufe der Zeiten der Menschen-Organismus in seiner Materie reif zur Empfängniß des bedingenden Bildungstriebes, der Umbildung seines Stoffes und der Wiedergeburt seiner Elemente ist. Jede dieser allgemeinen Krankheitsformen, dieser Contagionen, hat daher in dem geschichtlichen Ausbildungsgange der Geschlechter ihre bestimmte Zeit, ihr eignes Geschlecht, wo und in dessen Organismus sie zuerst sich entwickelte und von da im Laufe der Zeiten den Ausbildungsgang des organischen Lebens beherrschte.

Es giebt vier Formen dieser acuten Contagionen, deren Erscheinen und Auftreten die vier großen Perioden in der weltgeschichtlichen Ausbildung des Menschen-Organismus bezeichnen, und als die Bedingungen gelten und das Wesen von der Verwandlung der Thiermaterie in dem Menschen-Organismus. Die Organisation ändert und verwandelt sich von Stufe zu Stufe, neue Bildungstriebe und Anlagen entwickelnd, eben sowohl, nur nach einem größern Typus im großen Leibe des Menschengeschlechts als in dem des individuellen Lebens. Das Fortschreiten in der Organisation des Menschenleibes hat die Bedeutung einer höhern Ausbildung der thierigen Materie in den verschiedenen Gebilden und Organen, ein allmähliges, von Stufe zu Stufe aufsteigendes Veredeln derselben, eine Verwandlung der Materie analog den Elementen des kosmischen und klimatischen Lebens. Je höher die Organisation in ihrer Entwickelung steigt, desto mehr reifen die Lebenscharaktere in den organischen Gebilden, desto lebendigere Bildungstriebe und Anlagen erwachen und äußern sich in neuen Kräften und Bewegungen. Je mannigfaltiger sich im Zeitenlauf die Organisation in ihren verschiedenen Formen gestaltet, je mehr die bildende Kraft in den Gebilden und Organen die thierige Materie reift, desto mannigfaltiger werden die Anlagen zu den verschiedenartigen Metamorphosen, desto verwickelter und in sich verschlungener die Bahnen des Lebens und die Charaktere desselben. So wird im Wechsel der Geschlechter der einfache Typus der Urwelt in seinen einfachen, streng abgegrenzten Gebilden, in seinem zwar großartigen aber einförmigen Lebenscharakter gespalten im Laufe der Zeiten, weicht mit dem Fortschreiten der Geschlechter in verschiedene Bahnen aus einander, und drückt sich in der Mannigfaltigkeit seiner Bildungen aus. So wird im Fortschreiten der Organisation des Menschenleibes die Individualität immer strenger, abgerundeter, in größerer Eigenthümlichkeit und Mannigfaltigkeit ausgeprägt, und eben in dem Verhältnisse stehen die Anlagen und Formen der Krankheit, sie sind desto häufiger, verwickelter und mannigfaltiger, je mehr der Organismus altert, es sey im großen Leibe der Geschlechter, oder in dem des Individuums.

Die vier angedeuteten Contagionen, als bezeichnende Formen der Grundperioden und der Entwickelung und Verwandlung der Grundcharaktere des Lebens sind: der Typhus contagiosus oder die Pest, die Pocken, die Masern, der Scharlach. Ohne Zweifel ist der Typhus die älteste derselben, vielleicht so alt wie das Menschengeschlecht; denn sein Wesen ist Verwandlung, polarisirende Reifung der thierigen Urmaterie, der Nervenmasse, des ursprünglichen Elements, durch dessen Entwickelung und Verwandlung erst allmählig sich die andern Gebilde und Organe entwickeln, aus dem sie sich absondern, oder vielmehr, welches in alle eingeht, sich verwandelt und dazu wird. Als Urmaterie, Grundstoff der Menschen-Organisation ist diese daher so alt wie der Thierorganismus selbst; mit der Nervenmasse hat die Thiersubstanz angefangen, sie ist der erste, primitive Stoff, alle Thierbildung ist Entwickelung, Verwandlung derselben, alle Gebilde und Organe sind Ausscheidungen aus ihr. Alle Bildung, alles organische Wachsthum ist Metamorphose der Nervenmasse; sie ist das Unterste im Thier und das Höchste, der Keim und die Blüte; sie bildet sich zuerst und reift zuletzt, denn ihre Entwickelung hat das Streben, sich von Stufe zu Stufe in der Organisation immer mehr zu befreien von dem irdischen Element, sich immer mehr zu veredeln und zu vergeistigen, und durch organische Metamorphose aus ihrem chaotischen Zustande in eine feste organische Form, in Gehirn- und Nervensystem, überzugehen. Auf allen Stufen der Thierorganisation, auf dem Niedersten wie auf dem Höchsten, ist die Nervenmasse das Ursprüngliche, der chaotische Stoff, aus welchen das ganze Thierreich in seinen Stufen und Formen, der ganze Organismus in seinen Gebilden und Organen sich entwikkelt und loswindet.

Daher ist der Typhus contagiosus die älteste Krankheit des Menschengeschlechts und des Thierorganismus überhaupt. In den untern Reihen der Ausbildung des Thierleibes beobachtet man keine andre ursprüngliche Contagion wie den Typhus, daher mangeln die andern Formen der Contagionen bei den höhern Thieren, weil ihr Organ zu deren Empfängniß noch nicht gereift ist, aber dem Typhus allein sind sie unterworfen. Man muß aber, um Mißverständnisse zu vermeiden, hier wohl das Contagium von dem Miasma unterscheiden, dessen wesentliche Verschiedenheit weiter unten gezeigt werden wird. Das hohe Alter des Typhus, der Pest, beweiset die Geschichte, in den ältesten Ueberlieferungen finden wir Spuren von ihm, und treffende Beschreibungen hat uns das Alterthum hinterlassen. Soweit die Geschichte reicht, ist der Typhus stehende Krankheit des Menschengeschlechts gewesen, und hat in allen Zeiten seine Umläufe in größern oder kleinern Perioden gemacht; auch wird er sich nimmer verlieren, in keiner Zeit seine Form wesentlich ändern, oder sich in eine andre verwanwandeln, wie vielleicht die andern Contagien, weil sein Element der Urstoff der Thierorganisation ist, die unveränderliche Urmaterie, da hingegen der Stoff die andern Contagien erst aus späterer, organischer Verwandlung von jenem, und nur ein späterer, nachbildlicher ist, daher können diese ihre Form ändern, veraltern, und im Laufe der Zeit, in weitern Metamorphosen die Geschlechter ganz erlöschen und in ihrem Saamen absterben.

Nach dem Typhus erscheinen als die älteste Form der Contagien, die Blattern; ihr Stoff reifte später, weil er, wenn gleich die frühere doch nur eine nachbildliche Entwickelung der Urmaterie, der Nervenmasse, ist. Im Laufe der Jahrhunderte, durch die langjährige und vielfache Metamorphose scheint das Organ der Blattern jetzt gereift, in sich vollendet, und nicht mehr so allgemein empfänglich für den Saamen der echten Pocken. Denn das in sich Gereifte und Vollendete bedarf der neuern Bildungstriebe zur weitern Verwandlung nicht mehr, wo die Form vollkommen ausgebildet, in sich, in ihren Anlagen gesättigt ist, da hört auch das Streben zur ausschweifenden Metamorphose auf, oder wird in andern, leichtern Formen, in weniger ausschweifenden Lebenstrieben genügt. Daher scheint in unsrer Zeit die Anlage zu den Blattern zu erlöschen, nur einzeln, sporadisch sich regend, und ihr Organ scheint die Metamorphose seiner Materie in andern Formen zu vollbringen. Dies muß die nächste Zukunft erweisen.

Eine spätere Erscheinung als die Blattern sind die Masern, weil ihr Organ und Stoff eine spätere Entwickelung aus der Urmaterie ist als das der Pocken, daher ihr Gebilde langsamer reifte, und erst später zur selbstständigen Form gelangt. Aber viel früher war ihr Erscheinen als das des Scharlachs, indem schon Beschreibungen von ihnen aus dem neunten Jahrhundert, z. B. von Rhazei, sich vorfinden. Das jüngste von diesen Grundexanthemen oder Contagionen ist der Scharlach; nicht vor dem sechszehnten Jahrhundert finden wir in den Jahrbüchern der Wissenschaft Spuren von ihnen. Diese Erscheinung hat darin den Grund: daß das Organ der Scarlatina, das Gebilde zur Empfängniß seines Saamens und zur Erzeugung desselben als Contagium erst später sich in seiner Metamorphose vollendet und zur Reife kommt, als das der Pocken und der Masern. Das Gebilde des Scharlachs steht niedriger und höher wie das des Typhus, die Nervenmasse, denn einerseits ist es eine spätere, daher höhere Entwickelung derselben, anderseits entwickelt sich wiederum diese später zur reifen thierigen Form, zur Verwandlung ihrer infusorialen, chaotischen Natur in die thierig-organische, in ihre Blüthe, das Gehirn- und Nervensystem, und in dieser Beziehung steht das Organ des Scharlachs, auf einer tiefern Stufe als die thierig entwickelte, in der organischen Form gebundene Nervenmasse. Diese allmählige Entwickelung der Gebilde aus der Nervenmasse ist aber nicht so zu verstehen, als wenn den frühern Geschlechtern das eine oder andre Gebilde fehle, und erst im Fortgange der Organisation sich ausbildete, sondern ihrem Keime nach sind alle zugleich mit der Organisation geschaffen, und der organische Lebenslauf des Individuums wie des Geschlechts ist nichts weiter, wie die stufenweise weitere und höhere Ausbildung dieser Urgebilde, und ihre Entwickelung und Wiederverknüpfung zu verschiedenen organischen Formen und Organen. Wie durch diese Ausbildung derselben, als der Grundlage aller thierischen Bildung, als der Keime aller Gestaltung, die Hauptperioden im Lebenslauf des individuellen Organismus bezeichnet und hierin die Anlagen zu den verschiedenen eigenthümlichen krankhaften Metamorphosen dieser Perioden gesetzt, so wiederholt sich dasselbe, nur im größern Cyclus, bei der Ausbildung der Organisation des Thierleibs im Lebenslaufe der Geschlechter, das eine entwickelt sich früher, das andre später, früher erwachen in jenem, später in diesem die Keime zu krankhaften Metamorphosen, die Anlagen zu den eigenthümlichen Krankheitsformen.

Wenn die Anlage zu diesen Contagionen, als den Grundformen der krankhaften Metamorphosen der Thiermaterie, immer eine innere, organische ist, nicht von außen eingepflanzt, sondern aus innern Trieben und Bewegungen stammend, so liegen die Bedingungen ihrer äußern Entwickelung in dem lebendigen Zusammenhange des Organismus mit den Elementen der äußern allgemeinen Natur und mit den Veränderungen in der geistigen, wie in der physischen Welt. Das energische Leben, das Elementarische und Kosmische, das Tellurische und Klimatische, die Verwandlungen, die verschiedenen Richtungen in jenem, wie in diesem, Revolutionen in der geistigen und sittlichen Welt, große Erschütterungen und Bewegungen im Leben der Erde und in dem der Völker, Veränderungen des Klima's und der Sitte, der Lebensweise, Vervielfältigung der physischen und geistigen Genüsse, Vermischung der verschiedenen Völker und Klimate, veränderte oder neue Bewegungen im Reiche der Gestirne, Erdbeben und Vulkane — dies sind die großen Bedingungen, unter denen die Thiermaterie in ihren Gebilden sich entwickelt, in höhern Anlagen reift, den Saamen zu neuen Krankheiten empfängt und bildet, und die Anlagen zu alten Formen ertödtet. Das Leben der Geschlechter altert nimmer, so wenig wie die Kräfte der Natur, denn in diesen liegen die Keime zur steten Verjüngung und Verwandlung des Alternden, zur Belebung des sich Erschöpfenden. Gewiß ist es eine schwere Aufgabe, genau die Bedingungen festzustellen, unter denen zu einer bestimmten Zeit die Anlage zur Entwickelung einer neuen Krankheitsform hervortritt, oder worin der Trieb zur Verwandlung der alten Form in eine neue gegründet ist. Die Beziehungen sind zu weit und zu unendlich und nicht meßbar nach einem endlichen Maasstabe; wenn eine Naturgeschichte des Himmels und der Erde, so wie der niedrigsten wie höchsten Organismen, des energischen wie des kosmischen Lebens in festen Zügen vollendet seyn wird, dann ist die Vorarbeit ganz eben, und die Möglichkeit einer wissenschaftlichen Begründung dieses Gegenstandes.

Das Organ der Scarlatina steht auf einer höhern Stufe in der Entwickelungsreihe des Thierleibs, in ihm ist die Materie schon mehr gereift, thieriger geworden, und schon mehr befreiet von dem niedern, pflanzlichen Element, die Materie hat in ihm das thierige Wesen gebildet, und die Form des Thiers empfangen. Nur die Nervengebilde stehen auf einer höhern Bildungsstufe, das Nervensystem ist eine höher gestiegene, veredelte Fortsetzung von ihm, und die aufgeschossene Blüthe der Urmaterie in der thierigen Form. Das Organ des Scharlachs ist von der thierigen, hoch irritablen, arteriellen Natur, unter die höhere Erweckung und Polarisirung des Nervensystems und seines ätherischen Elements gereift. Je mehr und je weiter die Organisation im Thierleibe fortschreitet, desto höher und vollkommner entwickelt sich dieses Organ, es ist immer eine spätere Bildung, weil die untern Gebilde erst seine Grundlage, seine Wurzeln sind. Nur nach der höhern Ausbildung des Organismus, nach vielfachen frühern Verwandlungen der organischen Materie kommt dieses Organ zur Reife. In Rücksicht auf den individuellen Organismus ist es die Periode seiner Blüte, des kraftvollen, saftreichen, üppigen Lebens, wo es in seiner vollsten und höchsten Entwickelung steht, welche es bezeichnet und beherrscht. Was für das Individuum gilt, das gilt auch für das Geschlecht. Wo in der geschichtlichen Ausbildung des Menschenorganismus die Periode des üppigsten Wachsthums, des noch nicht lange gewohnten mannigfaltigen, saftvollen Lebens war, wo die Genüsse vielfältiger, die Lebensweise üppiger wurde, und aus der einfachen Bahn der Natur heraustrat, wo die Einwirkung und Produkte eines fremden, mehr reizenden und üppigen Klima's die Lebensreize steigerten und vervielfältigten, neue Triebe und Anlagen weckten, da wird die Periode für das erste Erscheinen des Scharlachs fallen. Denn alles was ungewohnt und dem Klima heterogen reizend und steigernd auf das Leben wirkt, sey es in physischer oder geistiger Hinsicht, das beschleunigt die Metamorphose, hebt und steigert die Irritabilität, entwickelt und weckt die Lebenstriebe und Anlagen in den Organen, welche die Träger sind und die Basis der Irritabilität, des eigentlich thierischen Lebens. In den Verhältnissen welche das irritable Leben in den Gebilden steigerten, welche vorzüglich auf der arteriellen Stufe des Organismus, in den arteriösen, blutreichen Organen die Bildungstriebe erhöheten, und darin heterogene hervorrufen, sind auch die Bedingungen zu suchen, unter welchen in ihnen ein starker Trieb zur Metamorphose sich bildete, neue excentrische Anlagen entwickelten. So wurde die Anlage und der Keim zum Scharlach gepflanzt, als diejenige Form, welche die Metamorphose der thierischen Materie in den arteriellen Gebilden bezeichnet und zugleich bedingt.

Wir finden diese Bedingungen in den Verhältnissen der Zeit, wo wir den geschichtlichen Ursprung des Scharlachs nach den Zeugnissen der Beobachter annehmen müssen. Das Leben der Völker hatte im physischen wie im geistigen den Typus des Einfachen verlassen, das Leben war mannigfaltiger geworden in allen seinen Elementen, große Bewegungen im Geistigen, durch die Reformation veranlaßt, wirkten als beschleunigende Reize auf die organische Entwickelung, und setzten die Systeme des Lebens in eine höhere Spannung, auch in ihnen neue Bildungstriebe weckend. Die Vermehrung und Ausdehnung des Verkehrs und des Handels über fremde Elemente und Welttheile brachten die hitzigen Produkte einer wärmern Sonne und vermehrte dadurch und veränderte die physischen Genüsse, als heterogene Reize zur Weckung excentrischer Anlage in den Organismen. Der Kaffee, der Thee, der Taback, vorzüglich die hitzigen Gewürze, wurden tägliche Genüsse, und wirkten als reizende, heterogene Pflanzen auf das Leben ein, seiner Anlage und seiner Kraft eine höhere, excentrische Spannung gebend. Dasselbe bewirkte der Verkehr mit entfernten Welttheilen, unter einem fremden Himmel, in einem Klima, was heterogen den eignen Anlagen war, die Vermischung mit fremden Völkern, wodurch das Leben aus seiner Norm gerissen, sich einer fremden Richtung, excentrischen Bildungstrieben hingab. So wurde die Anlage zum Scharlach gepflanzt, nothwendig nach dem Naturgesetz: daß neue, heterogene Anlagen und Bildungstriebe auch neuer Metamorphosen bedürfen, um sich eine gleichgestimmte Basis anzubilden, um ihrem Triebe entsprechend die Materie umzubilden. Einmal gepflanzt, wurde dieser Keim erblich, und feststehend pflanzt diese Anlage sich fort von Geschlecht zu Geschlecht, bis andre Zeiten und andre Verhältnisse in den kommenden Geschlechtern neue Bildungstriebe wecken und den Keim zu neuen Formen der krankhaften Metamorphose setzen.

2) Das zweite geschichtliche Verhältniß der Krankheit ist mehr ein der Zeit nach begrenztes, seine Bewegung ist in engen Räumen, in kurzen vorübergehenden Perioden eingeschlossen. Es ist dies das epidemische, klimatische Element der Krankheits-Genesis, was aber nicht die Kraft hat die Anlagen zu neuen Krankheitsformen zu setzen, und diese hervorzurufen, sondern nur dem Wesen dieser Form eine bestimmte Richtung der Entwickelung zu geben, und der krankhaften Metamorphose den Charakter einzubilden. Es ist dies die Constitutio annua, die Diathesis. Der Morbus annuus, als die epidemische Anlage, zu deren Entwickelung zu einer bestimmten Zeit alle Krankheitsformen geneigt und empfänglich sind, hängt bloß von klimatischen Veränderungen ab, von irrdischen Elementen, und nicht von innern organischen Metamorphosen, wodurch nicht bloß Krankheitscharaktere, sondern selbstständige und eigenthümliche Krankheitsformen gebildet werden. Die Constitutio annua legt bloß den Grund, die Anlage zum Charakter, ertheilt aber nicht die zu einer selbstständigen Form. Jedes Fieber, jede Form der Exantheme, jede Entzündung, jede chronische Krankheit nimmt zu ihrer Zeit den Charakter der herrschenden Jahrskonstitution auf, und bildet sich in ihm. Aber die Form ist beständig, fest, der Charakter veränderlich und wandelbar, die Anlage zu ihm erlöscht mit ihrer Zeit, verschwindet mit den klimatischen Einflüssen, unter denen sie sich erzeugt, aber das Wesen und die Form dauern fort sich ferner entwickelnd nur unter andere Charaktere, wie die Constitutio annua sie fordert und setzt. Zur Deutung der Veränderungen und Verwandlungen des Wesens der Krankheit und ihrer Form unter den verschiedenen klimatischen Einflüssen, und zur speciellern Bestimmung der Heilmethode ist die Würdigung der Constitutio annua bedeutsam, indem jede Krankheit in ihrer Ausbildung ihrem Zuge und ihrer Richtung folgt, sich verändernd nach ihrer Bestimmung.

3) Die Entstehung neuer, eigenthümlicher Krankheiten zu einer gewissen Zeit, unter eigenthümlichen, bestimmten Verhältnissen und zeitlich und räumlich beschränkten Bedingungen. Hieher gehören neue, eigenthümliche Krankheitsformen, die ganz theils von zeitlichen, theils von räumlichen, klimatischen und epidemischen Verhältnissen eigenthümlicher Art abhangen, deren Dauer nur auf eine kurze Zeit beschränkt, deren Umlauf in engen Kreisen abgegrenzt, und die wieder verschwinden, so wie die Bedingungen, unter denen sie entstanden, aufhören oder sich verändern. Diese Formen entstehen nicht aus innern organischen Anlagen und Metamorphosen, sie haben nicht das Wesen der innern Entwikkelung der thierigen Materie in ihren Gebilden und Organen, sie haben ihre Wurzel und ihren Saamen in äußern Verhältnissen, in den Elementen des klimatischen und energischen Lebens. Es sind im Laufe der Geschlechter und der Zeiten selbstständige, allgemein verbreitete Krankheitsformen gänzlich verschwunden, der Saame dazu in der thierigen Materie vollkommen ertödtet, z. B. der Aussatz, aber dieser gehört nicht hieher, sondern vielmehr unter den Formen der innern Entwickelungen, der krankhaften Metamorphose der organischen Materie aus innern Trieben und Anlagen, er gehörte damals mit zu den stehenden Grundformen der Exantheme, und hat vielleicht nur seine Form umgebildet in eine andre; daher war sein Umlauf in großen Perioden erweitert, seine Dauer nicht vorübergehend, sein Wesen und seine Bedingung nicht beschränkt durch sporadische und örtliche Verhältnisse der äußern Natur und der flüchtigen Zeit, sondern über Jahrhunderte fort bewegte sich sein Lauf. In diese Klasse gehören die Krankheitsformen, welche in einer begrenzten Zeit, unter eigenthümlichen epidemischen Verhältnissen sich entwickelten, eine kurze Zeit bestanden, eine größere oder geringere Verbreitung gewannen, und dann wieder verschwanden, ohne bis jetzt wiedergekehrt zu seyn. Manche Formen von einem eigenthümlichen Miasma erzeugt, dessen Bedingungen in der energischen, klimatischen Natur gegründet, eigenthümlich und vorübergehend waren, z. B. die schwarze Pest,

der Pudor anglicus etc. Man muß wohl unterscheiden zwischen der Genesis der Krankheit aus innern Anlagen, und deren Entwickelung, aus der organisch-thierigen Wurzel, aus Metamorphosen der organischen Materie durch innere Triebe, und zwischen denen aus einem äußern Saamen, aus dem energischen, epidemischen Element.

Drittes Capitel.

Von dem Wesen des Scharlachs.

Einleitung.

Noch fehlt in der Lehre von dem Scharlach die Uebereinstimmung unter den Aerzten, man hat sich noch nicht vereinigen können über die Einsicht in das Wesen desselben, über die feste Bestimmung seiner Bedeutung. Der Grund hievon liegt vorzüglich darin: daß man das Wesen der Krankheit in ihrer genetischen Entwickelung, in ihrem organischen Wachsthum nicht erfaßte, sie nicht begreift als einen selbstständigen Organismus, welcher feste Gesetze in seinem Wachsthum und in seiner Gestaltung hat. Die vielfache Mannigfaltigkeit der Erscheinungen und Zufälle, die verschiedenen, sich oft entgegengesetzten Charaktere, unter denen der Scharlach in den verschiedenen Fällen und Epidemien auftritt, hat man nicht genetisch zu deuten verstanden, den Grund und die Wurzel dieser Mannigfaltigkeit nicht erkannt, von daher ist die Verwirrung entstanden. Man hat den Charakter der Krankheit mit dem Wesen verwechselt, jene für dieses genommen, und nicht erkannt: daß ein und dasselbe Wesen unter verschiedenen Charakteren erscheinen, in mannigfaltigen Formen und Gestaltungen sich bilden kann, daß aber immer unter allen wechselnden Formen, bei allen veränderlichen Charakteren das Wesen dasselbe bleibt, und daß alle die verschiedenartigen Zufälle aus einem zeugenden Grunde, aus einer gemeinschaftlichen Wurzel herstammen. Daher hat man bald das Scharlach-

Fieber zu den echten Entzündungen, auf die Stufe der Synocha gestellt, bald dasselbe zu der echt nervösen Form, zu der Reihe des Typhus gezählt, bald seine Wurzel in den Organen des gastrischen Systems gesucht. Die Wahrheit hat keiner mit Bestimmtheit getroffen, weil jeder ihr nahe steht, und Recht in gewisser Hinsicht hat. Dem Wesen nach ist der Scharlach mit Bestimmtheit keins von allen, eben weil er zu jedem davon werden, in jeder dieser Formen sich bilden kann. Das Wesen des Scharlachs hat zwar sein Organ, worin es zur bestimmten Form sich bildet, aber dies Organ ist kein begrenztes, sondern eine allgemeine Grundbildung, ein Grundstoff aller organischen Metamorphose, auf allen Stufen der Organisation und in verschiedenen Formen und Charaktere entwickelt, mit allen Organen verwachsen, und allen eingebildet. Daher verändert das Wesen des Scharlachs seine Formen und Charaktere, wie sein Organ auf den verschiedenen Stufen der Organisation die seinigen. Das Wesen der Krankheit ist beständig, es bleibt sich gleich und dasselbe in allen Formen der Metamorphose, nur die Charaktere und die Formen wechseln nach dem Organ und gewiß seiner Stufe in der Entwickelung des Thierleibes, in dem der Saame der Krankheit sich entwickelt und reift. Entzündung ist und bleibt Entzündung, sie mag sich gestalten unter welcher Form, in welchem Organe sie will. Die Elemente sind das Ursprüngliche, Wesentliche in den Dingen und Erscheinungen, daher das Unveränderliche und Bleibende in dem Wechsel der Gestalten. Alle Veränderungen im Reiche des Lebendigen sind keine neue Schöpfungen, nur Fortbildungen, Verwandlungen der wesentlichen Elemente, der ursprünglichen Anlagen und Bildungstriebe. Wer das Wesen einer Krankheit erkennt, die Wurzel und den Keim, wer dasselbe in der genetischen Entwikkelung verfolgt, auf den verschiedenen Bildungsstufen der thierigen Materie erfaßt, der wird auch den Grund, die Basis der verschiedenartigen Metamorphose, die Bedingungen ihrer Charaktere und Formen begreifen. Wie der Lebenslauf des Organismus nichts weiter ist wie die Kufenweise Fortbildung und Verwandlung der Grundelemente der Materie in die organischen noch bildlichen Grundstoffe, Gebilde und Organe, so folgt die Krankheit in ihrer genetischen Entwickelung demselben Typus, ihr rohes Element, ihr Wesen auf den verschiedenen Stufen der Organisation in organische Gebilde, in lebendige Formen und Charaktere verwandelnd.

In der Lehre vom Scharlach-Fieber, wie überhaupt in der von den hitzigen Krankheiten, neigt sich die neuere Zeit wieder zur großen Einseitigkeit hin, kaum ist das eine Extrem verlassen, die fixe Idee von der asthenischen Natur der Krankheit aufgegeben, so springt man auf das andre über. Echte Entzündung, Synocha soll jetzt die Natur aller Krankheiten seyn, Antiphlogesis die Zauberformel, um alle physischen Dämonen zu beschwören und zu bannen. Diese Einseitigkeit kommt daher, daß man nicht das Wesen von seinen Formen und Verwandlungen unterscheidet, daß man nicht die Einheit und Gleichheit von jenem in der Mannigfaltigkeit der Formen anerkennt, und die Identität der Elemente in der Vielfachheit aller ihrer Entwickelungen begreift. Andrerseits fehlt man auch darin, daß man die Idee der Entzündung zu sehr beschränkt, und ihre Entwickelung einseitig auf einen zu engen Kreis begrenzt, indem man nicht anerkennen will, daß auch in Nervengebilden, in ihren Umgebungen wie in ihrem innern Mark sich der Saame der Entzündung erzeuge, und in der echten Form des Status nervosus und malignus sich bilde. Die Wissenschaft muß in ihrer Entwickelung dem Typus des Lebens folgen aus der Wurzel der einfachen Elemente heraus bis zur höchsten Mannigfaltigkeit der Bildungen und Formen.

Das Wesen des Scharlachs beruhet auf Entzündung der thierigen Materie; aber es ist eine Entzündung eigenthümlicher Art, weil sie ein eigenthümliches Organ ihrer Entwickelung hat, aus einem eigenthümlichen, selbstständigen Saamen sich erzeugt und bildet. Es ist eine contagiöse Entzündung, deren Wurzel und Blüte das Contagium ist, ihre Bildungsgeschichte hat die Bedeutung der Contagien, d. h. sie geht hervor aus einem innern Triebe, ihre Basis, die thierige Materie ihres Organs in Contagien zu verwandeln, in die ursprünglichen Elemente des Thierleibs zurückzubilden, sie ist ein Zeugungsprozeß des Contagiums, der Infusorien, dies als bloße rohe elementarische Anlage, als Saame ist die Wurzel diese Entzündung, das Contagium aber, als im Verlauf derselben ausgebildetes, gereiftes thierige Wesen von eigenthümlicher, selbstständiger Natur ist ihre Blüte. Das Contagium hat das Wesen und die Bedeutung der thierigen Elemente, es ist Infusorium, Urthiere, oder die thierige Materie in ihrem chaotischen, infusorialen Urzustande, eine Zersetzung derselben, ein Rückgang in Infusorien. Die Ansteckungselemente und Stoffe sind keine geheimnißvollen, dunklen, unsichtbar, bloß dynamisch wirkenden Kräfte, es sind eigenthümliche, lebendige, thierige Wesen, Infusorien, und haben ihre Stelle auf der untersten Stufe in der Entwickelung des Thierleibs, als die Grundstoffe, durch deren Verwandlung, mannigfaltige Zusammensetzungen und Wiederholungen die höhern Gebilde und Organe sich erzeugen, indem diese nur Entwickelungen der Elemente sind, Ausscheidungen aus dem rohen chaotisch-infusorialen Thierstoff. Dies ist die Bedeutung der Contagien und keine andre. Jeder Ansteckungsstoff ist ein eigenthümliches, lebendiges Wesen, ein Thier von eigner Art, es muß daher auch seine eigenen Charaktere und Zeichen haben, welche die Zeit durch genaue microscopische Untersuchung gewiß noch fördern wird.

Alle thierige Materie, auf allen Stufen ihrer Entwikkelung, ist aus den Grundelementen gebildet, geht nur hervor als Verwandlung der infusorialen Urmaterie, alle Gebilde und Organe sind Ausscheidungen daraus. Der erste organische Niederschlag, die ursprüngliche Verwandlung der infusorialen Masse in eine feste organische Form ist die Haut, der feste Grundstoff, die Grundlage aller andern organischen Bildungen, denn die Verwandlung, die weitere Ausbildung der Haut ist eins und identisch mit der organischen Entwickelung, denn alle übrigen Organe sind Hautbildungen, Metamorphosen der Haut und weitere Entwickelungen von ihr. Als die feste Grundlage des basischen Organismus ist die Haut in allen Gebilden eingepflanzt, mit allen Organen innigst verwachsen; sie ist das Grundsystem im Thierleib, aus ihr alle andern, wie die Infusorialmasse die Substanz aller thierigen Materie ist, so die Haut die Grundlage aller Organe, als die organisch gebundene, verwandelte Urmasse; in ihr ist zuerst das Chaotische, Infusoriale organisirt. In dieser Bedeutung ist die Haut das Organ der Contagien, weil das Wesen dieser nichts anders ist, als eine Zersetzung, Desorganisation der Hautbildung, der organischen Form in ihre Elemente, in die elementarische infusoriale Masse. Die Contagien sind Erzeugnisse der Haut, indem diese durch heterogene Anlagen und Triebe erregt, von ihrer organischen Stufe auf die elementarische, chaotische zurückfällt, und ihre Form in die Grundelemente, in die Infusorien, in den Thiersaamen auflöset. Denn die Haut und alle Formen ihrer höhern Entwickelung, die thierigen Systeme und Organe, sind nur die aus der Urmaterie abgelöseten, selbstständig gewordenen Elemente, die zu bestimmten Gestalten heraufgestiegene, in organischen Formen verwandelte und gebildete Urmasse.

Das Wesen und die Bedingung zur Verwandlung der Haut in Contagien, oder des Prozesses der Contagien, ist kein äußeres Element, sondern ein inneres, wesentliches, weil die Grundsubstanz alles Thierigen seine Basis ist. Aus einer innern Anlage, aus innern Bildungstrieben geht dies Streben zur Metamorphose hervor; es ist ein Trieb der bildenden organischen Kraft zur Verwandlung ihrer Basis, der sie tragenden Materie, es ist die Polarisirung. Der Grund dieser Verwandlung ist: Heterogeneität der Anlage, des Bildungstriebs zu der Basis, der Materie, denn wo neue Bildungstriebe erwachen, wo höhere Anlagen sich bilden, da muß auch die Materie sich ändern und verwandeln, um jene entwickeln und der Form gleichmäßig anbilden zu können. Mit der Kraft ändert sich auch das Substrat, mit dem

Element die Basis, höhere Triebe fordern höhere Kräfte, edlere Anlagen eine veredelte, vollkommnere Materie. Polarisirung ist das Fortbilden des Frühern in das Spätere, die Verwandlung des Elementarischen in das Organische, des Infusorialen in das Thierige. Aus innere Metamorphose der Thiermaterie in der Haut durch heterogene Anlagen, Streben, durch Polarisirung geweckt, geht die Contagion und die Contagienbildung hervor.

Jede Metamorphose, jede Umbildung in der thierigen Materie, alle Veränderungen, Verbildungen und die Erzeugung neuer Aftergewächse ist durch eine entzündliche Anlage oder durch wirkliche Entzündung bedingt und vermittelt. Eine excentrische Anlage, ein erhöheter Bildungstrieb fordert auch Vermehrung des bildenden Stoffes, einen vermehrten Andrang der Säfte, eine Anhäufung derselben und daher einen erhöheten plastischen Trieb in dem Organ, wovon die Verwandlung vor sich geht. Dies ist das Wesen der entzündlichen Diathesis. Auf allen Bildungsstufen, die durch ihren eigenthümlichen Charakter die Perioden im Lebenslaufe des individuellen Organismus bezeichnen, beobachtet man als wesentlich diese entzündliche Diathesis, in jedem Gebilde, in jedem Organ zu seiner Zeit, d. h. wo sein Leben und seine Anlagen in lebhafter Entwickelung stehen, wo in ihm die Bildungstriebe am regsamsten sind: zu dieser Zeit zeigen sie sich am empfänglichsten für den Saamen der Krankheit, vorzüglich zu der Entzündung, deren Keim und Anlage ihnen dann wesentlich ist. Bei diesen allgemeinen Entwickelungen der Thiermaterie bleibt es in der Regel bloß bei der entzündlichen Anlage stehen, es ist nicht nothwendig, daß derselbe sich zur Form einer wirklichen Entzündung steigert, weil die Entwickelung, die Metamorphose langsam, allmählig und nur in leisen Uebergängen vor sich geht, anders aber verhält es sich bei den Veränderungen der Gebilde, wo die Metamorphose der Materie durchdringender, plötzlicher ist, wo die Anlagen und heterogenen Bildungstriebe die alternden Gebilde durchbrechen, in ihre Elemente zersetzen, um aus ihnen durch kritische Verjüngung neue Formen des Lebens zu schaffen. Wo neue Bildungen aus der aufgelöseten, infusorialen Urmaterie entstehen sollen, da reicht die entzündliche Anlage nicht aus, denn hiezu ist Auflösung, Zersetzung der Form in ihrem elementarischen Zustande nothwendig, und diese vermag allein die Entzündung zu bewirken. Wo überall im Thierleibe neue Bildungen, Aftergewächse, Desorganisationen der organischen Materie entstehen, da haben sie immer ihren Grund und ihr Wesen aus einer Entzündung und sind Folgen derselben, ihre Ausgänge.

Daher ist Entzündung das Wesen und der Saame der Contagien, nur aus der entzündeten Haut können die Ansteckungsstoffe sich bilden, und nur durch Entzündung kann die thierige Materie in ihre Elemente zersetzt als Contagium sich entwickeln. Die contagiöse Entzündung hat das Wesen einer Vergiftung der thierigen Materie vermöge der Heterogeneität des Bildungstriebes zu der Basis, ihres elementarischen Lebens zu dem basischen. Beide Pole, der elementarische und der basische, müssen identisch seyn und im Ebenmaaße stehen, wenn die Form vollendet, wenn die Materie gereift seyn soll. So lange der elementarische Pol noch der überwiegende ist, so lange steht das Gebilde noch in der Entwickelung, in dem wahren Triebe zur Verwandlung. Vor der Vollendung muß die Materie noch einmal in ihren Urzustand zurückkehren, sich zersetzen in ihre Elemente, denn diese Verwandlung ist gleichbedeutend einer neuen Zeugung; aus und mit dem contagiösen Prozeß bildet die Materie sich zum neuen Leben aus, sie verjüngt sich aus ihren Elementen, durch einen Rückgang darin, und durch ein neues Aufwachsen daraus. Wie in der Zeugung aus Infusorien der Thierleib zusammenwächst, so bildet sich ein neuer Leib, eine vollkommnere Form des Gebildes aus den Contagionen, worin durch die Entzündung die Materie zersetzt und zerfallen ist. Daher ist das Contagium nichts äußeres, nichts fremdes für die thierige Materie, es ist von gleichem Wesen, sie selbst in ihrem infusorialen Zustande, in ihrer elementarischen Form. Die Contagion ist analog der Verdauung, einerseits wird durch sie das Nahe, Irrdische,

Elementarische ausgeschieden, so die alternde Materie verjüngt, und aus den zersetzten Grundstoffen neue Formen mit neuen und vollkommnern Anlagen und Kräften gebildet. So ist die zurückgehende, auflösende Metamorphose der Thiermaterie durch die contagiöse Entzündung nur ein veredelndes Fortwachsen, eine die Form vollendende Reifung.

Das Wesen des Scharlachs ist Entzündung in der Haut, dadurch gesetzte Zersetzung der Materie in ihre Elemente, Contagion, Ausscheidung des heterogenen, unreifen, irrdischen Stoffes, Verwandlung der Materie in die Contagien, Infusorien, und durch kritische Bewegung ein neues Zusammenwachsen zur organischen Form, mit neuen Anlagen und Kräften, und mit Ertödtung des alten und des heterogenen Strebens zur Verwandlung. Die Haut ist das Giftcontagium bildende Organ im Thierleib, weil sie die erste und ursprüngliche Grundbildung ist, worin die infusoriale Materie, die Thierelemente zuerst zur Form zusammenwachsen, weil sie daher dem Urzustande am nächsten steht, und am fähigsten zum Rückgang darin ist, und die Grundmetamorphosen der Materie haben in der Grundbildung den Heerd ihrer Entwikkelung. Das Scharlach-Fieber wie alle Contagionen haben die Natur einer exanthematischen Entzündung, weil ihr Organ die Haut ist, und jede Hautentzündung als Exanthem sich darstellt. Das Exanthem ist nothwendiges, wesentliches Zeichen des Contagiums, es ist seine irrdische Hülle, die Blase gleichsam und die Umgebung, worin das Infusorium, das Contagium im Keime verschlossen ist, worin es reift und erzeugt wird. Die Exantheme sind der Blütenstaub der Contagien, sie blühen, reifen und verwandeln sich mit diesen, im gereiften Zustande sind sie die Elemente der Ansteckung, die Materie, worin gehüllt die Contagien sich fortpflanzen, das reife Contagium zerfällt in die Exantheme, wie die reife Blüte in Staub und Saamen. Nur in dem Zustande ihrer Reife kann man die Bedeutung der Exantheme verstehen; dem Scharlach ist der Hautungsprozeß wesentlich, die sich ablösenden Hautstücke zeigen sein

Exanthem und sind die Hüllen seines Contagiums im Zustande seiner Reife, denn der Scharlachstoff ist seinem Wesen nach nichts wie eine Auflösung der Faserbildung, die fibrös-arteriösen Häute in dem infusorialen Zustande.

Die Ansteckung gehört zum Wesen des Scharlachs, denn jede Hautentzündung hat die contagiöse Natur, und das Zerfallen der Hautgelenke in die thierigen Elemente, die Zersetzung derselben in Infusorien durch die Entzündung, durch Polarisirung ist gleich und identisch mit der Contagienbildung. Die Annahme, als entstehe das Scharlach ursprünglich aus einer eigenthümlichen Beschaffenheit der Luft, aus einem Miasma, und pflanze sich dann durch Ansteckung fort, ist falsch, sie widerspricht geradezu dem Wesen der Ansteckungsstoffe und hat auch die Erfahrung gegen sich. Es giebt keine äußere Bedingung, kein epidemisches Element, kein klimatisches, aus welchem ein thieriger Ansteckungsstoff, ein Contagium sich bilden könnte, dieses hat immer und allein sein Wesen und die Wurzel seiner Genesis in der Thiermaterie, ist diese selbst in ihrer infusorialen, elementarischen Natur und geht hervor durch die Reduktion derselben auf die thierigen Elemente, durch ihre Verwandlung in Infusorien. Das was diese Metamorphose anregt und bedingt ist eine innere Anlage, und in ihrer weitern Entwikkelung Entzündung. In der Ausbildung, in den Stufen des Wachsthums der thierigen Materie in dem Organ des Scharlachs liegt der Grund zu dieser Anlage, indem sie sich auf der Stufe entwickelt, wo die Heterogeneität hervortritt zwischen dem Bildungstriebe und seiner organischen Basis, wo das Elementarische durch excentrische Polarisirung heterogen dem Organischen wird. Nichts äußeres kann ein Contagium erzeugen, oder eine solche Metamorphose in die Thiermaterie setzen, wodurch diese Contagium wird; frei und ganz unabhängig von der Beschaffenheit der Luft, von allen klimatischen und epidemischen Einflüssen, von jeder Constitutio annua bildet der Scharlach sich, an keiner Diathesis gebunden erscheint er zu allen Jahrszeiten, bei jeder Beschaffenheit der Luft, seine Entwickelung ist unabhängig davon, daher herrscht

herrscht er fort und verbreitet sich ohnerachtet die Jahrszeit und die Constitutio annua sich ändert. Auf das Wesen, auf die Genesis des Scharlachs hat die Diathesis annua, der morbus annuus keinen Einfluß, er vermag es nicht ihn hervorzurufen, aber der Charakter und die Form worunter er auftritt, hängt von dem des morbus annuus ab, indem unter den verschiedenen Jahrsconstitutionen die thierige Materie der Haut bald in diesen bald in jenen Organen die größere Anlage hat zur Empfängniß und Entwickelung des Saamens der Entzündung und der Contagien. Die Constitutio annua bedingt nur die Form der Krankheit, nicht das Wesen und die organische Genesis, nur die Organe der Entwickelung verändern sich mit der Jahrsconstitution, nicht die Elemente der Krankheit, nicht die wesentlichen Anlagen.

Das Contagium und das Miasma sind wesentlich, genetisch von einander verschieden, ganz verschiedenartige Elemente der krankhaften Metamorphose. Das Contagium ist eine Verwandlung der thierigen Materie in den Hautgebilden in Gift, in die thierigen Elemente und Infusorien, die das Wesen der Wiedererzeugung, der Ansteckung haben, weil sie lebendige Thierwesen, selbstständige Geschöpfe sind. In innern organischen Anlagen, in den Trieben der geschaffenen Materie zur Verwandlung, zur Ausbildung, zum Wachsthum ist das Element der Contagionen gegründet und bedingt. Das Miasma dagegen ist eine Vergiftung der thierigen Materie durch die energische Natur, durch die Bildungstriebe und Kräfte des kosmischen und des klimatischen — tellurischen Lebens. Von einer eigenthümlichen Beschaffenheit der Luft, von eigenthümlichen Veränderungen und Elementen im kosmischen und klimatischen Leben hängt die Genesis des Miasma ab, und allein aus diesen Bedingungen entwickelt es sich. Daher ist sein Daseyn flüchtig, vorübergehend, nur so lange kann es die eigenthümliche Form seiner krankhaften Metamorphose im Organismus bedingen, als die eigenthümliche Luftbeschaffenheit andauert, welche das Element seiner Genesis enthält, so wie diese vorübergeht oder sich verändert, so verschwindet auch die Krankheit, welche Folge seiner Vergiftung war. Deswegen sind die miasmatischen Krankheiten streng von der Jahrszeit, von der Beschaffenheit der Luft, von der Stimmung im klimatischen Leben abhängig, sie dauern nur eine bestimmte, meist kurze Zeit, und vermögen es nicht sich über ihre Jahrszeit hinaus zu verbreiten. Ganz anders verhält es sich mit den Contagionen. In weitern Kreisen bewegt sich ihr Umlauf, frei und unabhängig, ihrem Wesen und ihrer Genesis nach, entwickeln und verbreiten sie sich, dauern fort unter allem Wechsel und Veränderungen der Constitutio annua. Wie die epidemische Ruhr mit der Anlage sich in nervösen Gebilden zu erzeugen, wie die epidemischen Faulfieber bei naßheißer, feuchter, schwüler Witterung im Spätsommer sich zu dem Typhus contagiosus oder dem nervösen, fauligten Scharlach verhalten, wie der Milzbrand zu der echten Rinderpest, so das Miasma zu dem Contagium. Es giebt kein Miasma was den Typhus contagiosus, was den Scharlach, was die Masern oder die Pocken erzeugen kann, nimmer haben diese Formen das Contagium in einem Miasma ihr Wesen, das Contagium allein ist das Element ihrer Genesis und die Blüte ihrer Entwickelung. Von energischen, klimatischen Metamorphosen hängt die Genesis des Miasma ab, in thierigen, organischen Entwickelungen hat das Contagium die Elemente seiner Bildung. Das Contagium ist ein inneres, ein thieriges, durch Metamorphose der organischen Materie erzeugtes Gift, was die Gebilde nur darum vergiftet, zersetzt, um sie durch Verjüngung der Materie von neuem zu zeugen, zu veredeln, wie etwa die Galle den Nahrungsbrei, der Speichel die Speisen vergiftet, um sie in eine höhere Form der Thiermetamorphose umzubilden. Das Miasma erzeugt sich nicht wieder, hat daher das Vermögen der lebendigen Fortpflanzung, der Ansteckung nicht, weil sein Wesen kein thieriges, kein organisches, sondern ein elementarisches, anorgisches ist; nicht durch Ansteckung verbreitet sich die miasmatische Krankheit, sondern dasselbe allgemein wirkende anorgische, klimatische Element vergiftet die Organismen zugleich oder nach und nach, weil alle unter den gleichen Einflüssen stehen. Aber das Wesen der Ansteckung fordert Gleichartigkeit der Bildung und der Materie, es ist kein fremdartiger, äußerer, dem organischen Wesen heterogener Stoff, der hier die Krankheit erregt, aus einer neuen organischen Zeugung geht sie hervor, es sind die Elemente der thierigen Materie selbst, welche sich von neuem erzeugen, neue Organismen bilden, ihren Saamen und ihren Stoff in der krankhaften Metamorphose erneuern, wiederholen. Die Ansteckung ist ein Fortwachsen der thierigen Elemente, das Fortzeugen der organischen Urmaterie.

In seinem Ursprung, in der Wurzel seiner Genesis ist das Contagium noch kein lebendiges Wesen, sondern nur ein roher, elementarischer Saame, eine inmaterielle Anlage, ein roher Bildungstrieb ohne organische Basis. Erst durch den Prozeß der Contagien, durch die Entzündung, als die höhere Entwickelung dieser Anlage, wird die krankhafte Metamorphose in der Materie der Haut gesetzt, dadurch diese aufgelöset, in ihre Elemente zersetzt, zurückgebildet in ihre infusoriale Natur, und so das Contagium erzeugt. Daher ist die Entzündung das Wesentliche, das Erzeugende der Ansteckungsstoffe, wie überhaupt das Element aller organischen Metamorphosen, und aller Entwickelungen und neuen Bildungen; die Entzündung reift das Contagium, und bildet die rohe Anlage in ein thieriges Wesen um. Der Verlauf, die Geschichte einer ansteckenden Krankheit, der exanthematischen Entzündung ist der Lebenslauf des Contagiums, das reifende Wachsthum desselben und die Geschichte seiner Ausbildung.

Das Wesen des Scharlachs, als das Element seiner krankhaften Metamorphose der thierigen Materie in der Haut, bleibt sich immer gleich und ist in allen Formen, in allen Charaktern, auf allen Stufen des Wachsthums dasselbe — es ist die contagiöse, exanthematische Entzündung, nur die Formen und Charaktere verändern sich theils nach den verschiedenen Stufen in der Entwickelung des Thierleibs, theils nach dem Grade der räumlichen Ausbreitung der Entzündung und nach der Natur derjenigen Organe, in denen sie den Heerd und die ursprüngliche Wurzel ihrer Entwickelung hat. Auf den Charakter und auf die Form der Entwickelung, nicht auf das Wesen und auf die Genesis, hat die Constitutio annua, das epidemische Element einen bestimmenden Einfluß, indem sie der Entzündung die Richtung ihrer Bildung giebt, und nach ihrer verschiedenen Beschaffenheit mehr in diesen oder in jenen Organen den Saamen zur krankhaften Metamorphose pflanzt und sie empfänglicher für die Entzündung macht. Daher sind die Charaktere und Formen der Entzündung im Scharlach verschieden und veränderlich nach den verschiedenen Jahrsconstitutionen. Das Nähere hierüber bei der Eintheilung des Scharlachs.

Viertes Capitel.

Von den Eigenthümlichkeiten des Scharlachs und seinem Organ.

Das Organ aller Contagionen, der Sitz aller contagiösen Entzündungen und der Heerd für die Erzeugung aller thierigen Ansteckungsstoffe ist die Haut, als die erste organische Grundlage aller organischen Bildung und Verwandlung. Die Haut ist das Organ der Genesis aller Contagien, und alle Formen derselben erzeugen sich durch infusoriale Zersetzung der thierigen Materie in ihre Elemente, oder durch Auflösung der Hautgebilde. Die Haut ist der Sitz und die Basis der Entzündung, in welche sich die Anlage zur Contagienzeugung entwickelt, und wodurch in der Haut das Wesen der contagiösen Metamorphose hervorgerufen wird. Die Haut ist die organische Grundlage aller thierigen Bildung, der organische Grundstoff derselben, und alle Organe sind in ihrer Grundlage Hautbildungen, weitere Entwickelungen derselben. Durch die sich ausbildende Metamorphose der Haut entstehen die verschiedenen Organe auf den verschiedenen Stufen der Organisation dieses organischen Grundstoffs. So ist die Haut die allgemeinste organische Bildung, die Grundlage, der Grundstoff von allen, die Basis, die Wurzel aus welcher alle Organe wachsen, durch deren Metamorphose alle gebildet sind. Sie ist in allen Organen der gleichartige, identische Stoff, allen gemeinschaftlich, nur in verschiedener Form nach den verschiedenen Stufen der Organisation im Thierleibe, denn sie ist die Basis und der Grundstoff aller thierigen Metamorphose.

Die Haut ist zwar eine Grundbildung, der Grundstoff aller organischen Metamorphose, das reele Element für die Genesis der Organe, aber sie ist nicht einfach, sondern aus mehreren Theilen und Gebilden zusammengesetzt. Die Haut ist verschieden in ihrem Charakter, in ihrer thierigen Form nach den verschiedenen Stufen ihrer Organisation, in den verschiedenen Organen, die durch ihre Verwandlung hervorgegangen. Auf einer je höhern Stufe der Organisation ein Organ im Thierleibe steht, desto höher, thieriger ist die Form, welche die Haut in ihm angenommen hat. In den Nervengebilden, in den irritablen, arteriösen, blutreichen Organen hat die Haut eine höhere Form und Bedeutung als in den serösen und Schleimgebilden, dort mehr die thierige Natur, hier mehr das pflanzliche Wesen. Mit dieser Form-Metamorphose der Haut ändert sich auch ihr Lebenscharakter, und die Natur ihrer krankhaften Metamorphose, die Form ihrer Entzündung nach der verschiedenen Stufe der Hautorganisation und dem Charakter ihrer Hautgebilde, in welcher der Keim sich ursprünglich erzeugt, und aus welcher er sich, als aus seiner Wurzel fortbildet. Nach diesen verschiedenen Formen der Hautmetamorphose auf den verschiedenen Stufen und in den verschiedenen Organen sind auch die Charaktere der exanthematischen Entzündung, der Contagionen zu deuten.

Das Organ des Scharlachs ist das Gefäßnetz der Haut, und die unmittelbare Fortsetzung und höhere Verwandlung desselben in den arteriösen, fibrösen Häuten in den blutreichen Organen. Das Gefäßnetz hat die irritable, arterielle Natur, es ist sehr blutreich, aus vielen Blutgefäßen und Nerven zusammengesetzt. In dem Gefäßnetze, als einem Grundgebilde der Haut, steht die Metamorphose derselben auf einer höhern

Stufe der Organisation, von den mehr irrdischen, pflanzlichen Elementen geschieden, ist die thierige Natur höher entwickelt, und der irritable, arterielle Charakter ausgebildet. Wenn in den serösen und Schleimhäuten mehr noch das irrdische, pflanzliche Wesen die Natur der Hautmetamorphose als auf ihrer niedern Stufe stehend, bezeichnet, wenn der irritable, arterielle Charakter in diesen Hautgebilden nur zur Zeit ihrer krankhaften Verwandlung, in der Entzündung derselben hervortritt, so ist dieser arterielle, thierige Charakter im Gefäßnetz und in den arteriösen Häuten feststehend geworden, und das unveränderliche Wesen derselben. Wie die Pocken und Masern sich zum Scharlach verhalten, so die serösen und Schleimhäute zu dem Gefäßnetz und zu den arteriösen. Die Haut als Grundstoff aller organischen Bildung ist dem Wesen nach überall sich gleich, gleichartig, identisch in allen Formen ihrer Metamorphose, nur die Charaktere wechseln und verändern sich in den verschiedenen Gebilden, nach der Verschiedenheit der niedern oder höhern Stufe auf welcher sie stehen, und wo sie als Metamorphosen der Haut hervorgehen. Das Frühere oder Spätere, das Niedere oder das Höhere bestimmt und bedingt überall in der Natur und in der Organisation den Charakter und die Form des Lebens und seiner Erscheinung.

Erst auf der höhern Stufe der Hautmetamorphose entwickelt sich das Gefäßnetz, in den Organen des höhern Ranges, in den irritablen und arteriösen, nimmt die Haut diese Form an, wird ihre frühere organisch-pflanzliche Natur in die thierige verwandelt. Daher erscheint, durch höhere elementarische Polarisirung geweckt, in diesen Organen des höhern, thierigen Ranges, auf der höhern Stufe ihrer Organisation die Haut in der Form und in dem thierigen Charakter des Gefäßnetzes. In allen Organen von der irritablen Stufe, von der mehr entwikkelten thierigen Natur, in den Arterien und den arteriösen, blutreichen Organen, in dem Gehirn und in den nervösen Gebilden, in den vollkommnern Eingeweiden, die dem organischen oder thierischen Leben dienen, ist mehr oder weniger die Haut in der Form des Gefäßnetzes, in dem arteriösen, irritablen Charakter gebildet. Wie die Haut als Organ der Grundstoff aller organischen Verwandlung ist, durch dessen Polarisirung die übrigen Organe sich weiter entwickeln, so auch ihre Grundgebilde, die niedern und höhern Formen ihrer Entwickelung; sie sind allgemein verbreitete Grundbildungen, in allen Organen sich wiederholend und fortsetzend, nur so, daß auf den verschiedenen Stufen im Thierleibe bald mehr die eine, bald mehr die andre Form die überwiegende ist und diejenige, von welcher der Charakter des Organs und seine Form abhängt. Die Lunge wie das Gehirn hat ihre Schleimhaut und ihre seröse, nur in ihrer Entwickelung mehr beschränkt, zurückgedrängt, indem die höhern Formen der Hautbildung, das Gefäßnetz und die Nervenhaut mehr entwickelt in diesen Organen auf dem Punkt ihrer Blüte stehen. Durch krankhafte Anlagen und heterogene polarisirende Bildungstriebe wird auch in den niedern Hautgebilden, in den serösen und Schleimhäuten, ein höheres Streben erweckt, und eine Umbildung in die Natur des Gefäßnetzes. So werden die serösen und Schleimhäute durch die Entzündung in die mehr irritable, arterielle Natur umgebildet, die Lymphgefäße in Blutgefäße verwandelt. Man hat die Entzündung in den serösen Häuten geläugnet, weil man in denselben keine Blutgefäße findet, aber mit Unrecht, denn darin besteht ja eben das Wesen der Entzündung, daß sie das Streben und das Vermögen hat, höhere, der Basis heterogene Bildungstriebe in der Materie zu wecken, und so das S e r ö s e u n d L y m p h a t i s c h e v o r ü b e r g e h e n d w e n i g s t e n s in die N a t u r d e s A r t e r i ö s e n u n d I r r i t a b l e n z u v e r w a n d e l n. Was man im gesunden Zustande als normale Beschaffenheit der Organe findet, das kann nicht die Richtschnur seyn, um die krankhaften Metamorphosen derselben zu deuten und zu bestimmen. Man findet oft krankhafte Metamorphosen, Desorganisationen in den serösen Häuten, Verdickungen, Verhärtungen, Verbildungen, und neue abnorme Afterbildungen, Geschwülste, neue Häute, Verwachsungen, seröse Ausschwitzungen und Wasseranhäufungen, welche immer ihre Genesis in einer Entzündung haben, und Folgen und Ausgänge derselben sind.

Wenn das Gefäßnetz der Haut, oder diese auf der höhern arteriösen, irritablen Stufe der Entwickelung das Organ und der Sitz des Scharlachs ist, wenn in Entzündung dieser Gebilde sein Wesen besteht, so wird der vorzüglichste und wesentliche Bildungsheerd der Scarlatina in diesen Gebilden seyn. Elementarische, heterogene Polarisirung, Entzündung des Gefäßnetzes, der arteriösen Häute in den Organen, krankhafte Metamorphose derselben durch ihre Zersetzung in ihr thieriges Element, durch ihre Zurückbildung in ihre elementarische, infusoriale Natur, in das eigenthümliche Contagium, ist die organische Bedeutung der Scarlatina. Durch die Natur ihres Organs, durch das arteriöse, irritable Wesen desselben ist auch die Natur, der Charakter und die Form des Scharlachs bestimmt, und hievon sind seine Eigenthümlichkeiten begründet. Das Eigenthümliche des Scharlachs besteht in Folgendem:

1) Seine contagiöse Entzündung hat nicht den Sitz und die Wurzel in den niedern, pflanzlichen Gebilden der Haut, nicht in den serösen und Schleimhäuten, sondern in dem Gefäßnetz der Organe, auf der höhern, irritablen Stufe der Hautmetamorphose, und in den arteriösen, blutreichen Organen. Hiedurch ist der Scharlach wesentlich von den Pocken und von den Masern verschieden, deren Sitz die serösen und Schleimhäute sind, wo diese Exantheme auf höhere Organe ihre Entzündung verbreiten, da. sind in denselben immer nur die serösen oder Schleimgebilde ergriffen, auf das Gefäßnetz derselben dehnt sich ihre krankhafte Metamorphose nicht aus; wo diese Contagionen zu Zeiten die Form der echten Entzündung, der Synocha oder des Status nervosus zeigen, da gründen sich diese Charaktere nicht, wie beim Scharlach, in einer Entzündung des Gefäßnetzes, sondern in einer krankhaften Metamorphose, in einer Zersetzung der serösen oder Schleimhäute in höhern, arteriösen, blutreichen oder nervösen Gebilden. Dies ändert aber das Wesen nicht, sondern nur die Form und den Charakter der Entzündung, welcher immer abhängig

ist von dem Organ, von ihrem Sitz, und von der Beschaffenheit der Diathesis und der Constitutio annua.

2) Das Scharlach-Fieber hat die Natur und die Form der echten Entzündung, den Charakter der Synocha, denn das Wesen seines Organs ist das Irritable, Arteriöse, es entwickelt sich gern in den höhern, arteriösen Organen; das Fieber hat meist den Typus der Synocha, die Form der Continua continens. Hiedurch unterscheidet sich der Scharlach von den niedern Exanthemen, von den Pocken und Masern, weil diese niemals das Bild der echten Entzündung bilden, sondern ihrem Typus und ihrer Form nur nahe kommen, wenn sie ihr Hautgebilde hervorstechend in arteriösen, blutreichen Organen ergreifen, und selbst in diesem Falle hat das Fieber nicht streng den anhaltenden Typus, sondern immer den mehr oder weniger nachlassenden. Denn nur die irritablen, arteriösen Gebilde geben den Heerd der echten Entzündung, und die Wurzel der Synocha. Dieser Charakter und diese Form ist unter allen Exanthemen dem Scharlach wesentlich, und er allein entwickelt sie in ihrer Blüte, in dem grellsten und reinsten Bilde. Wenn auch zuweilen der Scharlach in einer gelindern Form verläuft, wenn oft die Entzündung unbedeutend, das Fieber schwach und nachlassend erscheint, mehr der Form des Catharrs als der Synocha gleicht, so hat dies in zufälligen Verhältnissen seinen Grund, theils weil die Ansteckung in den frühern Lebensperioden den Organismus ergreift, wo das Gefäßnetz der Haut, wo sie auf ihrer irritablen, arteriösen Stufe noch nicht gehörig ausgebildet und gereift, sondern erst in der Entwickelung begriffen ist, theils weil die herrschende Constitutio annua diese gelinde Form bedingt, und die Entwickelung der Contagien vorzüglich in dem Gefäßnetz der äußern Haut, in mehr oberflächlichen Organen begünstigt. Aber das Wesen und die Form, das Organ der Bildung bleibt überall sich gleich — es ist dasselbe in dem gelindesten und gutartigsten, wie in den heftigsten und bösartigsten Fällen. Es erklärt sich hieraus, warum in der Regel der Scharlach am gelindesten und gutartigsten erscheint in der Zeit der frühesten Kindheit,

und bei den schwachen, blutleeren Constitutionen, weil das Organ desselben hier nur schwach und leise entwickelt, noch im unreifen Zustande, die eigenthümliche Form nicht in derben und kräftigen Zügen zu bilden vermag. Wo im Verlauf oder in ihrem Ursprunge die Scarlatina sich mit örtlichen Entzündungen einzelner Organe verwickelt, oder unter ihrer Maske und Form auftritt, da werden diese immer den Charakter der echten Entzündung, der Synocha tragen, weil das Gefäßnetz, das Arteriöse in den Organen der Heerd der Entzündung ist. Hienach ist der Status gastricus, encephaliticus, pneumonicus zu deuten, welche Erscheinungen so oft die Scarlatina begleiten. Von der Bedeutung des bösartigen Wesens, unter dem der Scharlach zuweilen erscheint, wird später zu handeln seyn.

3) Das Scharlach-Fieber hat das Vermögen der Ansteckung, die Contagion ist ihm eigenthümlich und wesentlich, es hat keine andere Ursache als die Ansteckung. Ursprünglich hat es seine Genesis in den innern organischen Trieben zur Metamorphose der Materie durch entzündende Polarisirung, durch Vergiftung derselben, und wo einmal das Contagium erzeugt ist, da pflanzt es sich fort durch eine neue wiederholte Zeugung nach Art der lebendigen Thierwesen.

4) Das Scharlach-Contagium hat einen bestimmten Verlauf, eine gewisse Zeit seiner Entwickelung, seines Wachsthums und seiner Reife; wie jedes selbstständige Thierwesen hat es Perioden seines Lebenslaufs, seiner Rohheit, seines Wachsthums und seiner Reife. Die Veränderungen, die krankhafte Metamorphose, welche die contagiöse Entzündung im Gefäßnetz der Haut hervorruft, gehen allmählig vor sich bis sie das Contagium erzeugen, die thierige Materie in ihre Elemente, in Infusorien zersetzen. Nur das reife Contagium hat das Vermögen der Zeugung, der thierigen Fortpflanzung, der Ansteckung; vor diesem Punkt der Reife steckt keine Krankheit an, nicht vor der Zeit ihrer Crisis, nicht vor der gereiften Beschaffenheit des Exanthems. Die Leichen der an der Contagion Gestorbenen haben das Vermögen der Ansteckung nicht, denn nur der lebendige Organismus ver-

mag reife, zeugungsfähige Wesen, Contagien zu erzeügen, und bei einem tödtlichen Ausgange erliegt der Organismus in der Regel vor dem Punkte der Reife des Contagiums, vor der Crisis. In den ersten Zeiträumen der Bildung darf man bei keiner Krankheit die Ansteckung fürchten, auch nicht mehr nach dem Tode.

5) Der Propagationsgang des Scharlachs, die Zeit seiner Fortpflanzung von einem Organismus auf den andern, der Typus der Ansteckung ist unbestimmt, nicht so fest wie bei den andern Contagionen, z. B. dem Typhus contagiosus. Oft scheint das Contagium erloschen, getödtet, die Epidemie macht in ihrer Verbreitung einen Stillstand, der Monate lang dauert, es kommen keine Scharlachkranken vor, oder doch nur in sporadischen, einzelnen Fällen, und mit einem Male plötzlich beginnt wieder eine allgemeine Verbreitung. In einer Familie von mehreren ansteckungsfähigen Subjekten wird eins oder das andre ergriffen, die übrigen bleiben zur Zeit verschont, und erkranken erst später, oft erst Monate lang nach den andern. Von äußern epidemischen Einflüssen hängt diese Unregelmäßigkeit im Typus der Verbreitung des Scharlachs nicht ab, denn die Beschaffenheit der Witterung und der Jahrszeit so wie ihre Veränderungen haben keinen Einfluß auf die Genesis und auf das Wesen der Contagien.

6) Das Contagium des Scharlachs hat wie das aller acuten, thierigen Contagien nur einmal das Vermögen der Ansteckung, nur einmal wird der Organismus in seinem Lebenslaufe von dem Scharlach ergriffen, nur einmal vermag er es, das Contagium scarlatinosum zu zeugen. Durch die Verwandlung, welche das Organ des Scharlachs, das Gefäßnetz der Haut, von der Entzündung erleidet, wird die Materie umgeändert, ein anderer Lebenscharakter gebildet, und durch diese Verwandlung die Anlage zum Scharlach getödtet. Denn jede eigenthümliche Entwickelung fordert eine eigenthümliche Anlage, eine besondere Beschaffenheit der Materie, welche ihre Wurzel und ihre Basis ist. Mit der Verwandlung dieser verändern sich auch die Anlagen und Bildungstriebe. Die Fälle von einer Wiederkehr der Scharlach-Contagion in einem und

demselben Organismus beruhen auf Täuschung, man hat andere Formen mit dem Scharlach verwechselt, z. B. die Masern.

7) Das Scharlach-Fieber ist nicht sowohl eine Krankheit der frühesten Kindheit, wenigstens erscheint es in dieser Lebensperiode nicht in seiner Blüte, in seiner höhern vollendeten Form, sondern nur in schwacher, undeutlicher Entwickelung, unter einem Charakter, der seinem Wesen und seinem Organe nicht entsprechend ist, es ist vielmehr eine Krankheit des spätern, reifern kindlichen Alters. In der frühesten Lebensperiode, vor dem vierten oder fünften Jahre erzeugt sich der Scharlach nicht aus innern, thierigen Trieben zur krankhaften Metamorphose, weil zu dieser Zeit sein Organ, das Gefäßnetz der Haut und die arteriösen Gebilde nur erst schwach entwikkelt, noch im Zustande der Unreife steht. Wo der Scharlach in dieser Lebensperiode sich ausbildet, da entsteht die Krankheit immer durch unmittelbare Ansteckung, durch lebendige Uebertragung des Contagiums und Fortpflanzung desselben von einem Organismus auf den andern. In dieser Lebensperiode erscheint die Scarlatina auch immer nur in undeutlichen, leisen Umrissen ihrer Form, und nicht dem Wesen analog, die Krankheit gleicht hier mehr der Form des Catharrs, den Masern, als dem Charakter der echten Entzündung, der Synocha, sie erscheint unter der Form der serösen Entzündungen, der der Schleimhäute — weil auf der Stufe der Organisation dieser Lebensperiode die schleimhäutigen Gebilde am lebhaftesten in der Entwickelung stehen, weil ihr Leben am regsten und daher in ihnen die Anlage zu krankhaften Metamorphosen am höchsten steht. In diesem Alter der zarten Kindheit verläuft in der Regel der Scharlach am gelindesten, Fälle von großer Heftigkeit, von der Form und dem Typus der Synocha, von großer Bösartigkeit, von Verwickelungen mit heftigen örtlichen Entzündungen in edlen, blutreichen Organen kommen in dieser Lebensperiode nicht vor, der Verlauf beschränkt sich mehr oberflächlich, auf die äußere Haut, weil erst in dieser, nicht auf den höhern Stufen der Organisation das Gefäßnetz entwickelt ist. Denn auf den untern Stufen in der Ent-

wickelung des Thierleibes werden die Gebilde früher gereift und vollendet als auf den höhern. Am deutlichsten, in den grellsten Zügen, am schärfsten gezeichnet und in der heftigsten, dem Wesen gleichartigsten Form erscheint der Scharlach in den spätern Perioden der Kindheit zwischen dem achten und sechszehnten Lebensjahre, und in der noch spätern des Jünglingsalters. In dieser Lebensperiode entwickelt die Scarlatina sich in ihrer heftigsten Form, in dem lebhaftesten Bilde der echten Entzündung, in dem Charakter der Synocha, hier kommen die Fälle von Bösartigkeit am häufigsten vor, begründet in heftigen, örtlichen Entzündungen in blutreichen, arteriösen Organen, in den Gebilden des Gehirns und Nervensystems. Denn zu dieser Zeit ist das Gefäßnetz der Haut, das Organ des Scharlachs, auch auf den höhern Stufen der Organisation, in den innern, edlen Organen, von der irritablen-arteriösen und von der nervösen Natur mehr entwickelt und ausgebildet. Vorzüglich heftig und grell tritt hier der Scharlach auf, wenn eine starke, irritable, blut- und saftreiche Constitution des Organismus der Charakter des individuellen Lebens ist, oder wenn die Diathesis annua eine Inflammatoria ist, und die Entwickelung der echten Entzündung nur den Charakter der Synocha begünstigt, und in arteriösen, blutreichen Organen den Saamen der Entzündung gepflanzt hat.

8) Zur Zeit der Reife des Contagiums, nach eingetretener Crisis, wo durch verjüngende Metamorphose und organische Reaction die elementarische Zersetzung der Materie wieder zurückgebildet, in der organischen Form verbunden wird durch Hautung, als der Form des reifen Exanthems, die zersetzte Materie ausgeschieden, und ein neues Organ gebildet. In den serösen Häuten zeigt sich die höchste Form des Exanthems, das Contagium derselben in seiner reifen Beschaffenheit in flüssiger Form, als gekochte, organische Lymphe, weil diese das Wesen dieser Gebilde ist, z. B. in den Blattern, in der plastischen Lymphe ihrer Pusteln, in den Schleimhäuten als kleien-mehlstaubartige Abschuppung, im Typhus contagiosus als Phosphoressenz, als Lichtmasse, als ein Leuchten in der Atmo-

sphäre des Kranken zur Zeit der größten Höhe der Krankheit und der Crisis, im Scharlach als Hautung, Abtrennung von größern oder kleinern Hautstücken, diese Abschälung der Haut ist mehr oder weniger allgemein, in größern oder kleinern Massen. So erscheint die endliche Metamorphose der Thiermaterie durch das Contagium des Scharlachs als ein wahrer Hautungsprozeß, ein Zersetzen und Ausscheiden des alternden Gebildes, und die Erzeugung eines neuen.

9) Eigenthümlich ist endlich noch dem Scharlach die Neigung und die Sucht zu krankhaften Wasseranhäufungen, zum Ausgang in ein allgemeines Oedema, Wasseranhäufungen im Zellgewebe der äußern Haut, und zu dem Hydrops in innern Höhlen und Eingeweiden, so wie auf jeden Fall die Anlage hiezu, Aufgedunsenheit, Geschwulst der Haut mit krankhafter Secretion eines wäßrigten, lymphatischen Dunstes, Gases im Zellgewebe.

Fünftes Capitel.

Von der Diagnosis des Scharlachs.

Im vorigen, bei der Bestimmung des Begriffes, des Wesens, des Organes und der Eigenthümlichkeiten des Scharlachs sind die Züge seiner Form und seiner Diagnosis angegeben; hier nur der Vergleich mit andern, verwandten Krankheitsformen, mit welchen er im Aeußern in Uebereinstimmung zu stehen scheint. Hieher gehören:

1) Die Rötheln, Ruberti; man hat mit Unrecht die Rötheln als eine eigenthümliche Krankheitsform, als ein selbstständiges Exanthem von eigner Natur angenommen. Wäre diese Annahme gegründet, so müßte vor allen ein eigenthümliches Organ ihrer Genesis unter den Gebilden der Haut nachgewiesen werden können, denn jede selbstständige Form fordert ein eigenthümliches Organ ihrer Bildung, indem von diesem die Eigenthümlichkeit der

Krankheit, die nachbildliche Form ihres Wesens abhängt. Diese Nachweisung ist aber unmöglich, insofern die Haut nicht aus mehreren Grundgebilden besteht, als wir schon als Organe der übrigen Exantheme, Contagionen anerkannt haben. Auf der serösen Stufe der Hautbildung stehen die Blattern, auf der schleimhäutigen die Masern, auf der fibrösen, im Gefäßnetz der Scharlach, auf der nervösen der Typhus. Die Rötheln sind gleichartig, identisch mit dem Scharlach, dem Wesen wie dem Organe nach, nur in einzelnen, zufälligen Zügen in der äußern Form darin unterschieden; sie sind eine Species des Scharlachs, und stellen sein Bild meist in der gelinden, einfachen Form dar, indem die Entzündung sich mehr oberflächlich, auf die äußere Haut einschränkt, sich hier deutlich entwickelt und verläuft, ohne sich in das Gefäßnetz innerer Organe fortzusetzen. Diese Regel gilt zwar im Allgemeinen, jedoch nicht ohne Ausnahme. Es kommen auch Fälle vor, wo der Scharlach in seinem bösartigsten Charakter und in der Verwickelung mit heftigen Entzündungen im Gefäßnetze innerer Organe unter der Form der Rötheln erscheint. Die Identität der Rötheln mit dem Scharlach lehrt die Beobachtung. Niemals kommen die Rötheln vor als eine selbstständige, eigenthümliche Epidemie, sondern immer gleichzeitig mit dem Scharlach, so daß dieser in einzelnen, mitunterlaufenden Fällen in der Form der Rötheln erscheint; wer das Scharlach-Fieber überstanden hat, der ist vor den Rötheln sicher und umgekehrt. In manchen Gegenden, z. B. in Mecklenburg, unterscheidet man beide Formen des Exanthems gar nicht, selbst die Aerzte bezeichnen den Scharlach in seiner echtesten und reinsten Form mit dem Ausdruck: Rötheln. Scharlach und Rötheln herrschen immer zusammen, diese kommen nie ohne jenes vor. Auch ist der Unterschied in der äußern Form des Exanthems zwischen den Rötheln und Scharlach zu unbedeutend und unwesentlich, um darin eine eigenthümliche Form zu erkennen. Schon ist die Annahme falsch: daß eine allgemeine, gleichmäßig über die Haut verbreitete Röthe den Scharlach und seiner Form wesentlich sey, sehr häufig kommen Fälle vor, und oft die heftigsten und bösartigsten, wo das Exanthem nur an einzelnen Stellen, in größere oder kleinere Flecken, mit größern oder kleinern freien Zwischenräumen erscheint, wo ganze Theile völlig frei davon sind. Auch bei den Rötheln ist das Exanthem flach, nicht über die Haut erhaben, aber mehr gesondert, in einzelnen, getrennt stehenden Flecken gebildet, nicht so allgemein verbreitet und zusammenfließend, wie bei der sogenannten echten Scharlachform. Aber diese Erscheinung ist zufällig und ganz unwesentlich. Im übrigen verhalten sich die Rötheln ganz wie der Scharlach, beide haben dasselbe Wesen, dasselbe Organ der Erzeugung, denselben Verlauf, dieselbe Art der Verbreitung, dieselbe Form des Exanthems auf dem Punkt seiner Reife — die Hautung, dieselben Ausgänge und Crisis.

2) Die Masern, ihre Unterscheidung vom Scharlach ist nicht schwer; der Unterschied zwischen beiden Formen der Exantheme ist wesentlich, denn beide haben ein verschiedenes Organ ihrer Genesis. Auch das Wesen der Masern, wie das aller Exantheme, beruhet auf einer Hautentzündung, aber diese hat ihre Wurzel und ihren Sitz in einem andern Hautgebilde, als beim Scharlach. Das Organ der Masern sind die Schleimhäute, und wo sie sich in innere Organe mit ihrer Entzündung fortsetzen, da ergreifen sie immer die Schleimhäute in den Eingeweiden. Wo die Masern in der Form einer Hirnentzündung und des Status nervosus, encephaliticus erscheinen, da ist der Sitz dieser Hirnentzündung immer in der Schleimhaut des Gehirns, in der Arachnoidea, ihre Form immer die Nervosa lenta, mit ihrem eigenthümlichen Ausgang in den Hydrops cerebri; niemals erscheint diese Encephalitis bei den Masern unter der Form der Hirnwuth, der Menyngitis oder Phrenitis, worin dagegen der Scharlach so häufig hervortritt. Die Masern haben mehr den Charakter und die Form des Catharres, nicht wie der Scharlach den der Synocha, denn die Schleimhäute, nicht das Gefäßnetz und die arteriösen Gebilde sind ihr Organ. Die Masern sind mehr das Exanthem der frühern Kindheit, weil die Schleimhäute sich früher entwickeln und reifen als das Gefäßnetz; man hat bei

neugebornen Kindern die Masern beobachtet. Doch sind auch die spätern Lebensperioden nicht frei davon. Das Eigenthümliche in der äußern Form der Masern besteht:

a) Das Exanthem besteht in kleinen, rothen, scharf von einander abgesonderten Flecken, den Flöhstichen ähnlich, in Knötchen über die Haut erhaben, zugespitzt, nicht flach und in breiten Flecken zusammenfließend, wie der Scharlach. Erst sind die Flecken klein, im weitern Verlauf werden sie größer, breiter, mit einem Knoten in der Mitte, die Masernflecken haben keine bestimmte Gestalt, sie bilden mancherlei Formen.

b) Eigenthümlich ist den Masern der Charakter des Catharres, daher die catharralischen Zufälle, vorzüglich die Entzündung der Augen von der lymphatischen Natur, die Heiserkeit, der Husten, der Schnupfen, der nachlassende Typus des oft sehr gelinden Fiebers.

c) Nach den Masern findet kein Hautungsprozeß statt wie nach dem Scharlach, die Haut schuppt sich nach ihrem Verlauf in einen kleieartigen, mehlartigen Staub ab.

d) Der Verlauf ist kürzer, das Exanthem reift schneller als beim Scharlach; in den einfachen, gelinden Fällen ist binnen 6 oder 7 Tagen die ganze Krankheit überstanden. In den schlimmen, bösartigen, wo die Masern in der Form einer Entzündung der Spinnwebenhaut des Gehirns sich bilden, wo sie unter den Symptomen einer Nervosa lenta verlaufen, da geht die Ausbildung langsam, schleichend, das Exanthem verschwindet, schuppt sich ab, aber die Crisis bleibt aus, die catharralischen Zeichen mit denen des Status nervosus und das zündige Fieber dauern fort, oft mehrere Wochen hindurch, bis endlich der Hydrops cerebri ausgebildet ist, und unter Convulsionen und Krämpfen der tödtliche Ausgang eintritt. Was man als böse Nachkrankheiten der Masern so sehr fürchtet, das ist keine Nachkrankheit und Folge, sondern dieser Zustand mit der verborgenen, gründigen Hirnentzündung, die Masern versteckt unter der Form der Nervosa lenta, der Arachnoideitis, mit ihrem eigenthümlichen Ausgang in den Hydrops cerebri. In der Masernepidemie von 1811 kam diese Form häufig vor, und alle Kinder, die an den Masern starben, erlagen an der Hirnwassersucht, immer in dem spätern Zeitraum der Krankheit, oft Monate nach dem Ausbruche der Masern. Man hat das Wesen dieses Zustandes, dieser unrichtig sogenannten Nachkrankheit der Masern verkannt, und in der Behandlung gefehlt, der Status nervosus mit seinen Krämpfen und Zuckungen verführte zu verkehrten Maaßregeln, man wandte das Nervinum an, wo das Antiphlogisticum gegen die Entzündung in den Schleimhäuten angeregt war.

d) Die allgemeine rosenartige Entzündung, das Erysipelas universale, soll Aehnlichkeit mit dem Schärlach haben. Der Verf. hat über diese Krankheitsform nichts zu sagen, denn er hat sie niemals beobachtet, und zweifelt überhaupt an ihr Vorkommen. Die Diagnosis müßte hier vorzüglich durch die Art des Ausbruchs entschieden werden, indem die Ausbreitung der Rose mehr ein Fortkriechen ist auf der Haut, eine allmählige Ausbreitung von der einen Hautstelle auf die andre, eine Vergrößerung dem Raume nach, nicht ein Ausschlagen, ein Ausbrechen von innen heraus.

Sechstes Capitel.

Verlauf des Scharlachs.

Eine genaue, für alle Fälle passende Beschreibung des Verlaufs des Scharlachexanthems zu zeichnen, ist eine schwere, ja unmögliche Aufgabe. Das Wesen der Krankheit, die Entzündung des Gefäßnetzes der Haut, erscheint unter so äußerlich verschiedenartigen Charakteren und Formen, unter so mannigfaltigen Verwickelungen, und wurzelnd in verschiedenen Organen, daß eine Beschreibung nicht in einem Umrisse die verschiedenen Züge fassen und zeichnen kann, welche im Verlaufe sich entwickeln. Die Beschreibungen von den Epidemien des Scharlachs zu verschiedenen Zeiten, wie die Jahrbücher der Beobachtung sie uns hinterlassen, geben fast alle ein verschiedenes Bild der Krankheit, da die Form sowohl wie der Charakter nicht beständig bleibt, sondern veränderlich. Dies ist begründet in der Natur des Organs der Entzündung, welches als allgemeine Grundbildung auf allen Stufen der Metamorphose im Thierleibe sich wiederholt, und auf jeder einen eigenthümlichen Charakter und eine besondre Form hat, wonach sich auch das Wesen der Krankheit, hier die Entzündung, in seiner organischen Entwickelung richtet, und auf den verschiedenen Stufen der Organisation, in den verschiedenen Gebilden und Organen verschiedene Charaktere und Formen annimmt.

Der Verlauf des Scharlachs ist die Geschichte seiner organischen Ausbildung, der nach und nach vor sich gehenden thierigen Ausbildung, Metamorphose seines rohen, elementarischen Saamens, und dessen endliche Verwandlung in ein thieriges Wesen, in das lebendige Contagium. Der Verlauf stellt den Lebenslauf dieses Contagiums dar, und faßt dasselbe es von seiner Wurzel, von seiner rohen elementarischen Anlage an bis zum Punkte seiner Reife und Blüte verfolgend. Der Scharlach hat in seinem Verlaufe verschiedene Perioden seiner Bildung, die sich wie bei allen ansteckenden Exanthemen auf die Stufen der Entwickelung, das Wachsthum und die Metamorphose der Contagien beziehen, je nachdem diese im Zeitraum ihrer Rohheit, ihres Wachsthums, ihrer Blüte und ihrer Reife steht. Aber nur beim regelmäßigen Verlauf des Scharlachs, bei der einfachen, gutartigen Form sind diese Perioden streng abgegrenzt, bei der heftigen, verwickelten und bösartigen sind sie im Verlaufe nicht zu unterscheiden, weil bei diesen Verwickelungen alles stürmisch und verwirrt durch einander geht, und das Leben schon häufig vor dem Zeitraum der Blüte und Reife erliegt. Unter dem einfachen, regelmäßigen Scharlach-Fieber ist die Form desselben zu verstehen: wo die Entzündung im Gefäßnetz der Haut sich bloß oberflächlich, auf die äußere Haut beschränkt, und sich nicht über innere Organe ausbreitet, wo sie keine Entzündungen in diesen erregt, ausgenommen in manchen Fällen eine leichte entzündliche

Affection in den innern Gebilden des Halses oder in den äußern Muskeln derselben.

Im Verlaufe des einfachen, regelmäßigen, gutartigen Scharlachs unterscheiden wir vier Perioden, in welchen der Saame empfangen, gebildet und gereift wird.

1) Der Zeitraum der Vorboten, der Ansteckung, der Empfängniß des Saamens. Die Dauer desselben ist beim Scharlach höchst unbestimmt, auf jeden Fall nur von sehr schnell vorübergehender, kurzer Dauer, viel kürzer als bei jedem andern Exanthem. Sehr oft geht es ganz unbemerkt vorüber, und das Exanthem bricht unter leichtern oder heftigern Fieberbewegungen oft ganz unerwartet und plötzlich hervor. Diese Vorboten sind, außer einem eigenthümlichen, thierischen Geruch der Hautausdünstung, der allen Contagionen und Exanthemen eigenthümlich und wesentlich ist, die gewöhnlichen eines jeden entzündlichen Fiebers und jeder topischen Entzündung: das allgemeine Gefühl von Unbehaglichkeit, Zerschlagenheit in den Gliedern, Abspannung, Ziehen, Dehnen in den Gliedern, von Spannung in der Haut, oft mit flüchtigen Stichen und Jucken in derselben, Mangel an Appetit, böser Geschmack, schleimigt belegte Zunge, Ekel, Uebelkeiten, Frösteln mit flüchtiger Hitze wechselnd, und vorzüglich eigenthümlich noch: das Gefühl eines schmerzhaften Spannens und Ziehens in den äußern Halsmuskeln, mit Aufschwellung derselben und Härte; dabei Stumpfheit und Eingenommenheit des Kopfs. Doch sind diese Vorboten immer nur undeutlich, oft gar nicht bemerkbar, und immer von kurzer Dauer — eine Erscheinung, die allen echten Entzündungen, allen denjenigen eigenthümlich ist, welche in Organen von der arteriösen Natur und in dem Charakter der Synocha sich bilden. Diese entstehen in der Regel plötzlich, unerwartet, ohne alle merkbare Vorzeichen, wie z. B. die Entzündungen der Lunge. Dagegen dauert dies Stadium der Vorboten viel länger und ist viel ausgezeichneter und deutlicher bei den Blattern, bei den Masern, bei dem Typhus contagiosus.

2) Der Zeitraum des Ausbruchs, des sich entwickelnden Exanthems. Das Wesentliche dieses

Stadiums beruhet auf der sich jetzt ausbildenden Entzündung im Gefäßnetz, die sich ausgebildet, jetzt in ihrer eigenthümlichen Form, in dem Exanthem darstellt. So wie der Ausschlag erscheint, ist auch die Entzündung, als das Innere und Wesentliche desselben, im Gefäßnetz entwickelt. Dieser Ausbildung der Entzündung und dem Ausbruch des Exanthems gehen oft noch eigne Zufälle unmittelbar voraus, und welche während der ganzen Zeit des hervortretenden Exanthems fortdauern: eine eigenthümliche Beklemmung der Brust, innere Angst und Unruhe, Herumwerfen in dem Bett, leichte Nervenzufälle, leichtes, vorübergehendes Zucken, Zittern der Hände, Uebelkeiten, Neigung zum Erbrechen, leichter Sopor, nicht mit Entzündung des Gehirns oder seiner Häute, sondern vielmehr aus einer Congestion, und aus einer Anhäufung des Bluts in den Gefäßen des Kopfs. Bei den höhern Formen des Scharlachs, bei den verwickelten, wo die Entzündung in dem Gefäßnetz edler, arteriöser oder nervöser Organe, ihre ursprüngliche Wurzel, und wo in diesen Organen das Exanthem zuerst und ursprünglich aufblühet, da sind diese Zufälle, als bezeichnende einer Affection der Organe des höhern Ranges, einer innern, nicht allein oberflächlichen Entwikkelung des Exanthems, auch deutlicher, in stärkern und grellern Zügen gezeichnet; jedoch kommen sie auch in leichtern Abrissen bei der ganz einfachen, oberflächlichen Form des Scharlachs vor, selbst bei der gutartigsten Gestalt, bei nervösen, reizbaren, zarten Constitutionen. Die beständige und wesentliche Erscheinung aber, unter welcher die Entzündung überhaupt, und vorzüglich in irritablen, arteriösen, blutreichen Organen sich ausbildet, der unmittelbare Reflex der Entzündung ist das Fieber, unter Fieberbewegungen reift jede Entzündung in der organischen Materie und alle Exantheme. Denn die Fieberbewegungen sind das Zeichen von der organischen Reaction der Thiermaterie in den Gebilden und Organen, gegen die rohe Anlage, gegen den elementarischen Reiz und gegen den elementarischen Bildungstrieb — die Bewegung für Erhaltung der organischen Form, zur Ausgleichung und Versöhnung der Heterogeneität, welche die krankhafte Metamorphose zwischen dem elementarischen und basischen Pol in der Materie gesetzt hat. Lebhafte Fieberbewegungen gehen daher immer dem Ausbruch des Scharlachexanthems voraus; die Heftigkeit des Fiebers und der Typus ist verschieden, und richtet sich nach der Form und dem Charakter der Entzündung, d. h. nach der Natur und nach der Stufe der Organe, worin zuerst und ursprünglich das Exanthem sich bildet und die Entzündung wurzelt. Aber immer nähert sich, mehr oder weniger deutlich, das Scharlach-Fieber der Form des Entzündlichen, der Synocha, weil sein Organ ein arteriöses, irritables ist. Daher ist, selbst in den einfachen, gelinden Fällen, der Frost meist heftig, anhaltend, schüttelnd, mit Zittern, die Haut blaß, eingeschrumpft, die Beschaffenheit der Gänsehaut; der Frost dauert länger oder kürzer, und aus seiner Beschaffenheit und Dauer kann man schon im voraus die gelindere oder heftigere Natur der sich entwickelnden Krankheit erkennen und bestimmen. Ist der Frost sehr anhaltend, sehr stark, dauert er mehrere Stunden, dann wird die Form und der Charakter der Entzündung heftiger seyn und höher stehen, und man kann Verwickelungen mit topischen Entzündungen in edlen, arteriösen Organen im weitern Verlauf mit Sicherheit erwarten, so wie das Bild der echten, vollendeten Synocha. Auf den Frost folgt eine hohe, allgemein verbreitete, brennende Hitze, mit trockner, brennend heißer Haut, der Puls hart, gespannt, schnell, der Mund trocken, der Durst groß, während dieser Hitze blühet das Exanthem allmählig hervor, und erscheint bald mehr, bald weniger, bald in größern, bald in kleinern Flecken allgemein verbreitet. Bei längerem Stehen des Exanthems färbt sich die Haut immer mehr und höher roth, wird immer heißer und brennender, die Ausschlagsflecke fließen mehr in einander, und die Verbreitung wird allgemeiner. Je mehr das Fieber die Form der Synocha hat, desto allgemeiner das Exanthem, desto hochrother seine Farbe, desto brennender und trockner die Haut; dabei erscheint die Haut aufgedunsen, aufgeschwollen, die Augenlieder aufgetrieben, die Augen entzündlich geröthet, der Kopf ist sehr eingenommen, betäubt, schwer, Betäubung,

Verwirrung des Bewußtseyns, wegen Congestion und Anhäufung des Bluts in den Hirngefäßen, Sopor. Aber dieser Sopor, diese verwirrende Betäubung des Gehirns, hat nicht die Bedeutung und die Beschaffenheit des tiefen und anhaltenden, der in einer wirklichen Entzündung der Hirngebilde sein Wesen hat, sondern er ist nur leicht, vorübergehend, der Kranke leicht daraus zu erwecken und zur Besinnung zu bringen. Denn zwischen dem Status encephaliticus aus Congestion und Anhäufung des Bluts in den Gehirngefäßen, und dem aus einer wirklichen Entzündung im Gehirn, hat auch in der äußern Form eine wesentliche Verschiedenheit statt. — Die Urinsecretion scheint unterdrückt, der Urin geht sparsam ab, ist sehr heiß, brennend, hochroth, flammend, wie bei allen Entzündungen von der Form der Synocha. Die Zunge trocken, meist roth, vorzüglich an der Spitze und an den Rändern, in der Mitte oft dünn belegt, schleimigt-grauweiß; der Stuhl sehr sparsam, hart, meist verstopft. Bei der einfachen, oberflächlichen Form des Scharlachs niemals Durchfall, meist Verstopfung. Ein örtliches Leiden, eine topische Entzündung in den innern und äußern Theilen des Halses bildet sich häufig, gleichzeitig oder bald nach dem Ausbruche des Exanthems aus. Das Schlucken, das Sprechen wird erschwert, schmerzhaft, der Gaumen, der Rachen erscheinen hochroth, entzündet, die Halsmuskeln angeschwollen, aufgetrieben, hart und schmerzhaft, eben so die Hals-Speicheldrüsen, vorzüglich die Parotis, welche oft eine heftige Entzündung darstellt mit großer Härte und Geschwulst, die treu dem Charakter der Entzündung gern zum Ausgang in die Eiterung strebt und leicht darin übergeht. Es sind Epidemien des Scharlachs vorgekommen, wo eine heftige Entzündung der Parotiden mit dem Ausgange in Eiterung eine häufige und gewöhnliche Erscheinung war, und noch jetzt kommen in jeder Epidemie einzelne Fälle vor, wo man diese Erscheinung beobachtet.

In diesem Zeitraume entwickeln sich, wenn der Scharlach nicht in seinem einfachen Charakter den Verlauf vollendet und sich nicht in der Crisis entscheidet, auch die höhern, bösern Formen der Krankheit, gegründet in einer Entzündung höherer, edlerer Organe, von dem arteriösen oder nervösen Range. Von der äußern Haut verbreitet sich die Entzündung und das Exanthem über die Fortsetzung des Gefäßnetzes in den innern Organen aus, dadurch werden die verschiedenen Formen der Verwickelung, die mannigfaltigen Charaktere der Krankheit begründet. Man hat aber wohl diese Verwickelungen und höhern Formen des Scharlachs, welche sich im spätern Verlaufe der Contagien entwickeln, von der ursprünglichen höhern Form zu unterscheiden, worin so häufig die Krankheit bei ihrem bösartigen Charakter gleich im Anfange auftritt. Dort ist das oberflächliche Leiden, die Entzündung, das Exanthem auf der Haut das erste und ursprüngliche, die Wurzel der Genesis und der Entwickelung, hier ist die Ausbildung der Entzündung und des Exanthems in dem Gefäßnetz der innern Organe das Ursprüngliche und Erste; so sehen wir schnell eine Encephalitis unter ihren verschiedenen Formen, oder einen Croup, oder eine Enteritis sich bilden, bevor noch eine Spur von dem Exanthem auf der Haut zu finden ist. Wo sich aber diese höhern Formen erst später im Verlaufe hervorbilden, da treten sie erst zu der Zeit hervor, wenn bereits die Entzündung im Gefäßnetz der äußern Haut vollendet und das Exanthem aufgeblühet ist, indem sich die Entzündung von Außen nach Innen fortsetzt, wegen der Identität und Fortpflanzung ihres Organs in alle Eingeweide. So entsteht bei der einfachen, oberflächlichen, gutartigen Form des Scharlachs oft ein plötzlicher Uebergang derselben in eine höhere, bösere. Unerwartet bildet sich eine Hirnentzündung aus, mit vollendetem Status encephaliticus, als Menyngitis, mit wildem, wüthendem Irrereden, tobenden Rasereien, echt entzündlich, in der Form der Synocha, oder eine Entzündung des Hirnmarks mit dem tiefen Sopor und Stupor, mit den Convulsionen, Zittern, Flockenlesen, mit dem Status pernitiosus, malignus, und der Stumpfheit und Lähmung aller thierigen Functionen; oder die Entzündung ergreift, zwar ein seltener Fall beim Scharlach, mit die Spinnwebenhaut des Gehirns, und wendet sich in die Natur der Nervosa lenta um, in deren Form sie sich weiter bildet, und im langsamen und schleichenden Typus verläuft. Oder die Entzündung wirft sich auf die Organe der Respiration, auf den Larynx, die Trachea, das Bronchialsystem, in der Form des Croup, der Laryngitis, Tracheitis oder Bronchitis verlaufend; oder auf die Pleura und Lungen, als Pleuritis oder Pneumonitis sich darstellend; auch auf den Magen und die Därme, und auf das Zwergfell. Dies lehrt die Beobachtung. Zuweilen entsteht mitten im regelmäßigen Verlauf des einfachen Scharlachs plötzlich eine unbeschreibliche innere Angst und Unruhe in der Gegend der Praecordien, ein heftiger, anhaltender, reißender, bohrender Schmerz in der Magengegend, um den Nabel herum, mit stetem Würgen und anhaltendem Erbrechen, alles Genossene wird ausgebrochen, unter fürchterlicher Angst, mit einem anhaltenden, quälenden, durch nichts zu hemmenden Singultus; — dann brechen furchtbare Krämpfe und Convulsionen aus, die Angst steigt auf den höchsten, unerträglichen Grad, die Gliedmaaßen werden kalt, die Physiognomie agonisirend, kalter Schweiß in großen Tropfen, und so erfolgt der Tod oft, nachdem diese furchtbare Scene kaum 12 — 24 Stunden gedauert hat. Wie wollen wir diesen Zustand im Scharlach anders deuten und erklären als aus einer Entzündung des Magens und des Zwergfells mit dem Ausgange in Brand, in Gangraena, welcher überdem der Entzündung dieser Gebilde von dem nervösen Range so eigenthümlich und so gewöhnlich ist? Das Nähere von diesen höhern Formen des Scharlachs bei der Eintheilung desselben.

3) Der Zeitraum der Blüte, des Standes des Exanthems. Dieses Stadium tritt ein, wenn der Ausbruch des Exanthems vollendet ist. Die Dauer des zweiten Zeitraums ist verschieden, oft sehr kurz, schnell vorübergehend, und in einigen Stunden vollendet, häufig dauert er 24 Stunden, und nur allmählig geht die Ausbildung des Exanthems und seine Verbreitung vor sich, oft ist dieselbe gleichsam auf einen Guß vollendet, und der Ausschlag allgemein verbreitet. In dem Zeitraum der Blüte verändern sich die Zufälle nicht, auch treten keine neuen hinzu, wenn sich nicht in diesem, statt in dem zweiten erst

die höhern Formen der Krankheit entwickeln; denn in diesen beiden Stadien treten diese mit ihren Verwickelungen hervor. Nach dem Ausbruch kommt im einfachen, regelmäßigen Verlauf der Frost nicht wieder, aber wohl tritt ein neuer Frostanfall plötzlich ein, wenn der Scharlach sich zu einer höhern Form ausbildet, als Zeichen von der Entwickelung einer neuen Entzündung in einem innern Organ, und vorzüglich heftig und anhaltend ist dieser neue Frostanfall, wenn diese Entzündung in arterlösen, blutreichen Organen, z. B. in denen der Respiration hervorgeht. Aus diesem neuen Frostanfalle im Zeitraum der Blüte kann man immer voraus erkennen, daß der Scharlach sich in eine höhere Form umbilden wird, und daß böse, stürmische Auftritte drohen und im Entwickeln sind. Aber die Hitze, das Brennen, die Trockenheit der Haut dauern fort, gegen Morgen und am Tage nimmt sie meist etwas ab, das Fieber macht seine Remission, mehr oder weniger deutlich, auch die übrigen Zufälle vermindern sich, und scheinen gelinder, aber gegen Abend und die Nacht macht das Fieber eine neue Exacerbation, mit erhöheter Hitze der Haut und Vermehrung der Zufälle. Besonders nimmt zu dieser Zeit die Affection des Kopfs zu, der zur Zeit der Remission viel freier ist, es stellt sich schwere Eingenommenheit, Betäubung ein, oft mit Sopor und leichten, vorübergehenden Verwirrungen und Delirien. Die Harnsecretion ist unterdrückt, der Urin geht sparsam ab, ist hochroth, brennend; der Puls hart und schnell, vorzüglich gegen die Nacht, weicher und etwas langsamer am Tage, doch bleibt er auch während der Remission immer hart und gespannt; alle Se- und Excretionen sind unterdrückt. Die Dauer dieses Zeitraums der Blüte der Entzündung und des Exanthems ist verschieden, bei der einfachen, regelmäßigen Form bis zum siebenten, achten, neunten Tage; bei dem Scharlach von dem höhern Charakter ist diese Dauer sehr unbestimmt, das Exanthem sehr unbeständig und flüchtig, bald verschwindend, bald wiederkommend. Bei diesen höhern Formen ist überhaupt die Beschaffenheit des Exanthems und sein Verhalten sehr unbestimmt und schwankend; selten stellt es sich hier in allgemeiner Verbreitung dar, meist nur in einzelnen, abgesonderten, größern oder kleinern Flecken an verschiedenen Theilen des Körpers; denn hier ist nicht sowohl das Gefäßnetz in seiner oberflächlichen Bildung, in der äußern Haut das Organ seiner Entwickelung, sondern mehr das in den innern Eingeweiden. Daher ist in Rücksicht auf diese höhere Formen die Bedeutung des Exanthems unbestimmt und gleichgültig, es erscheint nur in schwankender Entwickelung, als ein schwacher, äußerer Reflex eines tiefen, innern Leidens.

4) Der Zeitraum der Crisis und der Hautung; vor dieser geht jene voraus, und die Abschuppung, die Ablösung der Hautstücke erfolgt erst, wenn bereits kritische Ausscheidungen vorausgegangen sind. Ohne kritische Bewegung giebt es keine Reifung des Contagiums, denn die Crisis ist das Element und die Bedingung zur Metamorphose der Thiermaterie, zur Verwandlung derselben in das Contagium. Zur Zeit der Crisis wird die Farbe des Exanthems mehr blaß, die dunkle Röthe heller, die vorher aufgedunsene, aufgeschwollene Haut fällt ein, vorzüglich im Gesicht, die entzündliche Form verschwindet, die bisher gehemmten Se- und Excretionen stellen sich wieder her, der etwanige vorher trockne Husten wird feucht, mit einem weißen, gekochten, schleimigten Auswurf, die Zunge, der Mund wird feucht, die Halsbeschwerden lassen nach und lösen sich meist in Aussonderung eines bald mehr bald weniger zähen Schleims auf, die vorher trockne Haut wird feucht, es zeigen sich Schweiße, und die vorher durch die Entzündung verschlossene Haut dünstet jetzt stark aus, und diese Ausdünstung hat einen scharfen, eigenthümlichen, thierischen Geruch. Das heftige Brennen, die flüchtigen Stiche in der Haut in den frühern Zeiträumen, verwandeln sich jetzt in ein peinliches Jucken. Aber wie bei allen Entzündungen von dem entzündlichen, synochalen Charakter, deren Organ ein irritables, arteriöses Gebilde ist, zeigt auch beim Scharlach die Hautcrisis sich in den Veränderungen des Urins. In den frühern Stadien war die Harnabsonderung unterdrückt, vermindert, er ging

sparsam ab, brennend, hochroth; jetzt vermehrt sich die Urinsecretion bedeutend, er wird oft und copiös gelassen, er wird trübe, milchigt, und wenn er einige Zeit gestanden hat, scheidet er einen Bodensatz ab, der in flockigten Häuten, in Kleien besteht. Der Stuhlgang wird regelmäßig, häufiger, breiartig, und wo in den frühern Zeiträumen der Scharlach bedeutend mit dem Status gastricus verbunden war, wo derselbe in der Form des Gastricismus hervortrat, da erfolgen meist in der Periode der Crisis häufige, wäßrigte, durchfallartige Sedes, mit Abgang von schleimigten, polypösen, häutigen Concrementen. Wo in den frühern Zeiträumen ein ausgezeichnetes Leiden des Gehirns statt fand, wo bedeutende und anhaltende Congestionen darauf und Blutanhäufungen in den Hirngefäßen in ihren eigenthümlichen Zufällen sich zeigten, da kommt unter den Zeichen der Crisis und zu ihrer Zeit auch oft ein mehr oder weniger starkes Nasenbluten vor, wonach die Kopfzufälle verschwinden, und was sich mit den andern kritischen Ausleerungen verbindet.

Die Dauer der Crisis ist verschieden, keine Entzündung und kein Exanthem, am allerwenigsten die von der Natur der Synocha, entscheidet sich plötzlich, auf einen Guß, sondern die kritische Metamorphose geht immer nach und nach, successive vor sich. Man kann die Zeit der kritischen Ausleerungen beim Scharlach auf 24 — 48 Stunden rechnen, und erst wenn diese Ausleerungen einige Zeit angedauert haben, tritt die Hautung, die Abschuppung ein, und so lange diese andauert, behalten auch noch die Excretionen die kritische Beschaffenheit, so lange dauert auch noch die Crisis fort. Der Hautungsprozeß, die Abschuppung zeigt sich gewöhnlich zuerst in der innern Fläche der Hände, oder am Halse oder auf der Brust, die Haut springt auseinander, lockert sich auf, und fällt in größere oder kleinere Stücken ab, oder ist leicht abzuziehen. Während dieser Hautung peinigt ein anhaltendes, heftiges Jukken; unter den abgeschälten Stücken erscheint die neugebildete Oberhaut. Wo in den frühern Stadien eine bedeutende Entzündung in den Halsgebilden, im Schlunde und

Rachen statt fand, kommt diese Hautung und die Erzeugung einer neuen auch in diesen Theilen vor.

Siebentes Capitel.

Von der Eintheilung des Scharlachs, von seinen Charakteren und Formen.

Die Eintheilung der Krankheit hat keine andre Bedeutung als die Darstellung von der Entwickelung des Wesens in seine verschiedene Charaktere und Formen. Das Element der Krankheit, das Wesen derselben bildet sich ganz und streng nach dem Typus aus, worin der Urorganismus, die thierische Materie durch Verwandlung und Fortsetzung ihrer Elemente in den verschiedenen Gebilden und Organen reift. Die Metamorphose, die organische Verwandlung des elementarischen Wesens der Krankheit auf den verschiedenen Stufen der Organisation des Thierleibs, in den verschiedenen Gebilden und Organen, ist die Bedingung ihrer mannigfaltigen Charaktere und Formen, daher die Grundlage aller Eintheilung. Wie der Organismus in mannigfaltige Gebilde und Organe sich entfaltet und zergliedert, wie aber, ohnerachtet der Mannigfaltigkeit dieser Bildungen, in den verschiedenen Formen und Stufen der Metamorphose, der Organisation, das Wesen und die Elemente dieselben bleiben, überall sich identisch und gleichartig sind, so auch das Wesen und das Element der Krankheit in den verschiedenartigen Formen der krankhaften Metamorphose. Die genetische Entwickelung des Organismus ist auch der Typus für die der Krankheit; die Stufen und Formen derselben sind sich gleich, so wie die Wurzel der Genesis. Die Grundlage aller organischen Bildung und Erzeugung, die Grundstoffe und Elemente derselben, die thierige Materie in ihren Anlagen zu verschiedenartigen Entwickelungen, bilden die Basis und geben auch die Elemente zu den Formen der krankhaften Metamorphose, wie zu der

Ausbildung des Organismus — denn diese ist nichts andres wie allmählige, stufenweise Entwickelung und organische Verwandlung der Urmaterie und der organischen Elemente in mannigfaltige Charaktere und Formen des Lebens auf den verschiedenen Stufen des Thierleibes.

Die Grundzüge und die Gesetze für das System der Krankheit, für die Genesis ihres Wesens, für die Stufen und Formen der Verwandlung ihrer elementarischen Natur in die organische und thierige sind einfach, es sind dieselben, worin die Genesis und die Entwickelung des Organismus gezeichnet ist. Alle organische Bildung hat eine Wurzel, die thierige Urmaterie, alle dieselben Elemente, die Grundstoffe des Urorganismus, dies gilt von dem normalen Zustande der Metamorphose eben sowohl als von dem krankhaften der Materie. Die bisherige Eintheilung der Krankheiten hat für die Praxis nur Verwirrung und Nachtheil gebracht, man hatte die Wurzel und Elemente der Genesis, die Stufen der Ausbildung der krankhaften Metamorphose nicht erkannt oder unrecht gedeutet, und daher müßte dem System der Krankheiten die organische Grundlage seiner genetischen Entwickelung fehlen. Das Wesen oder die bildende Kraft, die Elemente der Metamorphose sind überall sich gleich, aber die schaffende Natur verändert sich in ihren Charakteren und Formen in ihrem unendlichen Fortschreiten von Stufe zu Stufe, von Gestalt zu Gestalt. Was blühen soll und reifen, muß vorher Wurzel fassen und Keime schlagen. Das Wesen der Krankheit hat die elementarische Natur, die infusoriale, es ist ein roher, gestaltloser Saame, aber für alle Formen der Bildung, für alle Lebenscharaktere empfänglich, die Anlage zu allen enthaltend, es kommt nur auf dem Boden, auf die Natur der organischen Basis an, auf das Organ, worin er empfangen wird und in die weitere organische Entwickelung tritt.

In diesem Naturtypus der Krankheit entwickelt sich auch der Scharlach, unter seinen verschiedenartigen Formen und Charakteren immer eins und dasselbe, unveränderliche Wesen verhüllend und in organischer Form die elementarische Anlage entwickelnd. Das

Wesen des Scharlachs ist Entzündung und bleibt dasselbe in allen Formen und Charakteren, unter denen die Krankheit in die äußere Erscheinung tritt; eben so die Wurzel seiner Genesis, das ursprüngliche Organ seiner Entwickelung, das Gefäßnetz der Haut, als Grundstoff der thierigen Bildung, in seinen vielfältigen Verzweigungen und Formen auf den verschiedenen Stufen der Organisation des Thierleibes und in den mannigfaltigen, selbstständig ausgebildeten Organen. Die Verschiedenheit des Scharlachs in seinen äußern Charakteren und Formen ist eben begründet in der Vielseitigkeit der Richtung, in welcher sein Organ sich bildet, in der Mannigfaltigkeit der Formen, worin es sich verzweigt, indem es als organischer Grundstoff in allen Organen sich wiederholt, und durch organische Verwandlung Eigenthum aller geworden ist. Das Element der Krankheit kann verschiedene Formen annehmen und sich darin bilden, wenn sein Organ, als eine Grundbildung in verschiedenartigen Organen fortgesetzt ist, in seiner Metamorphose verflochten seinem Leben, seiner eigenthümlichen Function dienend. Für den Saamen, für das Wesen der Entzündung ist die thierige Materie auf allen Stufen ihrer organischen Verwandlung, in allen Organen empfänglich, denn das Element der Entzündung ist zugleich das Wesentliche alles thierischen Lebens, und das Bedingende aller Bildung, aller Metamorphose. Nicht die irritablen, arteriösen, blutreichen Organe allein sind der Heerd der Entzündung, auch auf den untern, vegetativen Stufen des Thierleibs, auch in den serösen und Schleimgebilden, wie auf der höchsten, in dem Nervösen, im Gehirn und in den Verzweigungen des Nervensystems kann ihr Saame empfangen und entwickelt werden. Daß man dies nicht begreifen wollte und anerkennen, hat die Lehre vom Scharlach sehr verwirrt, die Erkenntniß der Krankheit, die Einsicht in das Wesen und in die Bedeutung ihrer Formen verdunkelt, und deswegen hat man sich schwankend in halben Maaßregeln bewegt und die einzig wahre Heilanzeige verfehlt. Gespensterartig täuschte und verführte das äußere Bild, und die Verschiedenheit seiner Form, vorzüglich verwirrte das sogenannte nervöse Scharlach-Fieber, weil man nicht einsehen wollte, daß auch der Status nervosus keine wesentliche Verschiedenheit der Krankheit bedingen konnte, und daß diese Form eben so gut, wie die echt Entzündliche, Synochale in Entzündung ihr Wesen habe, daß der Unterschied kein innerer, sondern bloß ein äußerer ist, indem in verschiedenen Gebilden und Stufen das Organ des Scharlachs die Entzündung und das Exanthem entwickelt.

Um die Natur und Bedeutung der verschiedenen höhern Formen des Scharlachs richtig zu würdigen, müssen wir die Wurzel ihrer Genesis kennen, und den organischen Grund dieser Verschiedenheit. Dieß beruhet allein auf der Natur des Gebildes, auf der Stufe, worauf es in der Ausbildung des Thierleibes steht, welche seinen Lebenscharakter bestimmt, in welchem gerade ursprünglich oder hervorstechend das Gefäßnetz den Saamen der Entzündung empfängt und bildet. Die Entwickelung dieser höhern Formen des Scharlachs geht in zwei verschiedenen Richtungen vor sich:

1) Der Scharlach war in seinem Anfange einfach, regelmäßig, bloß auf das Gefäßnetz der äußern, oberflächlichen Haut eingeschränkt, und erst im spätern Verlauf, im Zeitraum der Blüte, entwickeln die höhern Formen sich, indem die Entzündung tiefer dringt, sich räumlich weiter ausbreitet und auf das Gefäßnetz innerer, edler Organe, von dem Range und der Bedeutung einer höhern Stufe fortsetzt.

2) Oder der Scharlach tritt nicht in seiner einfachen, regelmäßigen Form auf, ist in seinem Anfange nicht auf die äußere Haut beschränkt, sondern hat die ursprüngliche Wurzel seiner Genesis in dem Gefäßnetz innerer Organe; hier erscheint er nicht im Anfange in der einfachen Form einer äußern Hautentzündung, des synochalen Exanthems, sondern gleich ursprünglich in seiner höhern Gestalt, als Entzündung edler, innerer Organe. Von diesen Formen ist hier zu handeln.

Von der Natur des Organs, von dem Lebenscharakter desselben, von seiner Bedeutung und von seiner Stufe, welche es im Thierleibe behauptet, von dem Eigenthümlichen

chen, worin es durch innere Polarisirung und Verwandlung die organischen Grundstoffe und Elemente in sich verbunden hat, hängt der Charakter und die Form des Scharlachs ab. Denn jede Grundbildung, jeder Grundstoff, in sich zwar identisch, nimmt im Fortschritt seiner Metamorphose auf den verschiedenen Stufen und Organen auch einen eigenthümlichen Charakter und Form an. So auch das Gefäßnetz der Haut auf den verschiedenen Stufen seiner Metamorphose und in ihren Organen, es hat eine andre Bedeutung und eine andre Form in den gastrischen, mehr vegetativen Gebilden, eine andre in den arteriös-irritablen, und in den nervösen. Hienach richtet sich auch in seinen Verwandlungen und Veränderungen das Scharlach-Fieber, das sich im Gefäßnetz der Haut, als in seinem Organ und in seiner Basis in den verschiedenen Gebilden entwickelt. So sind die verschiedenen Formen des Scharlachs zu erklären und zu deuten; es wird z. B. die nervöse seyn, wo das Gefäßnetz im Gehirn und in den Verzweigungen des Nervensystems die ursprüngliche Wurzel der Genesis und der Heerd für die Entwickelung der Entzündung ist. Aber so scharf diese eigenthümlichen Formen auch gezeichnet, und unter sich verschieden erscheinen, so werden sie aber dadurch nicht in ihrem ursprünglichen Wesen verändert, indem dies in allen sich gleich ist. Die Unterscheidung der verschiedenen Formen, die Bestimmung des organischen Grundes ihrer Eigenthümlichkeit ist für die Praxis bedeutsam, denn wenn zwar das Wesen der Krankheit den ersten Heilgrundsatz, das Principalgesetz der Heilung, die Anzeige, bedingt, so wird die Ausführung desselben in ihren verschiedenen Richtungen doch immer durch die Eigenthümlichkeit bestimmt und näher begründet. **Verschiedene Charaktere der Krankheit fordern auch bei innerer Gleichheit des Wesens verschiedene Methoden und Mittel zur Heilung.**

Eine alte Eintheilung des Scharlachs ist die in den gutartigen, Scarlatina benigna, und in den bösartigen, Scarlatina maligna. Diese trifft im Allgemeinen die beiden Hauptformen richtig, in sofern wir den einfachen Scharlach mit denjenigen Formen der Krankheit bezeichnen, welche regelmäßig verläuft, bloß auf das Gefäßnetz der äußern Haut sich beschränkt und ohne innere Verwickelungen sich, kritisch entscheidet; diese Form wird die Natur des Gutartigen, Einfachen haben; die höhern Formen aber, deren Wesen in einer ursprünglichen Entzündung innerer, edler Organe besteht, werden sich mehr oder weniger dem Charakter der Bösartigkeit nähern. Jedoch ist der Begriff von der Bösartigkeit der Krankheit sehr schwankend, bei der Prognosis wird das Wesen derselben näher zu entwickeln seyn. Wir geben die Eintheilung des Scharlachs wie sie in der Natur des Organismus gegründet, und suchen die Formen darzustellen, worin die Krankheit sich in der Praxis zur Beobachtung bietet.

A) Das einfache, regelmäßige, gutartige Scharlach-Fieber, die Scarlatina benigna. Das Eigenthümliche dieser Form ist schon dargestellt und ihr Verlauf beschrieben; ihr Wesen besteht in der Einfachheit ihrer Form, als allgemeine exanthematische Entzündung im Gefäßnetz der äußern Haut, die sich aber nicht über dasselbe in innern Organen räumlich verbreitet, und nicht in der Form innerer Entzündungen vorkommt. Diese Form hat weiter keine Unterarten.

B) Die höhern Formen des Scharlach-Fiebers, die Scarlatina maligna, die verwickelte, zusammengesetzte, sich erzeugend aus einer ursprünglichen der Entzündung des Gefäßnetzes innerer, edlerer Organe, die auf einer höhern Stufe der Organisation im Thierleibe stehen, als die äußere Haut. Sie treten in der höhern Form innerer Entzündungen hervor, als diese sich darstellend, die Erscheinung der Entzündung im Gefäßnetz der äußern Haut, oder das Exanthem ist hier nicht das Ursprüngliche und Wesentliche, wie bei der ersten Art, sondern mehr zufällig, unregelmäßig, unbestimmt in Rücksicht auf die Zeit, auf die Dauer, auf die Art seiner räumlichen Ausbreitung und auf seine Beschaffenheit. Die innere Entzündung in ihren Zufällen und Zeichen ist hier das Ursprüngliche und Wesentliche, die Hauptsache. Das Exanthem ist bei diesen höhern Formen in seinem ganzen Verhalten, in seiner Beschaffenheit, sehr unregelmäßig und unbeständig; es erscheint zu unbestimmter Zeit, selten in allgemeiner Verbreitung über die Oberfläche der Haut, meist nur an einzelnen Stellen, in breitern, größern oder kleinern, von einander abgesonderten Flecken; sein Ansehen ist mißfarbig, schmutzig-roth, graulicht, oft bricht es nur an einzelnen Stellen kurz vor dem Tode hervor. Aber immer entwickelt es sich später als die Zufälle, welche den Sitz der Entzündung im Gefäßnetz der innern Organe bezeichnen, den Fall ausgenommen, wo eine ursprünglich und im Anfange einfache Scarlatina sich im spätern Verlaufe in eine höhere Form umbildet. Wir ordnen diese höhern Formen des Scharlachs und ihre Arten nach der Basis derselben, nach den organischen Heerden, worin der Keim der Entzündung ursprünglich empfangen und zunächst entwikkelt wird; denn hierin ist ihre Eigenthümlichkeit und ihre Verschiedenheit begründet:

I. Die gastrische, galligte Form des Scharlachs, die Scarlatina gastrica, biliosa. Das Wesentliche derselben, und das was ihre Eigenthümlichkeit begründet: besteht in der Natur, in der Function des organischen Heerdes, in dessen Gefäßnetz die Entzündung die Wurzel ihrer Genesis hat und die Basis ihrer Entwickelung. Dies sind die Organe des gastrischen und Gallensystems, die Gedärme, der Magen, das System der Pfortader, die Leber, wo die Entzündung und die Contagion das Gefäßnetz in diesen Gebilden ursprünglich ergreift, und aus ihnen, als aus ihrer Wurzel sich bildet, da ist der Scharlach in der Form des Gastrizismus gesetzt, und der Status gastricus der ursprüngliche, hervorstechende und am meisten ausgezeichnete Grundzug in dem Bilde des Scharlachs. Wenn auch ihrem Wesen und ihrem Range nach diese Organe mehr auf einer niedern Stufe in der Metamorphose des Thierleibes stehen, mehr in sich die pflanzliche Natur als die thierige entwickelt haben, und wenn die Schleimgebilde und die serösen Häute in ihrer Organisation mehr und höher ausgebildet sind, als die irritablen, arteriösen, so ist doch auch das Gefäßnetz in diesen Gebilden schon bedeutend in seiner Entwickelung vorgeschritten, und die arterlöse irritable Lebensform deutlich ausgebildet. Viele und bedeutende Arterien verzweigen sich in diesen Gebilden, und führen ihnen mit ihrem Blute die höhern thierigen Bildungstriebe, das Element der höhern Polarisirung zu. Daher ist das Gefäßnetz in diesen Organen sehr empfänglich für den Saamen der Entzündung überhaupt und für das Contagium des Scharlachs im besondern, die Constitutio annua darf nur eine entzündliche Anlage und den Saamen der Entzündung in diesen Gebilden begünstigen, so wird bei herrschender Scharlachepidemie die Contagion in ihnen am leichtesten Wurzel fassen und der Scharlach in seiner gastrischen Form sehr häufig und gewöhnlich erscheinen. Wir suchen die Eigenthümlichkeiten dieser Form des Scharlachs auf, und geben die Züge seines Bildes.

1) Der Status gastricus, biliosus, ist die ursprüngliche Form, unter welcher hier der Scharlach erscheint, der Gastrizismus der herrschende, bleibende Charakter im ganzen Verlauf, und das am meisten entwickelte Zeichen. Immer beginnt gleich im Anfange dieser Scharlach mit den Zeichen des Status gastricus, sie gehen als wesentlich und ursprünglich der weitern Entwickelung vorher, und vor dem Ausbruch des Exanthems sind sie schon entwickelt, und dauern fort bei dem ganzen Verlauf, sich verändernd nach den verschiedenen Stufen der Metamorphose der gastrischen Entzündung, nach dem Grade ihrer räumlichen Ausbreitung über die verschiedenen Organe des gastrischen Systems. Das Gefühl von einem Druck, heimlichen, stumpfen Schmerz, von Spannung in den Präcordien, Aufgeschwollenheit derselben, Empfindlichkeit bei der äußern Berührung, böser, übler, bitterer, fader Geschmack, riechender Athem, bitteres, häßliches Aufstoßen, sehr belegte, weiß-grau-gelb überzogene Zunge, gänzlicher Mangel an Appetit, Ekel, Uebelkeit, Würgen, Neigung zum Erbrechen und wirkliches Brechen, verstopfter Stuhl, Blähungen, mehr oder weniger gelb gefärbte, aschgraue Farbe der Haut und des Gesichts, mit Fieberbewegungen von dem nachlassenden Typus. Diese Zufälle gehen oft mehrere Tage dem Ausbruch des Exanthems voraus, dann erfolgt der Ausschlag nach einem stärkern Fieberanfall, nach

dem Frost unter Hitze mit sehr heißer, trockner, brennender Haut. Die Farbe des Exanthems ist hier mehr gelbroth, schmutziger als bei der einfachen Form. Zugleich mit dem Exanthem bildet sich die Entzündung im Halse, im Schlunde und im Rachen aus, als dieser Form vorzüglich eigenthümlich. Bei dem gastrischen, galligten Scharlach ist die Angina vorzüglich deutlich ausgebildet, und ein beständiger Zufall, auch verändert die Halsentzündung ihre Form, wie der Status gastricus die seinige im weitern Verlaufe. Denn die Scarlatina putrida ist nichts anders als eine höhere Entwickelung der Gastrica.

2) Der Status gastricus hat im Scharlach nicht sowohl den niedern, pituitösen, lymphatischen Charakter, sondern mehr den höhern entzündlichen, weil hier das Organ der Entzündung nicht die serösen und Schleimhäute in den Gebilden des gastrischen Systems bilden, sondern das Gefäßnetz von irritabler-arteriöser Natur. Die Form des gastrischen Scharlachs ist mehr die echt entzündliche, die der Gastrica, Biliosa inflammatoria, daher nähert sich das Fieber sehr dem Charakter der Synocha und hat mehr den Typus der Continua, wenigstens auf den höhern Stufen der Krankheit, weniger den der Remittens, der so eigenthümlich ist in den einfachen, gastrischen Fiebern, deren Wesen nicht in der Scharlach-Contagion besteht. Das Fieber ist heftiger, stärker, mehr in der Form der Synocha, anhaltender, als bei dem einfachen Scharlach, die Hitze mehr anhaltend und groß, so auch der Durst, der trockne Mund, die Haut sehr trocken, brennend heiß, alle Secretionen gehemmt, die Congestionen auf das Gehirn bedeutend, oft ein heftiges, anhaltendes, sehr quälendes Kopfweh. Am Abend und gegen die Nacht Steigerung und Zunahme aller Symptome, vorzüglich des Gehirnleidens, dann Sopor mit Delirien.

3) Der Grad der Heftigkeit des Scharlach-Fiebers in seiner gastrischen Form ist sich nicht gleich, sondern sehr verschieden. Dieser höhere oder niedere Grad hängt von dem größern oder kleinern räumlichen Umfange ab, in welchem sich die Entzündung im Gefäßnetz über die Gebilde des gastrischen Systems aus-

gebreitet hat, und von der Natur und dem Range der entzündeten Gebilde. Der Umfang der räumlichen Ausbreitung der Entzündung giebt den Maaßstab zur Bestimmung des Grades ihrer Heftigkeit. Je weiter dem Raume nach, über je mehrere Gebilde im gastrischen System die exanthematische Entzündung sich verbreitet hat, je edler die entzündeten Gebilde, je höher ihre Bedeutung und die Stufe ihrer Entwickelung steht, desto heftiger ist die Entzündung und das Fieber, desto böser der Scharlach. In je niedern Organen dagegen, in einem je engeren Raume die Entzündung feststeht, desto niederer der Grad der Krankheit. So entwickelt sich oft im Zeitraum der Blüte des gastrischen Scharlachs eine örtliche, heftige, schnell tödtliche Entzündung im Gefäßnetze des Magens, deren Zeichen oben bereits angegeben sind; oder es entsteht eine heftige, synochale Entzündung im Gefäßnetz der Därme, mit anhaltenden, höchst empfindlichen Schmerzen, mit hartnäckiger Stuhlverstopfung, mit aufgetriebenem, höchst empfindlichem, keine leiseste Berührung vertragendem Unterleib, mit stetem Erbrechen, vor allen aber mit dem Gefühl einer schrecklichen, anhaltenden innern Angst und Unruhe, stetem Umherwerfen im Bette, dann Aufhören der Schmerzen mit fortdauernder Angst, sich plötzlich einstellenden, anhaltenden, copiösen, wäßrigten Durchfällen, mit Abgang der innern Darmhaut, Zuckungen, Sehnenhüpfen, Flockenlesen, stillen Delirien, die bösartige, dumme Verwirrung, der stiere, ohnmächtig wilde Blick, die kalten Schweiße, die kalten Gliedmaßen, — alles Zeichen von dem tödtlichen Ausgange der Entzündung in den Darmbrand. Diese Gastritis oft noch mit einer Diaphragmitis verbunden und die Enteritis mit einer Peritonitis, sind die bösartigen Formen, worunter das gastrische Scharlach-Fieber so häufig tödtet, um so furchtbarer je plötzlicher, unerwarteter sie sich ausbilden, je stürmischer ihr Verlauf, und je schneller der tödtliche Uebergang in die Gangraena. Auch verbindet sich das gastrische Scharlach-Fieber vorzüglich bei Erwachsenen und zur Zeit einer ausgezeichneten Diathesis annua biliosa mit einer örtlichen Entzündung der Leber, und tritt in der Form einer Hepatitis hervor. Die Zufälle der Leberentzündung, der anhaltende, heftige Schmerz, die Auf getriebenheit, Härte und Anspannung in der Lebergegend, das innere Gefühl einer Schwere, eines tiefen Drucks in der Leber, der Status biliosus und icterieus bezeichnen diesen Zustand deutlich, so wie auch die ganz eigenthümliche Beschaffenheit des Urins. Der Harn ist sparsam, erst hochroth, brennend, später safrangelb, trübe, pumentös, oft ganz dunkelbraun. Bei diesen höhern Formen des gastrischen Scharlachs bleibt das Exanthem sich gleich, und verändert sich nicht, ausgenommen wenn später die Gastrica in die Natur einer Putrida sich umbildet.

4) Der gastrische Scharlach hat die Anlage und das Vermögen, seine Form und seinen Charakter zu verändern, und in den der Putrida umzubilden. Wie jede Febris putrida nur die Blüte und die höhere Entwickelung einer biliosa ist, und diese immer zu ihrer Wurzel hat, so ist auch die Scarlatina putrida nur ein Ausgang, eine weitere Ausbildung, eine höhere Form der Scarlatina gastrica, biliosa. Der Status putridus ist überall die höhere Entwickelung des Status gastrico-biliosus. Im System der Pfortader und in der Leber hat immer der Status putridus seinen Sitz, in einer Entzündung dieser Gebilde sein Wesen. Durch die contagiöse Entzündung im Gefäßnetz dieser Gebilde, durch elementarische Zersetzung derselben, wird das polarisirende Vermögen des Arterienbluts unterdrückt, das Venöse, das weniger Thierige, das Pflanzliche gewinnt die Oberhand, die venösen Gebilde treten in excentrischen Trieben, in heterogenen Metamorphosen hervor. Das Streben zur Verwandlung des arteriösen Bluts in das venöse, des thierigen in das pflanzliche, und das vorübergehende Gelingen desselben ist das Wesen und die Bedeutung der Putrida. Dies kann aber nur ursprünglich in Gebilden statt finden, in deren Organisation wesentlich das Venensystem das Uebergewicht hat, die von dem venösen Wesen sind; ein Herabsinken der Materie von ihrer höhern thierigen, auf die untere, organische, pflanzliche Stufe ist das Wesen der Fäulniß. Die Materie, das Blut und die Lebenssäfte gehen in die Natur der Fäulniß

über, wenn durch Entzündung, durch krankhafte Metamorphose in dem Arteriösen das Vermögen der Polarisirung, der Begeistigung des Organisch-Pflanzlichen zur thierigen Form unterdrückt ist, wenn durch Zersetzung, durch elementarische Auflösung des Gefäßnetzes in dem Venensystem, und in venösen Gebilden der arteriöse Pol in seiner die venösen Bildungstriebe beschränkenden und bindenden Bewegung gehemmt, unterdrückt, und diese frei ihr elementarisches Streben verfolgen, und das Thierige in die elementarisch-organische Form verwandeln. Als das ursprüngliche Wesen liegt jedem Status putridus Entzündung zum Grunde, und der Ausgang derselben die elementarische Zersetzung des Arteriösen in venösen Gebilden. Wo das ursprüngliche Wesen des Scharlachs in einer Entzündung des Gefäßnetzes in venösen Organen, zunächst im System der Pfortader und der Leber besteht, da hat die Scarlatina die Anlage und das Vermögen, sich in der Form der Putrida zu bilden, und den Status putridus zu entwickeln. Unter der Form einer Putrida erscheint der Scharlach am häufigsten bei Erwachsenen, auf der Stufe des fortgeschrittenen, gereiften Lebens, wo das Venensystem in den Organen des Unterleibs in lebhafter Entwickelung steht, wo der Andrang, die Anhäufung, die Ueberfüllung mit Blut in diesen Organen am lebhaftesten ist, wo die Plethora abdominalis die herrschende Krankheitsanlage ausmacht, und wo diese Organe vorzüglich empfänglich sind für den Saamen der Krankheit, besonders geneigt zu ausschweifenden, heterogenen Bildungstrieben und zu krankhaften Metamorphosen. G a n g r ä n a und P u t r e s z e n z sind wesentlich von einander verschieden: im Brande stirbt durch Entzündung zersetzt das Arteriöse in nervösen Gebilden ab, bei der Fäulniß in den venösen, pflanzlichen Organen, aber beide Formen der Colliquation der thierigen Materie haben eine Wurzel, beide ihre Genesis in der Entzündung. Es ist daher nicht gleichbedeutend, ob der Scharlach in Brand, oder in einen Status putridus den Ausgang macht, denn in verschiedenen Gebilden geht die Metamorphose des Gefäßnetzes vor sich, was auf der untern, pflanzlichen, venösen Stufe in dem Status putridus hervortritt, das stellt sich auf der höhern thierischen, nervösen in der Gangräna dar.

Wo der gastrische Scharlach sich in die höhere Form seiner Entwickelung, in die Natur der Putrida umbildet, und in dem Bilde des Status putridus auftritt, da hat die Entzündung des Gefäßnetzes ihren Sitz und ihre Wurzel in venösen Gebilden und zunächst in dem großen Venensystem der Organe des Unterleibs. Aber bei der Identität der Bildung, bei dem organischen Zusammenhange, worin das Venensystem in allen seinen Theilen und Verzweigungen steht, und sich in verschiedene Organe fortsetzt, ist die Affection des Venenlebens nicht allein auf die Organe des Unterleibs, als dem ursprünglichen Sitz der Entzündung eingeschränkt, sondern aus dieser Wurzel setzt sich die Entzündung fort, den Status putridus hervorrufend, über die mannigfaltigen Verzweigungen des Venensystems in den verschiedenen Organen. Daher entwickeln sich im weitern Verlauf dieser Scarlatina die mannigfaltigen Zufälle des Status nervosus, und in verschiedenen Organen, hervor sich bildend, doch immer getreu seinem Wesen: der Colliquation der thierigen Materie durch Entzündung. Eine Entmischung der Lebenssäfte, ein Zurückbilden der thierigen Materie in die pflanzliche Natur ist das Wesen dieser Colliquation, welche sich nur dann ergeben kann, wenn in dem ursprünglichen und centralen Heerd der pflanzlichen Organe, in dem großen Venensystem des Unterleibs das arteriöse Organ durch Entzündung zersetzt wird, weil dieses für das Niedere das Polarisirende ist, oder dasjenige, was im Organischen, Pflanzlichen das thierige Wesen pflanzt, und es zur thierigen Form erhebt und verknüpft.

Mit der Veränderung der Scarlatina gastrica in die Putrida geht auch eine wesentliche Veränderung in der äußern Form der Krankheit und in den Zeichen vor. Das Fieber wird heftiger, anhaltender, die Remissionen lösen sich ganz auf und verschwinden in die Exacerbationen; die Hitze der Haut nimmt zu, sie wird viel heißer, brennender und trockner, auch eine brennende, stechende Hitze dem äußern Gefühl des Gesunden nach, der Calor mordax, die Röthe wird dunkler, mehr gesättigt, das Exanthem mißfarbig, von tiefer, hoher, gesättigter Röthe, oft blaulicht-braun-roth, schmutzig, gemischt; eine heftige, innere, brennende Hitze in den innern Theilen, der Athem ist heiß, brennend; die Halsentzündung hat den höchsten Grad erreicht, der Schlund, der Rachen, zeigt eine tiefe, dunkle hohe Röthe, das Schlucken ist fast ganz verhindert, es bilden sich nach und nach größere und kleinere Geschwüre im Halse aus, die um sich fressen, eine scharfe, fressende Jauche absondern, und dadurch die Gebilde im Schlunde und Rachen zerstören; oft gehen diese Geschwüre tief fressend, in die Speiseröhre fort, oder in die Luftröhre und Bronchien, und so einen plötzlichen Tod durch Erstickung herbeiführend. Der Athem ist schnell, kurz, beklommen, mit innerer Angst und Unruhe, das Gehirn eingenommen, betäubt, Sopor mit stillen Delirien, das Gesicht blaulicht-dunkelroth, die Physiognomie matt, verändert, entstellt in ihren Zügen, das Auge stier, der Blick verwirrt, ohnmächtig; im Unterleib zeigt sich Meteorismus, colliquative Durchfälle, Blutflüsse aus der Nase, durch den Stuhl, auch wohl durch Erbrechen, das copiös ausgeleerte Blut hat ganz die venöse Beschaffenheit, es ist dunkel, schwarz, aufgelöset; die Zunge ist trocken, braun, schwarz, dick belegt, die Lippen und die ganze Mundhöhle sind trocken und mit einer braunen, schwarzen Materie überzogen; der Puls ist klein, schnell, aber immer noch härtlich, gespannt, saitenartig; die Urinsecretion wird unwillkührlich, der Harn von der colliquativen Beschaffenheit, entmischt, sehr stinkend, schwarz, hochbraun, dunkel gefärbt, trübe, mit einem schwarzbraunen Niederschlag. Auch auf der äußern Haut zeigt sich der Status putridus in seinen diesen Organen eigenthümlichen Zeichen, nicht bloß in der veränderten, mißfarbigen Beschaffenheit des Scharlach-Exanthems, sondern auch in besondern Ausschlägen, von eigner Natur und Form, welche neben dem Scharlach-Exanthem hervortreten, und mit diesem untermischt erscheinen. Zwischen dem Scharlach-Exanthem treten die Petechien hervor, in größern und kleinern, mehr oder weniger mißfarbigen Flecken, von unregelmäßiger, verschiedener Gestalt und Größe, bald mehr blaß- oder hoch- oder dunkelroth, bald schmutzig, graulicht, blau, schwarz. Die Petechien sind das eigenthümliche und wesentliche Exanthem für die Entzündungen im venösen System, daher sind sie die gewöhnlichen Zeichen einer jeden Gastrica oder Biliosa, die später sich in die höhere Form der Putrida entwikkelt, daher beständige Zeichen in jedem Faulfieber, dessen Wurzel und Wesen immer in einer ursprünglichen Entzündung der venösen Gebilde des Unterleibs besteht, und die Form darstellt für den Ausgang dieser Entzündung in die Form der organischen Colliquation. Auch in der fauligten Form des Scharlachs bilden sich Geschwülste, Verhärtung, Entzündungen der Parotis aus, die immer in bösartige Geschwüre übergehen, mit Absonderung einer scharfen, fressenden, die umliegenden Theile zerstörenden Jauche. Da hingegen die Entzündung der Parotis bei dem einfachen, regelmäßigen, rein entzündlichen Scharlach sich entweder zertheilt, oder in einen reinen Absceß, in eine gutartige, milde, heilende Eiterung übergeht.

5). Der Verlauf des gastrischen Scharlachs, die Zeit seiner Dauer ist unbestimmt, unregelmäßig. Aber immer geht sein Verlauf langsamer vor sich, als der einfache, regelmäßige Scharlach, und auch als die andern höhern Formen seiner Metamorphose. Er heilt den Typus der Gastrica und Putrida; sehr langsam und schleichend ist der Verlauf, wenn die Scarlatina biliosa sich in ihre höhere Form der Putrida fortsetzt. Im glücklichen Fall dauert die Krankheit hier Wochen, Monate lang fort. Im Verlauf scheint oft das Scharlach-Exanthem zu verschwinden, es verliert sich an einzelnen Stellen, die Haut schuppt sich theilweise ab, an andern blühet das Exanthem noch fort und bleibt stehen, oder es verschwindet, und kommt nach einiger Zeit wieder. Eben so verhalten sich auch die Petechien. Wo der Scharlach eine Putrida war, da erfolgt die Abschuppung der Haut immer sehr unregelmäßig, nie allgemein, immer nur an einzelnen Stellen, und in langsamen Fortgang, oft beobachtet man den Häutungsprozeß gar nicht, und im langsamen, zögernden Verlauf entscheidet sich die Krankheit nach und nach, unter wechselndem Verschwinden und Wiederkehren des Exanthems. In diesem Falle geht die Genesung langsam, das Fieber hat die Natur und den Typus eines schleichenden, und die Crisis dauert Wochen lang. Am meisten wird die Heilung verzögert durch die bösen, umsichfressenden, jauchigten Geschwüre im Halse. Zuweilen hat aber auch die Scarlatina gastrica einen sehr raschen, stürmischen, schnell tödtlichen Verlauf, dies ereignet sich in den Fällen, wo der Scharlach sich plötzlich und schnell in eine Magenentzündung, in eine Gastritis umbildet, wo sie meist schon binnen 12 Stunden durch Magenbrand tödtet, oder als Enteritis oder Peritonitis, wo der Ausgang in die Gangräna auch sehr schnell eintritt.

6) Im Anfange der Putrida ist das Gehirnleiden mehr secundair, nicht auf Entzündung beruhend, sondern mehr auf Congestionen und Anhäufungen des Bluts in den Hirngefäßen, aber später, auf der Höhe der Scarlatina putrida, bildet sich auch ein idiopathisches Leiden des Gehirns aus, die Colliquation entwickelt sich in seinen Gebilden, mit der Ausschwitzung eines venösen, aufgelöseten, schwarzen Bluts, mit colliquativen Nasenbluten, und den eigenthümlichen Zeichen: des großen, tiefen Stupor, dem Status apoplecticus, soporagus, paralyticus, den Lähmungen, der großen Stumpfheit, der tiefen Unbesinnlichkeit, dem Flockenlesen, dem Zupfen und Greifen an der Bettdecke, dem haltungslosen, zitternden, schwankenden Habitus ꝛc.

7) Die Scarlatina gastrica hat ihre eigenthümliche Crisis, es ist dieselbe, worin sich alle Entzündungen in den venösen Gebilden des Unterleibs, im Pfortadersystem und in der Leber, sowohl die von der chronischen als von der acuten Natur entscheiden und lösen. Es sind dies häufige, schleimigte, breiartige Stuhlgänge, wodurch meist große Massen von schleimigten, entarteten, häutigen, poly-

pösen Concrementen ausgeleert werden. So ist diese Crisis des gastrischen Scharlach-Fiebers, so wie die anderer acuten Entzündungen in den venösen Gebilden des Unterleibs oft bei Erwachsenen das Heilmittel der chronischen Entzündung in diesen Gebilden, der Plethora abdominalis, der Versessenheiten, Stockungen, Entartungen, Anhäufung von venösen, polypösen, schleimigten, häutigen Afterbildungen, die, mit der sie erzeugenden chronischen, verborgenen, schleichenden Entzündung, eine große Mannigfaltigkeit verschiedener und hartnäckiger, langwieriger Krankheitsformen und Zufälle begründen und das Wesen derselben ausmachen. Nach einem heftigen Gallen- oder Faulfieber, nach einer Hepatitis mit ihrem Icterus, auch nach dem gastrischen Scharlach beobachtet man daher oft eine schnelle Heilung und Verbesserung dieser so hartnäckigen, chronischen Krankheitsformen.

8) Die Scarlatina gastrica hat ihre eigenthümliche Diathesis, Constitutio annua, ihre bestimmte Jahrszeit, unter deren epidemischen Elementen und Einflüssen die Scharlachcontagion sich gern und leicht in den venösen Gebilden der Organe des Unterleibs setzt, und in diesen eine Entzündung hervorruft. Es ist dies die Constitutio annua, biliosa, gastrica, und die ihr günstige, ihre Anlage begründende Jahrszeit, der Spätsommer und Herbst, nach vorausgegangener naß-heißer, schwüler Witterung; daher beobachtet man den Scharlach in dieser Jahrszeit, wo zugleich einfache Gallenfieber, Ruhren, Faulfieber mehr sporadisch oder epidemisch vorkommen, so häufig in seiner gastrischen, galligten Form, und diese gilt dann als der herrschende Charakter der Contagion.

Einige neuere Aerzte haben mit Unrecht, und geradezu gegen alle Erfahrung die Entwickelung des Scharlachs in der gastrischen Form geläugnet, und die gastrischen Erscheinungen dabei als zufällig und als unbedeutende Nebensache genommen. Zwar kommen auch in der einfachen, regelmäßigen Form des Scharlachs gastrische Erscheinungen vor, ohne daß dieselben, bei ihrer gelinden Ausbildung, einer nähern Würdigung bedürfen. Aber ganz anders verhält es sich mit der Form des Scharlachs wo der Gastrizismus der herrschende Charakter, das am meisten ausgezeichnete Symptom der Krankheit, und wo doch so deutlich die Contagion in der Entzündung der venösen Gebilde des Unterleibs die Wurzel und den Heerd ihrer Entwickelung hat. Wie will man den fauligten Charakter des Scharlachs erklären, wie die fauligte Entzündung im Schlunde und Rachen mit den bösen, brandigten Geschwüren, die Angina maligna, gangraenosa deuten, wenn man den galligten und gastrischen Ursprung des Scharlachs läugnet? Da das Organ der Scarlatina, das Gefäßnetz der Haut eine allgemeine Grundbildung ist, und in allen Organen fortgesetzt und damit verflochten, da aber überhaupt die Haut des Darmcanals und der Organe des Unterleibs nicht bloß in dynamischer Sympathie mit der äußern Bedeckung stehen, sondern auch in lebendigem, organischem Zusammenhang damit, wegen Identität der Bildung, so ist es wohl leicht zu begreifen: daß das Gefäßnetz in den Unterleibsorganen eben so gut die Wurzel und der Heerd der Genesis des Scharlach-Exanthems zu Zeiten seyn wird, als die äußere Haut oder das Gefäßnetz in den Harngebilden und in den Organen der Respiration. Auch die Beobachtung rechtfertigt diese Annahme: wir haben die Geschichten von großen, allgemein verbreiteten Scharlachepidemien, wo der Gastrizismus die herrschende Form der Krankheit war, und die Antiphlogosis in der Form der Methodus antibiliosa der Grundsatz der Heilung. Man muß in der Krankheitslehre die Einseitigkeit mit Strenge vermeiden, da eine vielseitige, mannigfaltige Entwickelung, wenn auch aus einfachen Elementen, ihr Gegenstand ist, und da es dem Organismus wesentlich ist, seinen Typus in mannigfaltigen Charakteren auszubilden, seine Metamorphosen in verschiedenen Richtungen und Bahnen zu verfolgen. Wenn die Erregungstheorie zu Verirrungen in der Praxis verführte und zu verkehrten Maaßregeln, so verleitet die Entzündungssucht, worin man in unsern Tagen sich festgerennt gleichfalls zu einseitigen Ansichten und zu unglückseeligen Beschränkungen des praktischen Ueberblicks.

II. Die zweite höhere, zusammengesetzte Form des Scharlachs ist die Scarlatina laryngea, wo die Krankheit unter der Form einer Laryngitis oder Bronchitis hervortritt, und unter der Maske des Croups verläuft. Das Wesentliche und Eigenthümliche derselben besteht in dem Organ ihrer Genesis. Diese Art des Scharlachs entsteht ursprünglich, und entwickelt sich aus einer Entzündung des Gefäßnetzes im Larynx, in der Trachea und in dem Bronchialsystem; diese Entzündung ist die ursprüngliche, primaire Krankheit, ihre Symptome das Erste, aber die Anlage dazu ist nicht zufällig entstanden, sondern hat in der Scharlachcontagion das Element ihrer Entwickelung. Die Entzündung der Haut, das Exanthem ist hier nicht das erste und ursprüngliche, es kommt erst später zur Erscheinung, wenn der Croup, die Entzündung in den bezeichneten Gebilden bereits entwickelt, und in allen eigenthümlichen, scharfen Zügen ausgebildet ist. Das Exanthem ist in dieser Form auch selten in allgemeiner Verbreitung über die Oberfläche der Haut ausgebrochen, es erscheint meist nur an einzelnen Stellen, in einzelnen, größern oder kleinern rothen, flachen Flecken, vorzüglich am Halse und auf der Brust. Bei glücklichem Verlauf verhält es sich ganz so wie der einfache, regelmäßige Scharlach, es hat dieselben Perioden, die Abschuppung, Hautung, nur daß es nicht gleich im Anfange der Krankheit erscheint, sondern erst später nach vollendeter Ausbildung der höhern Form, der örtlichen Entzündung in den Respirationsorganen, und sich erst während dem Verlaufe derselben erkennen läßt. Zuweilen ist das Exanthem so leise und undeutlich ausgebildet, daß es ganz übersehen wird, daher lesen wir Beobachtungen von dem häufigen Vorkommen des Croups zur Zeit einer Scharlachepidemie, da hier der Croup doch wohl nicht einfach war, sondern nur die Maske und die Form, worunter die Scarlatina versteckt war. In bösen, sehr stürmisch verlaufenden Fällen dieser Form tödtet der Croup schon früher, bevor noch das Exanthem auf der Haut zum Ausbruch kommt, daher sieht man zuweilen das Scharlachexanthem zwar mißfarbig, aber doch in deutlichen Flekken erst nach dem Tode in dieser Form hervortreten. Der Frühling, eine feuchte, naßkalte, stürmische, unbeständige Witterung scheint diejenige Constitutio annua zu seyn, welche die Entwickelung des Scharlachs in dieser Form vorzüglich begünstigt, und in ihren Organen eine vorzügliche Anlage zur Entzündung pflanzt. Daher beobachten wir diese Form am häufigsten, wenn in dieser Jahrszeit der Scharlach epidemisch herrscht, da sie hingegen nur sehr selten und einzeln bei andern Jahrsconstitutionen vorkommt. Was der Erzeugung der Entzündungen im Tracheal- und Bronchialsystem günstig ist, das bedingt auch die Anlage zu dieser Form des Scharlachs.

Auch diese Form des Scharlachs stellt sich in verschiedenen Graden und Stufen auf, welches begründet ist und abhängt von dem Umfange der räumlichen Ausbreitung der Entzündung über die bezeichneten Organe. Zuweilen setzt sich die Entzündung im Larynx fest, setzt sich nicht weiter und tiefer fort, und verläuft in dem Bilde einer einfachen Laryngitis; in andern Fällen dehnt sie sich über die Trachea aus und geht bis in die Bronchien hinein, und das Bild ist dann zusammengesetzt aus den Zeichen der Laryngitis, der Tracheitis und der Bronchitis. Nach diesem verschiedenen Grade der Ausbreitung ist auch die Heftigkeit der Krankheit und das Stürmische in ihren Zufällen verschieden, so wie auch die einzelnen Zeichen. So fehlt z. B. auf der ersten Stufe dieser Form, wo die Entzündung ursprünglich in dem Kehlkopf haftet, und auf dies Organ sich einschränkt, der eigenthümliche, rauhe, hohle, dumpfe, bellende, bösartige Husten, der immer zugegen ist, wenn die Entzündung sich auch in die Trachea und Bronchien fortgesetzt hat.

Die Scarlatina laryngea beginnt, wie die Entzündung dieser Organe überhaupt, sehr heimlich und versteckt, und täuscht im Anfange so leicht durch die Maske des Catharrhus, worin sie sich verbirgt. Es geht der Entwickelung ein Fieber voraus, was in seiner Form dem einfachen catharrhalischen sehr nahe steht, nur dadurch von diesem verschieden: daß der Frost bei ihm anhaltender, deutlicher, heftiger ist, als bei den Catharrhus, und daß bei diesem Scharlach der Frost meist nur im Anfange entsteht, dann nicht wiederkehrt, hier aber heftiger und anhaltender ist, und sich in Hitze verliert. So verhält sich der Frost bei allen echten Entzündungen, unter der Form der Synocha, selbst bei dem gelindesten, da der Sitz derselben irritable blutreiche Organe sind, und in unserm Falle das arterlöse, irritable Gefäßnetz in ihrem Wesen nach sehr irritablen Organen, als angehörend dem Grundheerde der Arteriellität, dem System der Respiration. Bei dem Catharrhus hingegen tritt der Frost nicht einmal, bloß im Anfange der Entzündung hervor, ist nicht anhaltend und heftig, mehr ein Frösteln, und kehrt öfter wieder zu unbestimmten Zeiten und unbestimmter Dauer, mit zwischen durch eben so flüchtiger, fliegender Hitze abwechselnd. Bei dieser Form der Scarlatina sind auch die übrigen Zeichen des Catharrhus, die Entzündung in den Schleimhäuten weniger ausgedrückt, es fehlt der Schnupfen, die rothen, triefenden Augen, die Aufgedunsenheit des Gesichts, die vermehrte Schleimabsonderung im Schlunde und Rachen, so wie in den Bronchien und auf der Oberfläche der Lungen. Ist erst die Entzündung in den Organen dieser Scarlatina wirklich und in ihrer eigenthümlichen Form ausgebildet, dann ist ein Irrthum in der Diagnosis fast unmöglich, da diese Entzündungen in zu scharfen, grellen Zügen sich zeichnen, als daß man ihre Bedeutung und ihr Organ verkennen könnte. Da das Exanthem in dieser Form des Scharlachs nicht das erste und ursprüngliche in der äußern Erscheinung ist, sondern erst später sich entwickelt, wenn bereits die Zufälle der örtlichen Contagion und Entzündung in den Organen dieser Form vollkommen entwickelt sind, so ist es schwerer, diese Scarlatina laryngea von den einfachen Entzündungen dieser, von der Laryngitis oder dem Croup ohne Contagion im voraus zu unterscheiden. Vorzüglich muß uns hier die Epidemie leiten, der epidemisch herrschende Scharlach, außerdem die eigenthümliche Beschaffenheit der Haut, welche **hier, noch vor dem Ausbruch des Exanthems, viel trockner, brennender und heißer ist, als bei dem einfachen Croup**, und die flüchtigen, mehr oder weniger heftigen

Stiche und Brennen in der Haut, worüber die Kranken klagen. Eben so beobachtet man in dieser Form des Scharlachs eine örtliche Entzündung in den äußern Halsmuskeln, einen festen Schmerz in denselben, eine Geschwulst, Härte und Steifigkeit, welches Symptom allen Formen der Scarlatina eigenthümlich ist, und was bei dem einfachen Croup wohl nicht beobachtet wird. Die Unterscheidung dieses Scharlach-Fiebers von dem einfachen Croup ist für die Praxis nicht gleichgültig, denn wenn auch die Heilmethode in der Hauptsache dieselbe in beiden Krankheiten ist, so sind doch manche Rücksichten und Modifikationen nothwendig, in der contagiösen, exanthematischen Natur der Entzündung gegründet, z. B. das kalte Verhalten, die Anwendung der Kälte, als ein wichtiges Mittel bei allen contagiösen Entzündungen, aber nicht passend bei den einfachen, die mehr ihren Sitz im Innern, im Parenchyma, in der Substanz der Organe haben. Noch giebt es ein Unterscheidungszeichen dieses Scharlachs von dem einfachen Croup, aber von mehr subjectiver Bedeutung, es ist dies der eigenthümliche Geruch bei allen Contagionen in der Atmosphäre des Kranken, der Hautausdünstung — aber nur denen verständlich, die mit einer feinen Nase ausgerüstet sind!

Die Dauer dieses Fiebers vor dem Auftreten der ausgebildeten Entzündung in den bezeichneten Organen, ist verschieden, oft nur einige Stunden merkbar vorher, oft 24, 48. Immer zeigt sich zuerst ein entzündliches Leiden der Muskeln des äußern Halses, ein Schmerz, ein Ziehen in denselben, eine Anspannung, eine Härte, eine Geschwulst. Die gastrischen Erscheinungen fehlen meist ganz in dieser Form des Scharlachs. Wo sich die örtliche Entzündung im Larynx, in die Trachea, in den Bronchien ausgebildet hat, da tritt in folgenden eigenthümlichen Zeichen auf:

1) Hat sie ihren ursprünglichen Sitz im Larynx, so bemerkt man eine deutliche Anschwellung, Vergrößerung des Kehlkopfs, mit einem festen, anhaltenden, dumpfen Schmerz in demselben, mit dem Gefühl einer innern Schwere und Verengerung, wodurch die Re-

spiration eng, beklommen und schmerzhaft wird, eben so wird der Schmerz vermehrt und sehr empfindlich bei einem äußern Druck, bei einer Berührung des Kehlkopfs, was die Kinder durch ein lautes Schreien zu erkennen geben. Hat die Entzündung ihren Sitz tiefer in der Trachea und in den Bronchien, so fehlen diese äußern Entzündungen des Kehlkopfs, wo aber er zugleich mit den beiden andern Gebilden ergriffen ist, da hat auch dieses Zeichen statt. Hinwiederum fehlt der eigenthümliche, quälende, rauhe, krähende Husten bei der Art, wo die Form des Scharlachs bloß als Laryngitis besteht. Die folgenden Zeichen sind aber immer beständig und nie fehlend:

2) Die Stimme ist heiser, rauh, undeutlich, so auch das Schreien, mit einem krähenden, heiseren, pfeifenden Ton; dabei schmerzhaft, gleichsam durch Verengerung, durch ein mechanisches Hinderniß gestört.

3) Der Athem ist eng, beklommen, unter Angst und Unruhe, beschwerlich, ängstlich, mit einem rauhen, pfeifenden, schnarrenden Ton, vorzüglich eigenthümlich ist das Geräusch im Larynx und in der Luftröhre, was diesen Athem bezeichnet: es ist ein eigenes, anhaltendes, ängstliches Röcheln, ein Rasseln, was man nicht allein in der Nähe des Kranken, sondern auch schon in einiger Entfernung, vor dem Krankenzimmer vernimmt; es gleicht ganz dem röchelnden Schleimrasseln, wie man es bei denen beobachtet, die auf der Höhe der Lungenentzündung an einer Lungenlähmung, an einer lymphatischen Ausschwitzung in der Brust, oder an Wasseranhäufung darin sterben, wo der Auswurf stark, und die Brust ganz voll zu seyn scheint. Dieser röchelnde, rasselnde Athem, als wenn ein mechanischer Körper in der Luftröhre steckte, der den freien Durchgang der Luft verhindert, hat besonders bei ganz kleinen Kindern etwas Schreckhaftes und Furchtbares.

4) Unter diesem anhaltenden, röchelnden, rasselnden Athem entsteht stoßweise ein starker Husten von dem eigenthümlichen, rauhen, hohlen, dumpfen, bellenden, krähenden Ton, aber trocken, ohne allen Auswurf, und auch in dem Tone als wäre

ein mechanischer Körper in der Luftröhre, der sich lösen wollte.

5) Paroxysmenweise kommen heftige, mehr oder weniger anhaltende Erstickungsanfälle, unter der täuschenden Maske von Brustkrämpfen: mit sehr beengtem, beklommenem, kurzem, nie tiefem, schnellem Athmen, mit einem heftigen Fliegen und Klopfen in den Carotiden und andern Halsadern, mit Anfällen von Ohnmachten, Stockungen der Respiration, mit aufgeschwollenem, ganz blaurothem Gesicht, mit dem Zeichen einer großen innern Angst und Unruhe in den Zügen der Physiognomie.

6) Die Urinsecretion ist bei dieser Form des Scharlachs wie bei allen heftigen Entzündungen in den Organen der Respiration völlig gehemmt und unterdrückt, es wird fast gar keiner ausgeleert.

7) Das Gehirn leidet immer nur secundär, durch Congestionen und Anhäufungen des Bluts in seinen Gefäßen, niemals in dieser Scharlachform an einer wirklichen Entzündung; daher beobachtet man auch keine Delirien, wohl aber Neigung zum Sopor, Betäubung des Kopfs, große Angst, Unruhe und Ohnmachten zur Zeit der Erstickungsanfälle. Auch die übrigen Zeichen des Status nervosus fehlen ganz bei dieser Form, selbst auf der Höhe der Krankheit, kurz vor ihrem tödtlichen Ausgange treten keine Krämpfe oder Zuckungen hervor, der Kranke erliegt an Erstickung, verursacht durch die Zerstörung und desorganisirende Zersetzung, Entartung eines wichtigen Organs der Respiration, als Folge der Entzündung, der Ausschwitzung plastischer Lymphe und häutiger, polypöser Aftergebilde.

8) Unter diesen heftigen Zufällen, und wenn dieselben schon einige Zeit gedauert haben, bricht das Exanthem auf der Haut heraus. Die Zeit und die Art des Ausbruchs ist sehr verschieden und veränderlich. Oft erscheint der Ausschlag erst, nachdem die höhere Form des Scharlachs, die örtliche Entzündung in den Respirationsorganen bereits im Abnehmen oder schon vollkommen gehoben ist, und in diesem Falle verläuft der

Scharlach in seinem einfachen und regelmäßigen Typus ohne örtliche böse Verwickelung; oder das Exanthem bricht aus, während diese Zufälle der örtlichen Verwickelung, der höhern Form der Entzündung noch fortbestehen, und beide verlaufen neben einander, doch kommt die höhere Entzündung immer früher zur Entscheidung und Reife als das Exanthem. Auch kommen Fälle vor, wo erst nach einem tödtlichen Ausgange der Ausschlag aufblühet.

III. Die dritte höhere Form des Scharlachs ist die Scarlatina encephalitica, oder dasjenige Scharlach-Fieber, was ursprünglich und zunächst in der Form einer Gehirnentzündung auftritt und sich unter der Maske derselben darstellt. Das Wesentliche dieser Form besteht in einer Entzündung des Gehirns, die ihren Sitz in den Häuten desselben und zunächst in dem Gefäßnetze, in den arteriösen, irritablen Gebilden des Gehirns hat. Das Gehirn ist in dieser Form das Organ und der ursprüngliche Heerd für die Genesis und für die Entwickelung der Entzündung, daher der Status encephaliticus und nervosus das ausgezeichnete Symptom und der vorherrschende Charakter in dieser Form des Scharlachs. Es ist hier von der Form der Scarlatina die Rede, die ursprünglich, gleich in ihrem Beginnen als Encephalitis erscheint, wo der Status encephaliticus und nervosus die ersten Erscheinungen und die Grundzüge der Form sind, worin der Scharlach in die äußere Erscheinung tritt, wo die Entzündung in der äußern Haut, das Exanthem erst später sich entwickelt, wenn die Hirnentzündung mit ihren Zufällen schon einige Zeit vollkommen ausgebildet war. Der Scharlach kann sich auch in dieser höhern Form, in der der Encephalitis später ausbilden, wenn in dem spätern Zeitraume des Verlaufes die Entzündung und die Contagion sich vorzugsweise auf das Gehirn wirft. Hier ist die Encephalitis mehr eine secundaire, eine spätere Erscheinung in der Ausbildung des Scharlachs. Hier tritt die Krankheit oft zuerst in einfacher, regelmäßiger Form auf, sie erscheint zuerst auf der äußern Haut, das Exanthem blühet gehörig auf, und verbreitet sich, alles scheint den einfachen und regelmäßigen Gang zu gehen, und mit einem Male entwickeln sich die bösen Zeichen einer Gehirn-Entzündung, und einer heftigen Affection dieser Gebilde mit dem bedeutsamen Status encephaliticus und nervosus. Dem Wesen, der Bedeutung und der Heilmethode nach sind beide Formen der Gehirnentzündung durch das Scharlachcontagium eins und sich gleich, auch dasselbe und völlig gleiche Bild stellen sie in ihren Symptomen und in ihrer äußern Erscheinung dar, der Unterschied liegt nur in der Zeit der Entwickelung dieser Gehirnentzündung, und darin, wenn und wo das Exanthem früher oder später aufblühet.

Bei der Scarlatina encephalitica unterscheiden wir zwei verschiedene Arten, deren Unterschied theils in dem Organ, in der räumlichen Ausbreitung der Entzündung über die verschiedenen Gebilde des Gehirns oder mehr in der örtlichen Einschränkung derselben auf ein Gebilde, theils auch in ihren verschiedenen Zeichen und in ihrer verschiedenen Bedeutung gegründet ist. Denn die Zufälle und die Bedeutung der Gehirnentzündung sind sehr verschieden nach der verschiedenen räumlichen Ausbreitung derselben über die Substanz des Gehirns, und nach dem Gebilde, in welchem ursprünglich und vorzugsweise die Entzündung den Sitz ihrer Entwickelung hat. Hienach ist bei gleichem Wesen einer Krankheit die Verschiedenheit des Status encephaliticus und nervosus in seiner Form und in der Mannigfaltigkeit seiner Zufälle zu deuten und zu erklären. Auch in ihrer äußern Form stellt sich die Gehirnentzündung der Beobachtung in sehr verschiedenen Zügen und Zeichen dar; die Beobachter haben diese Verschiedenheit beschrieben, aber nicht den innern, organischen Grund und Heerd derselben erkannt. Das Delirium ferox, die anhaltenden, wilden, wüthenden Rasereien mit dem furchtbaren Toben und Schreien, unterscheidet sich auch wohl äußerlich deutlich genug von dem stillen, sanften Irrereden, von den Deliriis blandis mit der großen, stumpfen, lähmungsartigen Betäubung, mit dem Sopor, der stillen, dummen, einfältigen, blödsinnigen Verwirrung, unter welchen Zufällen die Gehirnentzündung zu einer andern Zeit in ihrer bösartigsten Form sich darstellt. Diese äußere Verschiedenheit in dem

Bilde der Encephalitis, die man auch in den mannigfaltigen Fällen des Scharlachs beobachtet, muß einen Grund, eine wesentliche Bedingung haben. In den verschiedenen Gebilden des Gehirns, auf den verschiedenen Stufen seiner Organisation, seiner höhern oder niedern Ausbildung findet man die Bedingungen dieser Verschiedenheit in dem Status encephaliticus, so wie die verschiedenen Formen und Zufälle des Status nervosus sich erklären aus den verschiedenen Verzweigungen und Stufen, worin das Nervensystem sich zergliedert, und worin die Entzündung in den verschiedenen Fällen eingreift. Aber man muß auch nicht ein jedes Gehirnleiden, oder jeden Nervenzufall aus einer wirklichen Entzündung in nervösen Gebilden erklären und deuten. Congestionen, Stockungen, Anhäufungen des Bluts in den Gehirngefäßen, gehemmter Kreislauf in den Umgebungen des Nervensystems begründen häufig die niedern Grade des Status nervosus und die leichtern Nervenzufälle. Diese Verschiedenartigkeit der Gehirn- und Nervenzufälle, die begründet sind in dem Sitz der Encephalitis in den verschiedenen Theilen des Gehirns, hat die Aerzte vielseitig getäuscht und die Verkennung des innern Wesens dieses Zustandes veranlaßt. Nur diejenige Form, welche im Bilde der echten Entzündung, der Synocha und Phrenitis hervortrat, wollte man als Entzündung anerkennen, während man die andern Formen des Status nervosus und encephaliticus geradezu aus dem Gegentheile der Entzündung, aus einer Nervenschwäche, oder aus der Debilitas vitalis, als aus ihrem Wesen erklärte. Diese falsche Ansicht hat in die Lehre von der Hirnentzündung und in die des Scharlachs, so wie in die richtige Deutung der verschiedenen Zufälle der Encephalitis viele Verwirrung und Schwankendes gebracht.

Wir unterscheiden zwei Arten der Hirnentzündung, unter deren Bilde die höhere Form des Scharlachs gewöhnlich und am häufigsten hervortritt, unter deren Maske der Scharlach ursprünglich erscheint und in deren Zufällen er verläuft.

1) Scarlatina phrenitica, Encephalitis menyngea. Das Wesen dieser Form beruhet auf dem ursprünglichen

Sitz der exanthematischen Entzündung in der fibrösen harten Hirnhaut; die Dura mater ist der ursprüngliche Heerd und die nächste Wurzel für die Entwickelung der Contagion und der Entzündung. Der wesentliche Charakter dieser Form ist auch zugleich der eigenthümliche des Scharlachs, der der echten Entzündung, der in den arteriösen, fibrösen Gebilden, das Wesen und die Form der Synocha; dies gründet sich in der Natur des Organs, in welchem die Entzündung ihren Ursprung hat und ihren nächsten Sitz. Die Dura mater steht auf der Stufe der arteriösen, fibrösen Gebilde, sie ist sehr gefäßreich, und mit vielen und bedeutenden Arterien durchflochten. Daher hat sie die arteriöse, irritable Natur, und die Anlage den empfangenen Saamen der Entzündung und des Contagiums in der Form der Synocha zu entwickeln. Daher ist jede Entzündung der harten Hirnhaut, jede Menyngitis, auch eine echte, eine arteriöse, von der Natur der Synocha, eine Phrenitis, und jedes Contagium, was ursprünglich die harte Hirnhaut ergreift, tritt in der Form der Synocha, als Phrenitis auf. Da in der harten Hirnhaut, wegen der vielen arteriösen Geflechte und Gewebe das Gefäßnetz vorzüglich ausgebildet ist, so hat sie auch eine vorzügliche Anlage für die Contagion des Scharlachs, daher erscheint dieser so häufig ursprünglich in der Form der Phrenitis, oder wird im spätern Verlaufe dazu, wenn die Entzündung sich von der äußern Haut über die Dura mater ausbreitet.

Das Bild und die Zeichen, worunter diese Form des Scharlachs auftritt und verläuft, ist das der Phrenitis, und der Typus des sie begleitenden Fiebers der der Synocha; die Hirnwuth, Tobsucht der allgemeine Ausdruck für ihre Symptome. Das Hervortreten dieser Scarlatina phrenitica ist verschieden, ohne feste Regel: bald tritt sie plötzlich, unerwartet in voller und rascher Entwickelung ihrer furchtbaren Zufälle auf, und erreicht im stürmischen Verlauf schnell ihre vollendete Höhe; bald bildet sie sich mehr heimlich und schleichend aus, mancherlei Zufälle und Vorboten gehen ihr voraus, und erst nach einiger Zeit steht sie als ausgebildete Encephalitis da. Dies ist aber der seltene Fall, und kommt nur bei mehr Erwachsenen vor; aber auch hier haben die Vorzeichen etwas Eigenthümliches, sich vorzüglich auf den Kopf und auf das Nervensystem beziehend: der Kopf ist eingenommen, wüste, schwer, das Bewußtseyn getrübt, mit vorübergehenden, augenblicklichen Verwirrungen und Anfällen von Schwindel, der Schlaf unruhig, mangelnd, mit Halbwachen und fortwährend unterbrochen mit ängstlichen, unruhigen, aufweckenden Träumen und verwirrenden Bildern; das Gefühl einer innern Angst, Unruhe, Beklommenheit, vorzüglich in den Präcordien, meist mit Ekel, Neigung zum Erbrechen, Schleimwürgen bei reinem Munde; besonders eigenthümlich ist eine sonderbare, schwermüthige, ängstliche Stimmung des Gemüths ohne alle moralische Veranlassung, Täuschung und Verwirrung in dem Gemeinfühl und in den sinnlichen und geistigen Vorstellungen und Bildern. Bald werden diese Zufälle anhaltender und stärker, es bildet sich in dem Habitus des Kranken eine gewisse haltungslose Hastigkeit, Unruhe aus. Etwas ungewöhnlich Hastiges, Heftiges, Lebhaftes in dem Wesen des Kranken, in seinen Gebehrden, körperlichen und geistigen Aeußerungen, in seiner Physiognomie, diese ist ungewöhnlich lebhaft, heftig, der Blick unstät, lebhaft, das Auge feurig, die Sprache ungewöhnlich rasch, verwirrt, wie die Bilder und Phantasmen im Coma vigil, abspringend von seinem zum andern, alles durcheinander mengend, die Sprache oft stammelnd, abgebrochen und stotternd, zitternd. Die Angst und Unruhe werden stärker, der Schlaf wird zum Sopor oft unterbrochen durch die innere Angst, erschrocken erwachen die Kranken darauf von den unaufhörlichen Phantasmen aufgeschreckt, dann ein heftiges Zittern an allen Gliedern mit triefendem Angstschweiß. Ein dumpfer, anhaltender Kopfschmerz entsteht meist an der Stirn, die Kranken klagen, als wäre ihnen diese Gegend mit einem Strick zusammengeschnürt, im Sopor greifen sie oft mit hastiger, convulsivischer, zitternder Bewegung der Hand nach dieser Stelle und drücken sie heftig und krampfhaft; das Gehör ist erschwert durch ein Sausen und Bräusen vor den Ohren;

die Augen verdreht, lebhaft, feurig, die Conjunctiva roth, angeschwollen, mit Blut unterlaufen. Diese Zufälle steigen bald auf den höhern Grad, wo die Form derselben anhaltend, ohne Unterbrechung, ohne freie Zwischenräume, ohne Nachlaß feststeht, und das früher noch zuweilen ganz freie, in längern Zwischenräumen andauernde Bewußtseyn geht in die wilden, anhaltenden Delirien über.

In diesem Falle der successiven Entwickelung des Scharlachs in der encephalitischen Form vergehen mehrere Tage mit den Vorboten und der allmähligen weitern Ausbildung bis zum Punkte der Höhe der Phrenitis. Der Ausbruch des Exanthems geschieht hier auch zur unbestimmten Zeit, ohne Regel, aber niemals gleich im Anfange, sondern immer erst wenn die Krankheit eine höhere Stufe der Ausbildung erreicht hat, oft nicht früher, bevor nicht die Encephalitis schon in ihrer höchsten Blüte, in der vollendetesten Form entwickelt ist. Das Exanthem erscheint immer in unbestimmter Gestalt, bald in allgemeiner Verbreitung über die Haut, bald mehr in partieller, aber immer zeigt die Haut einen hohen Grad von synochaler Entzündung, sie ist sehr heiß, brennend, aufgetrieben und trocken, sowohl vor als auch nach dem Ausbruch des Exanthems. Dabei ist der Puls immer hart, gespannt, schnell, aber ungleich und wechselnd, der Athem heiß, der Mund trocken. Aber das Hirnleiden bleibt immer das Haupt- und Grundsymptom, so wie die Zufälle des durch die Entzündung und die Contagion gereizten und höchstgespannten Nervensystems. Der Ausbruch des Exanthems hat auf diese Symptome keinen Einfluß, vermehrt oder vermindert sie nicht.

In andern Fällen tritt diese Scarlatina phrenitica plötzlich, unerwartet, ohne alle Vorboten ein, und fast im Augenblick ihres Entstehens ist sie auch schon in ihrer höchsten Form, in allen ihren Zügen vollendet. Sie hat dies mit der Synocha und mit allen Entzündungen in den arteriösen Gebilden gemein. Wie bei allen synochalen Entzündungen, so geht auch der Ausbildung dieser ein heftiger Frostanfall voraus, der mehr oder weniger anhaltend ist, oft aber einige Stunden dauert; s c h o n d e r F r o s t h a t d i e n e r v ö s e F o r m u n d d e u t e t a u f d i e E n t w i kkelung einer Entzündung im Gehirn: er ist mehr krampfhaft, convulsivisch, erstarrend, der Kranke liegt betäubt, wie im Sopor. Auf den Frost folgt bald eine sehr brennende, allgemein verbreitete, trockne Hitze mit Röthe der Haut, jedoch zur Zeit noch ohne alle Spuren eines Exanthems. Gleich mit der Hitze tritt das heftige Gehirnleiden, die Phrenitis und Hirnwuth hervor: anhaltende, wilde, wüthende Delirien, mit furchtbarem Toben, Schreien und Rasen, nur mit Mühe ist der Kranke im Bette zu halten, er will stets entspringen, wirft und stößt die Betten von sich, schlägt um sich, und zeigt Aeußerungen einer ungewöhnlichen Stärke; das Gesicht ist roth, aufgetrieben, die Augen entzündet, der Blick feurig, wild, stier, unstät, der Kranke greift heftig nach einer Stelle am Kopf, schlägt, stößt darauf; diese Delirien wechseln mit Sopor ab, aus dem der Kranke ungereizt plötzlich auffahrend und erschrokken erwacht, und dann wieder in einen neuen Anfall der Hirnwuth fällt. Dieser Zustand dauert mehrere Tage anhaltend fort, meist ohne allen Nachlaß, ohne alle freie Zwischenräume, zuweilen folgt ein apoplectischer Tod. Nach einigen Tagen, zuweilen nach 24 oder 48 Stunden, auch noch wohl später, bricht das Exanthem auf der Haut hervor, entweder zur Zeit eines Sopors, oder nachdem heftige Convulsionen und Krämpfe vorausgegangen. Der Ausbruch des Exanthems verschafft zuweilen eine leichte, bald vorübergehende Ruhe, wo wenigstens auf Augenblicke das Bewußtseyn zurückzukehren scheint, aber bald erneuern sich die Anfälle, und immer höher steigern sich die Zufälle, wenn es nicht gelingt, durch eine zweckmäßige Heilmethode die Hirnentzündung aufzuheben; in diesem Falle entwickelt sich dann das Exanthem regelmäßig, und nach besänftigtem Sturm verläuft der Scharlach jetzt ganz in der Form des Regelmäßigen. Dauert aber die Hirnentzündung fort, verbreitet sie sich weiter über den Umfang der harten Hirnhaut, dringt sie tiefer ein in das Gefäßnetz in der Gehirnsubstanz, dann bildet sich der Status encephalitico-nervosus in der höchsten Form aus, und in der allgemeinsten Verbreitung über das Nervensystem, bald das Bild der Bösartigkeit und der Lähmung darstellend. Immer ängstlicher, ungestümer, wilder wird das Wesen des Kranken, es treten Convulsionen und Krämpfe ein, ein allgemeines Zittern des ganzen Körpers, der Zunge, eine zitternde Haltung der Hände beim Fassen irgend eines Gegenstandes, z. B. beim Trinken, ein Zittern der untern Kinnlade; Flockenlesen, Sehnenhüpfen; die Physiognomie erscheint entstellt, verwirrt, ohnmächtig, dumm, der Blick verzerrt und stier, die Farbe schmutzig; die wilden Rasereien verwandeln sich in die sanften, bösartigen Delirien, der Sopor wird anhaltend, dem Stupor gleich, und die Zeichen einer innern Angst und Unruhe erkennt man leicht in der unruhigen, unstäten, verzerrten Physiognomie, in dem ängstlichen Zupfen und Reißen, und Herumwerfen im Bett. Der endliche Ausgang dieser Form ist, dem äußern Bilde nach, die Lähmung, der Stupor und der Status paralyticus, perniciosus — seinem innern Wesen nach bedingt in dem Ausgang der Hirnentzündung, in Metamorphosen der Hirnsubstanz, meist in Ausschwitzungen plastischer Lymphe auf der harten Hirnhaut und in den Höhlen des Gehirns, der gewöhnliche und eigenthümliche Ausgang der synochalen Entzündung in den fibrösen, arteriösen Häuten.

Der Ausbruch des Exanthems erfolgt in dieser Form immer erst als eine spätere Erscheinung, nicht im Ursprunge und im Anfange, es entwickelt sich erst, nachdem der Status encephaliticus längere oder kürzere Zeit angedauert hat, oft erst nach 48 Stunden, auch wohl noch später. Sein Ausbruch hat auf das Verhalten der Krankheit keinen bedeutenden Einfluß, zuweilen erfolgt eine aber nur vorübergehende Erleichterung, ein leichter Nachlaß der Zufälle nach dem Ausbruch; auch eine Zurückwendung dieser höhern Form in die niedere, einfache, wenn durch eine zweckmäßige und kräftige Heilmethode die Gehirnentzündung gehoben, und die Scharlachcontagion aus den innern Gebilden entfernt den Kreis ihrer Entwickelung auf die äußere Haut beschränkt. Auch die Art der Ausbreitung und die Beschaffenheit des Exanthems ist sich in dieser Form nicht immer gleich, bald mehr allgemein, bald mehr partiell; wo die Krankheit eine böse Wendung nimmt und sich zu dem Status malignus, zu der Nervenlähmung hinneigt, da erscheint das Exanthem mißfarbig, blaulicht roth, schmutzig, aschgrau, gelblicht, es hat ein gesprenkeltes, unregelmäßiges Ansehen, an einigen Stellen erscheint auch der Ausschlag hochroth, regelmäßig, an andern Stellen blauligt, mißfarbig, daher das schmutzige Aussehen der Haut.

2) Scarlatina encephalitico-maligna, paralytica, soporosa. Die zweite Form der Hirnentzündung, unter derem Bilde und Maske sich der Scharlach ursprünglich entwickelt, hat eine andre Bedeutung wie die erste, einen höhern Grad ihrer Ausbreitung und einen andern Sitz in den Gehirngebilden. Wenn das Organ der ersten Form die harte Hirnhaut war, so beschränkt sich bei dieser zweiten die Entzündung und die Contagion nicht auf dieses Organ, sondern verbreitet sich gleich ursprünglich im stürmischen Verlauf über das ganze Gehirn, tief eindringend in die Substanz desselben, und das Gefäßnetz in allen seinen Verzweigungen und Windungen innerhalb der Gehirnmasse verfolgend und ergreifend. Eine tiefgehende, das Gefäßnetz des Gehirns in seiner ganzen Masse und Umfange ergreifende und durchdringende Entzündung ist das Wesen dieser Scharlachform. Die ganze Gehirnmasse ist hier das Organ der Entzündung, der Contagion, die ganze Masse der Contagienbildung erscheint im Gehirn conzentrirt, und elementarische Zersetzung, auflösende Metamorphose der thierigen Hirnsubstanz in die organischen Elemente ist das Streben und der Ausgang dieser Entzündung. Diese Form des Scharlachs hat die Bedeutung und das Wesen der höchsten Bösartigkeit, daher ist der Status malignus, paralyticus ihr erstes, ursprüngliches und Hauptsymptom, denn Zersetzung, elementarische Metamorphose der thierigen Materie auf der höchsten Stufe ihrer Entwickelung, in der Hirnsubstanz, ist das Wesen derselben. Das Wesen aller Bösartigkeit in den Fiebern ist immer begründet in einer durchgreifenden Entzündung im Gehirn und in der Ausbreitung derselben über edle, nervöse Gebilde, und in dem Ausgange dieser Entzündung in elementarische

Zersetzung, desorganisirende Metamorphose der Nerven und Hirnsubstanz. Der Status paralyticus, malignus gründet sich immer als in seinem Wesen in krankhaften Metamorphosen, Verbildungen im Gehirn oder in der Nervensubstanz, und edlen nervösen Organen; unter jeder Form dieser Metamorphose bildet er sich aus, aber immer aus demselben Grunde, aus der colliquativen Entzündung. Ohne Entzündung im Gehirn und wichtigen nervösen Gebilden und ohne deren Ausgang in krankhafte Veränderungen der Gehirn- und Nervensubstanz giebt es keine Bösartigkeit in den Fiebern, dies allein ist ihr Wesen und ihre Bedingung. Die Formen dieser Metamorphose der Nervenmasse von der Entzündung bedingt, sind verschieden: entweder die Gangraena, die brandigte Zersetzung derselben, oder die Ausschwitzungen von plastischer Lymphe, oder die Anhäufungen seröser Flüssigkeiten — vielmehr die Verwandlung, Verbildung der Gehirn- und Nervensubstanz in diese organische Elemente. Wo nur immer eine Entzündung in den Eingeweiden die Form der Bösartigkeit annimmt, da beruhet überall das Wesen derselben in einer Theilnahme des Gehirns oder wichtiger nervöser Gebilde an diese Entzündung, in einer elementarischen Zersetzung der Hirn- und Nervenmasse durch dieselbe. Der oft plötzliche, unerwartete Uebergang der innern Entzündung in die Form der Bösartigkeit, gründet sich in dieser nervösen Colliquation, meist in einer raschen Uebertragung der Entzündung auf die Gehirnsubstanz, in einer schnellen Verbreitung über dieselbe, oder in einer elementarischen Zersetzung der Nervenmaterie in dem ursprünglich leidenden Organ, in die örtliche Gangraena, mit Theilnahme des Gehirns daran. So gesellt sich dieser Status malignus, stupidus, paralyticus zu den Darmentzündungen, zu der Peritonitis, wenn dieselbe den Ausgang in Brand zu machen im Begriff steht, indem die Entzündung plötzlich auf die Substanz des Gehirns übertragen wird, und in diesem Organ ihre zersetzende Richtung verfolgt. Man muß aber wohl unterscheiden die ursprüngliche, idiopathische Bösartigkeit von der spätern, secundären, denn beide sind verschieden in der Wurzel ihrer Genesis: jene hat ihren ursprünglichen Sitz im Gehirn, in einer allgemeinen und tiefgehenden Entzündung der Hirnsubstanz, diese in einem andern Eingeweide, und in einer spätern Uebertragung auf das Gehirn. Diese letztere Art ist es, welche in der Regel so heimtückisch, so unerwartet im Verlaufe der Fieber sich entwickelt, und oft die bösartigste Form bildet bei einem äußern, scheinbar guten und gelinden Aussehen der Krankheit.

Diese zweite Form des Hirnscharlachs hat die Bedeutung der ursprünglichen Bösartigkeit, denn sie hat ihr Wesen und ihren Sitz unmittelbar im Gehirn, in einer ausgebreiteten, tief eingehenden Entzündung in die Hirnsubstanz, mit dem eigenthümlichen colliquativen Streben zur elementarischen Metamorphose der Hirnmasse, zu ihrer Verwandlung in das Contagium. Das ursprüngliche, unmittelbare Leiden des Gehirns ist das Wesentliche dieser Form, und das was sie zu einer eigenthümlichen Art des Scharlach-Fiebers macht, und was sie genau von den Formen der Bösartigkeit unterscheidet, in welcher sich in ihrem Bilde zuweilen der ursprünglich einfache und regelmäßige Scharlach in dem spätern Verlaufe aufstellt. In diesem Falle ist das Hirnleiden nicht das Ursprüngliche und Erste, sondern erst das Spätere und Nachfolgende, eine Uebertragung der Entzündung von ihrem ursprünglichen Organ der äußern Haut, auf das Gefäßnetz in der Substanz des Gehirns. Wenn auch hier die Entwickelung des Status malignus meist plötzlich entsteht, wenn die Form desselben sich auch rasch in allen ihren furchtbaren Zügen ausbildet, so geschieht dies doch immer erst im spätern Zeitraum der Krankheit, wenn bereits die Entzündung in der äußern Haut vollendet, und das Exanthem in voller Blüte steht, eben in der Art, wie einfache Entzündungen in andern Organen sich zuweilen plötzlich auf das Gehirn übertragen, und bei dem besten Anschein, bei dem einfachsten, regelmäßigen Verlauf die höchste Bösartigkeit darstellen. So verhält es sich auch im Verlauf der einfachen Scarlatina, indem sie sich heimtückisch und stürmisch in diese höhere Form des Hirnscharlachs und in das Wesen der Bösartigkeit umbildet.

Das Bild der Encephalitis in seiner höchsten und vollendeten Form ist das Grund- und Hauptsymptom dieser Form des Scharlachs, das Ursprüngliche und Erste, wie zugleich auch das Beständige und Herrschende während der ganzen Dauer; die Krankheit beginnt und endet damit. Das Exanthem ist hier eine unbestimmte, ganz unzuverläßige und gleichgültige Erscheinung, es tritt erst später, auf der Höhe der vollendeten Hirnentzündung ein, in keinem Falle in allgemeiner, regelmäßiger Entwickelung, immer nur in einzelnen, partiellen, schmutzigrothen, mißfarbigen Flecken, oft zeigen sich seine Spuren in undeutlichen Umrissen erst kurz vor dem Tode, auch beobachtet man es erst nach bereits eingetretenem tödtlichem Ausgange. Die Affection des Halses, die Entzündung im Rachen und im Schlunde fehlt bei dieser Form gänzlich und immer, ausgenommen etwa ein convulsivisches, krampfhaftes Leiden der äußern Halsmuskeln, ein convulsivisches Zittern derselben, ein tetanusartiges Zusammenziehen, mit den andern Convulsionen und tetanischen Krämpfen auf der Höhe der Krankheit verbunden. Eben so unregelmäßig in Rücksicht des Typus, des Grades der Heftigkeit tritt uns hier das Fieber entgegen: undeutliche Umrisse und Spuren bemerkt man oft nur davon bei dem höchsten und bösesten Grade der Gehirnentzündung: der Puls geht klein, unterdrückt, härtlich, langsam, aber oft seine Beschaffenheit und seinen Rhytmus wechselnd; bald brennt das Gesicht, die Haut in einer glühenden Hitze, und bald fühlen die Theile sich kühl und kalt an, bald erscheint die Haut hoch und tief geröthet, bald ganz bloß, schmutzig, mißfarbig; und dieser Wechsel erfolgt in sehr raschen Uebergängen.

Diese Form des Hirnscharlachs bricht immer sehr rasch, plötzlich, unerwartet, ohne alle Vorboten herein, und unter allen Arten des Scharlachs am plötzlichsten, und ist am stürmischsten in ihrem Verlaufe. Nicht selten kommen Fälle vor, wo am Morgen noch vollkommen gesunde Kinder, am Abende schon in dem höchsten Grade der Krankheit, im Stande ihrer

ihrer vollkommensten Ausbildung danieder liegen. Immer beginnt die Krankheit mit einem heftigen, anhaltenden Erbrechen, bei ganz reinem Munde und gar nicht belegter Zunge, mit gleichzeitigen häufigen, wäßrigten Durchfällen; beide Symptome treten unerwartet ohne alle merkliche Veranlassung ein. Wo man in einer Scharlachepidemie bei vorher ganz gesunden Kindern diese Symptome bemerkt, da kann man sicher und zuverläßig die Entwickelung dieser bösen Form erwarten, und den baldigen Eintritt der schlimmsten Zufälle voraussagen. Unter diesem Erbrechen bildet das Gehirnleiden sich aus, meist vorausverkündet durch ein ängstliches Wimmern und Schreien, durch Zeichen einer innern Angst und Unruhe, ein Herumwerfen im Bette, ein öfteres Greifen in die Herzgrube, und leichte Zuckungen und zitternde Bewegungen. Das Auge erscheint geröthet, der Blick ungestüm, ängstlich, stier, die Physiognomie zeigt etwas Verwirrtes, Aengstliches, eine ungewöhnliche Unruhe und Heftigkeit, Verzerrtes, das Gesicht roth, aufgedunsen, brennend heiß; der Kopf betäubt, eingenommen, schwer, die Lage hinten übergebogen, tiefer Sopor, mit stillen Delirien, verwirrtem Gemurmel unterbrochen; die Kranken sind schwer aus dem Schlafe zu erwecken und zur Besinnung zu bringen, wo auch dieses gelingt, so fallen sie schnell in den bewußtlosen Sopor zurück. Bald, im Zeitraum von wenigen Stunden, steigt der Grad dieser Zufälle: der Zustand nimmt die Form des Stupors und der Lähmung an, der tiefe Sopor und die Bewußtlosigkeit wird größer und anhaltender, mit stillem, sanftem Irrereden unterbrochen, es zeigt sich eine große Gleichgültigkeit, Unempfindlichkeit und Gefühllosigkeit, die sonst so lebhaften, ungeduldigen Kinder zeigen nur leise Spuren der fast verloschenen Empfänglichkeit und Reizbarkeit, ruhig liegen sie fort in tiefer, bewußtloser Betäubung, geduldig, ohne allen Widerstand und mit vollem Gleichmuth nehmen sie jede ihnen gereichte Arznei ohne irgend ein Zeichen von Abscheu und Widerwillen, ganz geduldig ertragen sie das Anlegen und das Saugen von Blutegeln, die kalten Umschläge, ohne eine Spur von Schmerz zu zeigen. Durch die heftige, tief und allgemein verbreitete Entzündung im Gehirn scheint dieses Organ, wie das ganze Nervensystem, in den Zustand einer vollkommnen Lähmung versetzt, des innern sowohl wie des äußern Sinnes, alle organische Reaction gegen die Einflüsse der Aussenwelt scheint erloschen und jede Reizempfänglichkeit gelähmt, daher bleiben die kräftigsten Arzneien ohne alle Wirkung. Die schnelle Entwickelung der bösartigsten Zufälle in einer kurzen Zeit, oft in dem Raum von wenigen Stunden, das stürmische, ungestüme Heraufsteigen zu dem höchsten Grade des vollendetesten Bildes der Gehirnentzündung ist dieser höchsten Form des Scharlachs vor allen eigenthümlich und wesentlich. Zu diesen Zeichen des höchsten Grades der Encephalitis treten bald noch andre Nervenzufälle hinzu, die das tiefe Eindringen der Entzündung und ihre Verbreitung über wichtige Nervengebilde bezeichnen; es entstehen bald Convulsionen, Zuckungen, Krämpfe aller Art, mehr partielle oder allgemeine Starrkrämpfe wechseln mit dem convulsivischen, zitternden Spiel der Muskeln ab. Durch ein tiefes, ängstliches Wimmern, durch ein convulsivisches Aufschreien, durch Zeichen einer innern Angst und Unruhe wird die todtenartige, gefühllose Betäubung mitunter unterbrochen; die Respiration geht convulsivisch, krampfhaft, der Athem sehr schnell, kurz, ängstlich, die Urinsecretion gehemmt, ganz unterdrückt, zuweilen wird er unwillkührlich, bewußtlos entleert. Von Zuckungen und Krämpfen sind die Züge des Gesichts entstellt, verzerrt. Unter diesen bösen Symptomen, die ohne Nachlaß fortdauern, zeigt sich an einzelnen Stellen in größern oder kleinern Flecken das Exanthem von schmutziger, blauer, gelbrother, gelbgrüner Farbe, von unregelmäßigem gesprenkeltem Aussehen; sein Ausbruch hat keinen Einfluß auf den Bestand der Zufälle, es ist ganz gleichgültig in dieser Hinsicht, es folgt weder Erleichterung noch Verschlimmerung darauf; ein heftiger Anfall von Convulsionen und Starrkrämpfen geht in der Regel seinem Ausbruch kurz voraus. Immer greller und deutlicher vollendet der Status malignus sich in allen seinen Zügen der vollkommnen Hirn- und Nervenlähmung, des innern und des äußern Sinns, als Zeichen von dem Ausgange der Entzündung in die desorganisirende Verwandlung in der Gehirn- und Nervensubstanz, von dem Zurücksinken derselben von der thierigen auf die elementarische Stufe, von der Verwandlung ihrer thierigen Natur in die elementarische, infusoriale. Flockenlesen, convulsivisches Zittern, Greifen und Zupfen treten hinzu, röchelnd, immer schneller, beklommener, kürzer, unterbrochener geht der Athem, und gewöhnlich nach einem heftigen Anfalle von Convulsionen und erstarrenden Krämpfen erlöscht das Leben in einem kurzen Zwischenraume der tiefsten Betäubung.

Dieß ist das furchtbare Bild in seinen wesentlichen Zügen, unter welchem die höchste Form des Scharlachs in seiner größten Bösartigkeit uns so häufig entgegen tritt. Es kommen Epidemien vor, wo diese Form der Krankheit keinesweges zu den seltenen, sondern im Gegentheil zu den gewöhnlichen gehört; die meisten wohl, welche am Scharlach sterben, erliegen dieser Form. Das Bild der höchsten und vollendetesten Encephalitis mit ihrem raschen, stürmischen Verlauf und Ausgang in den Status malignus, paralyticus, findet man nirgends greller und eigenthümlicher gezeichnet als in dieser Form des Scharlachs.

Der Verlauf dieser Form ist im hohen Grade rasch, stürmisch, schnell binnen wenigen Stunden ist das Bild der vollendetesten Encephalitis in allen Zügen entwickelt; die Dauer ist zwar verschieden, doch ist die Kürze derselben, die stürmische Entwickelung in dieser Rücksicht das Wesentliche und Eigenthümliche; die mittlere Zeit der Dauer ist 48 Stunden, die gewöhnliche, die längste bis 78. Aber auch nicht selten sind die Fälle, wo schon in viel kürzerer Zeit der tödtliche Ausgang erfolgt, binnen 12 und 24 Stunden. Es ist dem Verfasser in der letztern Epidemie vom Frühjahr 1821 nicht selten vorgekommen, daß am Morgen die Kinder vollkommen gesund in die Schule kamen, dort erkrankten, und am Abend oder in der Nacht desselben Tages schon dem Schattenreiche gehörten. Gerade jetzt, wo er dieses schreibt, herrscht in einem Dorfe 3 Meilen von seinem Wohnorte eine Scharlachepidemie, aber nur auf dieses Dorf beschränkt, von böser Natur, und unter 12 Kranken, die dort der Verfasser seit 14 Tagen behandelt, erlagen drei an dieser Form der

Hirnentzündung, und alle drei vor dem Ablauf von 48 Stunden. Während in der ganzen Umgegend dieses Dorfs die Masern in allgemeiner Verbreitung sehr gutartig herrschen, ist dieser Ort ganz davon verschont, und statt ihrer von dem Contagium des Scharlachs ergriffen.

Diese höchste Form des Scharlachs beobachtet man nicht bei ganz kleinen Kindern, nicht leicht vor dem dritten Lebensjahre; am gewöhnlichsten zwischen dem vierten und achten. Auch nicht bei zarten, weichlichen Kindern kommt sie vor, am öftersten sind ihr die gesunden, muntern, lebhaften und vollsäftigen unterworfen. Die erste Form des Hirnscharlachs, die phrenitica, kommt seltener in den frühern Perioden der Kindheit vor, sondern ist mehr das Eigenthum des reifern, weiter entwickelten Lebens, und erscheint am häufigsten, wo in dem beginnenden Jünglingsalter die Scharlachcontagion sich erzeugt; auch noch in den spätern männlichen Jahren, vorzüglich beim weiblichen Geschlecht, ist die Scarlatina phrenitica eine nicht seltene Erscheinung, besonders wo nach der Entbindung in der Periode des Wochenbetts die Ansteckung erfolgt.

Dieß ist die naturgemäße Eintheilung des Scharlachs, dieß seine Arten und Formen, wie die Beobachtung es lehrt, und wie sie begründet sind auf den verschiedenen Stufen und Hauptorganen der genetischen Entwickelung des Thierleibes. Andre Formen kennt weder die Wissenschaft noch die Erfahrung, denn was sich erzeugen und bilden soll in eigenthümlicher Natur, das muß auch einen Saamen, eine Wurzel und ein Organ der Entwickelung haben. Die Beobachter führen als eine besondre Art des Scharlachs noch die Scarlatina miliaris auf, aber mit Unrecht, denn dieß ist bloß eine zufällige Modification des Scharlachs in der äußern Form des Exanthems, ohne eigenthümliches Organ und Wurzel. Nicht selten ist in den verschiedenen Formen des Scharlachs die Erscheinung, vorzüglich in der gastrica, biliosa, und ihrer höhern Entwickelung der putrida, daß zwischen dem Scharlachexanthem sich Blasen bilden von verschiedener Größe, oft von der einer Haselnuß, mit kleinern untermischt, ähnlich denen von einem Vesicator veranlaßt, die mit einer hellen blassen oder auch gelben Flüssigkeit angefüllt sind, bald bersten, oder auch abtrocknen, ohne diese Flüssigkeit zu ergießen. Diese Blasen erscheinen hie und da, bald in größerer, bald in kleinerer Menge, bald nur einzeln, mitten zwischen dem Scharlachexanthem. Dieß ist die Scarlatina miliaris, aber keine eigenthümliche Form, sondern nur darin begründet, daß die Epidermis Theil an der Entzündung des Gefäßnetzes nimmt, und auf ihrer Art das Exanthem nachbildet. Bei der höhern Form des Scharlachs, bei denen im Gehirn und in den Luftorganen beobachtet man diese Blasen nicht, weil hier das Exanthem und die Entzündung der äußern Haut nicht zur Vollkommenheit kommt, sondern nur eine spätere und untergeordnete Erscheinung, keinesweges Grundsymptom ist; nur bei der niedern einfachen Form oder auch bei dem gastrischen beobachtet man diese Blasen, weil bei diesen das Exanthem am meisten und vollkommensten zur Entwickelung kommt. Aber keinesweges gilt dieser Blasenausschlag zwischen dem Scharlachexanthem als ein Zeichen des höhern Grades der Heftigkeit der Entzündung, denn man trifft ihn am häufigsten bei den gelindesten, gutartigsten Formen des regelmäßigen Scharlachs oder des einfachen gastrischen, überdem ist sein Organ, die Oberhaut, zu bedeutungslos für den Organismus, als daß diese Modification einen höhern Grad der Krankheit bestimmen könnte.

Achtes Capitel.

Von der Crisis des Scharlachs und von den Ausgängen.

Der Scharlach, als eine Krankheit eigenthümlicher Natur, aus einem eignen Wesen, aus einem besondern Saamen sich erzeugend und in verschiedene Formen sein Wesen entfaltend, muß auch seine eigenthümliche Crisis haben, als die Blüte seiner Entwickelung, die Vollendung und Ausbildung seines rohen Saamens, seines elementarischen

Wesens in der thierigen Form, als die Stufe seiner Metamorphose in das thierige Wesen. Die Bedeutung der Crisis ist keine andre: als die Umwandlung des rohen, anorgischen oder organischen Saamens der Krankheit, des Fiebers, aus seiner elementarischen Natur in die thierige, so ist sie das Versöhnende zwischen den zerfallenen Polen des Organismus, indem sie, durch thierige Bewegung, das Heterogene der Thiermaterie homogeneisirt, das Elementarische zur Identität mit dem Organischen verschmilzt. Die Crisis hat das gleiche Wesen und Streben mit der polarisirenden Kraft der organischen Materie: Verwandlung und Umbildung des Elementarischen in das Organische, der thierigen Elemente in das Wesen und Form der Thiermaterie. Die Crisis hat die Bedeutung einer Verdauung, einer Assimilation, Organisation des rohen Saamens, der elementarischen Natur der Krankheit, indem im Verlaufe derselben, das Krankheitselement verschmolzen wird und identifizirt mit der thierigen Materie, verwandelt in ihre Stoffe und Gebilde. Dieß ist die Bedeutung der Crisis und keine andre.

Der Verlauf des Scharlachs ist nichts weiter wie der Lebenslauf seines Contagiums, die allmählige reifende, organisirende Metamorphose seines Elements seiner elementarischen Natur in die thierige, seines infusorialen Wesens in eine selbstständige Form. Durch organische Bewegung von innen heraus, durch polarisirende Reaction der lebendigen Thiermaterie in ihren Gebilden und Organen wird der rohe Saame der Krankheit ausgebildet, assimilirt. Das Fieber ist das Zeichen, aber nicht die Bedingung dieser Metamorphose des Krankheitswesens, der verwandelnden organischen Reaction. Das Element des Fiebers wird entweder durch die kritische Polarisirung von der basischen mit dem Wesen der thierigen Materie homogeneisirt, der rohe Saame der Krankheit wächst mit dem organischen Wesen zur Einheit zusammen, oder das kritische, basische Vermögen unterliegt, es erfolgt keine Vergleichung des elementarischen und des organischen Pols in einem Substrat, keine Crisis, und von dem elementarischen Triebe wird die organisch verbundene Materie in die Elemente, aus denen sie zusammen wuchs, zersetzt und aufgelöset.

Bei denjenigen Entzündungen, deren Wesen das Contagium ist, deren Natur und Verlauf in der Contagion besteht, soll ein rohes organisches Element sich durch organische Zeugung zu einem lebendigen Thierwesen bilden. Bei den Contagionen hat die Crisis die Bedeutung der Wiedererzeugung des Contagiums, weil erst durch sie, durch thierige Metamorphose der elementarische Bildungstrieb die thierige Form und Natur erhält, weil sie der reifende Prozeß ist für den rohen Saamen. Die Erzeugung des Contagiums durch die Crisis ist deswegen eine Generatio aequivoca, weil die Materie desselben und die der thierigen Gebilde gleichartig und ursprünglich identisch ist, indem die Contagien nichts weiter bedeuten als die Thiermaterie in ihrem zerfallenen, ursprünglichen, elementarischen Zustande. Durch den Prozeß der Entzündung im Verlaufe der Krankheit wird die Materie allmählig zersetzt, indem ein heterogenes Element in ihr sich bildet, so wie aber diese Anlage auf der Höhe zur Reife kommt, so tritt im Zeitraum der Crisis die Vergleichung ein; die in sich zerfallene Materie wird durch verjüngende Secretion von neuem zur organischen Form verbunden, und das Heterogene, Elementarische ausgeschieden. Wie Secretion des Organischen, durch Metamorphose der Grundstoffe und Elemente der Natur, und Excretion des Elementarischen die beiden Pole sind, zwischen denen das Leben des Organismus in der Mitte schwebt, so sind sie auch die der Crisis, und in weiterer Beziehung die der Krankheit überhaupt. Im Verlaufe der Contagien, in den Zeiträumen der Krankheit wird das Element des Contagiums empfangen und entwickelt, im Stande der Crisis wird es erzeugt und als selbstständiges Wesen in der thierigen Form geboren. Die ansteckende Krankheit gleicht in ihren ersten Zeiträumen der Empfängniß, der Schwangerschaft, der Entwickelung, in dem der Crisis der Geburt.

D e r S c h a r l a c h hat eine doppelte Crisis, eine allgemeine, und eine besondre, eigenthümliche, ausschließlich wesentliche, die sich auf den Prozeß der Contagienbildung bezieht. Jeder Contagion ist diese zweifache Crisis eigen. Die erste allgemeine Crisis gründet sich in dem Wesen der Krankheit an sich, in der Entzündung, ohne Beziehung auf die eigenthümliche Natur derselben, auf ihre besondere Genesis, auf das Contagium. Bei jeder Entzündung sind immer die organischen Se- und Excretionen unterdrückt, gehemmt, bald in einem größern, bald in einem kleinern Umfange, bald in diesen, bald in jenen Gebilden, nach dem Grade der Entzündung und ihrer Verbreitung, so wie auch nach ihrem verschiedenen Sitz. Im Allgemeinen gilt hier das Gesetz: daß immer ein Organ die Crisis übernimmt, was von gleichartiger Natur und Bildung mit demjenigen ist, in welchem der Sitz der Entzündung ist, oder was eine gleiche Function mit diesem hat, nur in umgewendeter Richtung, so daß wenn das ursprüngliche Organ der Entzündung den Pol der Secretion darstellt, das der Crisis den der Excretion bildet; z. B. das Verhältniß der Lungen zu den Nieren, des Darmcanals zur Haut. Das Organ der allgemeinen Crisis des Scharlachs ist bestimmt durch die Natur desjenigen, welches der Sitz und Heerd der Scharlachentzündung ist. Dieß haben wir gefunden in dem Gefäßnetze der Haut, dessen Natur die arteriöse, blutreiche, irritable ist. Das Organ der Crisis für alle Entzündungen von der synochalen Natur, d. h. von denjenigen in Gebilden und Organen von dem arteriösen Wesen, in den Gebilden der Respiration, im Gefäßnetz der Haut, in den fibrösen Membranen, ist das System der Urin absondernden Organe, die Harnwerkzeuge. In diesen Organen und zunächst in ihrer Grundbasis in den Nieren wird die allgemeine Crisis für die Scharlachentzündung vor sich gehen, und in den Veränderungen des Urins ihre Zeichen haben. Ein Freiwerden der bis dahin gehemmten Harnsecretion, oder eine Vermehrung der vorher sparsamen Urinausleerung, eine Veränderung seiner Beschaffenheit, eine Verwandlung des sonst sparsamen, hochrothen, flammenden, brennenden Harns in einen häufigen, trüben, molkigten, mit einem flockigten, häutigen Bodensatz, giebt das Zeichen der kritischen Entscheidung im Scharlach.

Diese Veränderung im Urin ist die allgemeine und Hauptcrisis im Scharlach, die beständige und in allen Formen desselben bleibende, die niedere, einfache, wie die höhere, zusammengesetzte Formen, die gutartige wie die Bösartige haben ihre Hauptcrisis in dem Urin, weil überall das Gefäßnetz das Organ und der Sitz der Krankheit bleibt. Die übrigen critischen Ausleerungen, die Nebencrisen, bei den zusammengesetzten höhern Formen des Scharlachs sind mehr zufällig, und gehören den besondern Organen an, aus denen diese höhern Arten sich entwickeln; z. B. das Nasenbluten bei dem phrenitischen Hirnscharlach, die galligten, häufigen Stuhlausleerungen bei der gastrischen Art, der Auswurf eines zähen, häutigen, polypösen Schleims bei der Form unter dem Bilde des Croup.

Die zweite besondere, eigenthümliche, dem Scharlach als Contagion wesentlich zukommende Crisis gründet sich in der contagiösen Natur der Entzündung und hängt vom Organ derselben, vom Gefäßnetze ab. Das Aeußere dieser Crisis zeigt sich in der aufgedunsenen, aufgetriebenen, aufgeschwollenen Beschaffenheit der äußern Haut, die auch bei den höhern Formen gewiß in den innern Theilen statt hat, in der ödematösen, wassersüchtigen Natur derselben. Diese Beschaffenheit der Haut nach dem Verlaufe und zur Zeit der Crisis ist keinesweges eine zufällige, nur zuweilen stattfindende Erscheinung beim Scharlach, sondern ihm eigenthümlich und immer beständig. Eine genauere Beobachtung wird immer dieß finden, und für alle Fälle bestätigen. Wohl aber ist die höhere Ausbildung dieser Beschaffenheit der Haut, die wirkliche Wasseransammlung und Anhäufung seröser Flüssigkeiten mehr zufällig, und keinesweges eine nothwendige und beständige Folge des Scharlachs. Das Innere und Begründende dieser Erscheinung, dieser aufgedunsenen Haut, besteht in der Absonderung und Aushauchung eines thierischen Dunstes, eines Gases, des Produkts der Metamorphose des Gefäßnetzes in seine elementarische Natur, es sind die Infusorien selbst, die hier in gasförmiger Gestalt als Contagium erzeugt, erst späterhin in dem Prozeß der Häutung eine feste organische Form annehmen, ein pflanzliches Vehikel erhalten. Was also die aufgedunsene Haut ausfüllt, das ist das Contagium selbst in seiner gutartigen, infusorialen Natur. Diese Aufgedunsenheit der Haut zur Zeit der Crisis im Scharlach ist nicht Folge von der wieder sich frei entbindenden Hautausdünstung, die vorher im Zeitraum der Entzündung unterdrückt war, denn das Produkt der Hautausdünstung hat mehr die seröse, pflanzliche Natur, nicht wie hier die arteriöse, thierige. Durch innere krankhafte Metamorphose vermittelst der Entzündung ist das Gefäßnetz zersetzt, in seine organische Elemente aufgelöset, und in diesem zersetzten, in seiner elementarischen Natur erscheint es jetzt in der Form dieses thierischen Dunstes, Gases, welches ins Zellgewebe der Haut abgesetzt, die Zellen ausdehnt, erfüllt, und so der Haut das aufgedunsene, geschwollene, ödematöse Aussehen giebt. Jedes Contagium hat im Zeitraum seiner Blüte, seiner höchsten organischen Entwickelung in der Crisis seine eigenthümliche Athmosphäre, seine Form, worin es als gereift zur Erscheinung kommt. Das wesentliche analoge Naturelement für die arteriösen, irritablen Gebilde ist der Sauerstoff, seine Form die des Gases, des Dunstes, daher ist die Function dieses Systems die Se- und Excretion des Gases, zwischen diesen schwebt sein Leben, es ist ein Athmungsprozeß. Wo daher die thierige Materie in den Gebilden von der arteriösen Natur durch Metamorphose in ihre Elemente zurückgeht, da wird sie in der Form dieses Dunstes sich darstellen, als die wesentliche Form ihrer elementarischen Natur. Was im Anfange ist und in der Anlage, das muß auch in der Blüte der Entwickelung seyn. Daher hat auch das Contagium des Scharlachs nach seiner Ausbildung im Organismus durch den Prozeß der Entzündung die Form des Gases und des thierischen Dunstes, weil sein Organ das arteriöse, irritable Element und Wesen hat. Vergleicht man, was die Beobachtung lehrt, die Athmosphäre, worin das reife Contagium des Typhus contagioaus zur Zeit der Höhe der Krankheit und der Crisis gehüllt, zur Erscheinung kommt, mit derjenigen, worin das des Scharlachs sich darstellt, so erkennt man die Verschiedenheit der Formen von beiden, ganz analog dem Wesen der Gebilde, in welchen sich beide Contagien erzeugen und entwickeln. Auf der Höhe des Typhus, im Zeitraum der Crisis, beobachtet man den Kranken mit einer hellen, leuchtenden Licht-Athmosphäre umhüllt, man sieht ihn gleichsam leuchtend, mit dem bloßen Auge wahrnehmbar zur Nachtzeit und in einem finstern Zimmer. Die Entwickelung des Typhuscontagium ist Lichtentbindung, weil der Lichtstoff das identische Element der Natur seines Organs ist, des Gehirns und Nervensystem's; das Contagium des Typhus besteht aus Aethermasse, das des Scharlachs aus Luftstoff, thierigem Gase. Man hat zur Enthüllung des Wesens und der Form der Contagien die microscopischen Untersuchungen bis jetzt zu sehr versäumt, diese würden gewiß die dunkle Lehre sehr erhellen, denn daß das Wesen der Ansteckungsstoffe das der Infusorien ist, leidet wohl theoretisch keinen weitern Zweifel, microscopische Untersuchungen allein können und werden das Nähere geben. Schon die Analogie der feinern, höhern Ansteckungsstoffe, die von der mehr elementarischen Natur mit den gröbern, mehr schon organisch ausgebildeten, führt uns fast handgreiflich zu diesem Satz. Denn was sind die Krätzmilben in ihrer Erzeugung, die Läusebildung anders als contagiöse Metamorphosen der thierigen Materie in der gröbern, schon mehr entwickelten Form? Die Hydatidenbildung hat keine andre Bedeutung als erzeugt durch krankhafte Metamorphose der organischen Materie, durch die Reduction derselben auf ihre elementarische Natur, durch Auflösung in ihre Elemente, durch Colliquation ursprünglich in vorausgegangener Entzündung begründet, aber ohne das Wesen des Contagiums, durch andre krankhafte Triebe in der organischen Materie hervorgerufen.

Wie der Typhus contagiosus nur das Vermögen der Ansteckung hat zur Zeit seiner Crisis, wo als thierischer Aetherstoff in die leuchtende Athmosphäre das Contagium aufgenommen und entbunden ist, so steckt das Scharlach-Fieber auch nur in der Periode seiner Entwickelung an, wenn das Contagium in der Form des thierigen Gases ins Zellgewebe niedergeschlagen und abgesetzt ist. Denn dieß ist die Periode seiner Reife und seiner organischen Geburt, und nur das ausgebildete, gereifte Thierwesen hat das Vermögen der Wiedererzeugung, der Wiedergeburt seines Gleichen. Vor diesem Zeitraum hat man bei keiner ansteckenden Krankheit die Ansteckung und deren weitere Ausbreitung zu fürchten. Was in der Natur der Sache begründet ist, und was die Wissenschaft lehrt, das wird und muß eine unbefangene, nicht verblendete Beobachtung bestätigen.

Mit der Anhäufung und Absonderung dieses thierigen Gases ins Zellgewebe ist die Scharlachcontagion vollendet, das rohe, elementarische Element im Verlaufe der Krankheit organisch ausgebildet, und in der thierigen Form gereift. Die Anlage zu krankhaften Wasseransammlungen und lymphatischen Secretionen ins Zellgewebe ist zwar in dieser Absonderung und Anhäufung des thierischen Dunstes gegeben und begründet, aber dieser Ausgang ist nicht nothwendig, nicht wesentlich der Krankheit, mehr zufällig, und immer erst durch einen neuen Krankheitsprozeß, durch eine von neuem entstehende krankhafte Metamorphose, die selbstständig und unabhängig ist von der Natur des Scharlachs, bedingt und erzeugt. Es muß erst eine neue Entzündung sich bilden, ohne die contagiöse Natur, von andern Einflüssen hervorgerufen, nicht in dem Contagium begründet, wenn diese Secretion des thierigen Gases in Wasseransammlungen übergehen, oder wenn die aufgedunsene, aufgeschwollene Beschaffenheit der Haut die Natur der Wassersucht annehmen soll. Nur die Anlage dazu ist gegeben, die Bedingung der Entwickelung muß erst hinzu kommen. In der Natur des abgesonderten Gases, in seinem thierigen Wesen, aus dem Elemente der Entzündung hervorgegangen, und dieses noch in sich tragend, ist diese Anlage begründet. Das angehäufte Gas hat die thierige Natur, es ist ein plastischer, lebendiger, regsamer Stoff, eine infusoriale Bildung mit lebhaften Bildungstrieben und den Anlagen zu weitern Entwickelungen ausgerüstet. Bei der Regsamkeit dieser elementarischen Natur, bei der leichten Beweglichkeit ihres Lebens sind die Bildungstriebe in der neuen Bildung excentrisch, lebhaft, und eine neue Polarisirung kann leicht denselben eine heterogene, krankhafte Richtung geben. Es muß vorher eine neue Entzündung entstehen, um eine heterogene Metamorphose in diesem Thierstoff anzufachen, welche um so leichter sich ergiebt, da jede neue thierige Bildung eine lebhafte Anlage zur raschen Entwickelung, daher zur Entzündung hat, und weil die Natur des Stoffes die thierige, die plastische Entwickelung derselben begünstigt. Durch eine vorausgehende Entzündung ist die Entstehung der Wassersucht, die Verwandlung des thierigen Stoffes in lymphatische Flüssigkeit bedingt; Entzündung, aber nicht die contagiöse, ist daher das Element der Genesis dieser Wassersucht nach dem Scharlach. Die äußere Bedingung, welche diese Entzündung hervorruft und entwickelt, ist dasselbe was jede Entzündung, die nicht contagiösen, sondern klimatischen Ursprungs ist, bedingt. Vor allen die Constitutio annua mit der Diathesis inflammatoria, mit der Anlage zur Synocha. Daher beobachtet man diesen Ausgang des Scharlachs am häufigsten zu der Zeit der Epidemie, wenn diese Constitution die herrschende ist, im Winter, im Frühling, bei herrschenden Ostwinden, wo Pneumonien, synochale Fieber, echte Entzündungen die stehenden Krankheiten sind; bei vollsäftigen, gutgenährten, kräftigen Subjecten. Die nähere Ursache ist meist eine Erkältung, aber nur wirksam bei innerer und äußerer Diathesis. Man hat überhaupt auf die Erkältung, als Moment der Krankheitsgenesis ein zu hohes Gewicht gelegt, sie allein vermag keine Entzündung hervorzurufen, wenn nicht vorher schon die innere und äußere Anlage den Keim dazu gepflanzt hat. Diese Wassersucht hat keineswegs, wie man häufig angenommen, ihren Grund in einer zu großen Reizbarkeit der Haut nach dem Scharlach, sondern allein in der plastischen, entzündlichen Natur des Stoffes, der als thieriges Gas, als das zersetzte Gefäßnetz in seiner elementarischen Natur das Zellgewebe erfüllet und aufdunset. Reizbarkeit ist überhaupt ein sehr schwankender, unbestimmter Begriff, der deswegen viel Verwirrung in die Krankheitslehre gebracht.

Der Ausgang des Scharlachs in die Wassersucht hat daher immer die Entzündung zu seinem ursprünglichen Wesen und darin seine Bedingung. Die entzündliche Natur dieser Wassersucht beweiset schon das äußere Bild, worin sie sich zu entwickeln beginnt. Nachdem die Haut aufgedunsen erscheint und das Fieber fast ganz schon mehrere Tage verschwunden war, entsteht ein neues Fieber, meist mit starkem Frost, anhaltender, brennender Hitze, Congestionen auf dem Kopf, auf die Brust, harter, schneller, voller Puls, brennende Haut, heißer Athem, schwerer Kopf, sparsamer, rother, brennender Urin, der vorher schon von kritischer Beschaffenheit war, der harte, verstopfte Stuhl, kurz der ganze entzündliche Habitus. Dieses Fieber mit seinem Status inflammatorius, mit seinem bald mehr nachlassendem, bald mehr anhaltendem Typus dauert mehrere Tage fort, wie die Synocha, 9—14 Tage, dann läßt es nach, oder geht in die Natur des Hectischen über, nimmt die Form und den Typus des schleichenden, colliquativen, verzehrenden an. Man hat den Hydrops nach dem Scharlach in den hitzigen und in den kalten, chronischen eingetheilt. Diese Eintheilung ist ohne Grund, die eine Form, die chronische, ist nur Folge und Ausgang der acuten, dieser in seiner Vollendung, in der wirklich ausgebildeten serösen Colliquation in den organischen Gebilden. Wie bei jeder Wassersucht, so ist auch hier immer die Entzündung das Erste, Wesentliche, Ursprüngliche, die Wasseransammlung erst das Spätere, Nachfolgende, oder die Entzündung in ihrer desorganisirenden Form, in ihrem Ausgange, in ihrer verzehrenden, chronischen Richtung.

Unter diesem entzündlichen Fieber bildet sich der Hydrops aus, und nach Aufhören des Status inflammatorius ist die Wassersucht vollendet in ihrer chronischen, colliquativen, verzehrenden Form, wenn es nicht gelingt durch zweckmäßige Behandlung die Entzündung zu tilgen, und die Entwickelung des Hydrops in die chronische Richtung zu hemmen. Die Wassersucht nach dem Scharlach erscheint in verschiedenen Formen, zuweilen einfach als allgemeine Anasarca und Oedema, wo die Wasseranhäufung sich allein auf das Zellgewebe der äußern Haut, oberflächlich beschränkt, ohne Zeichen davon in den innern Eingeweiden und Höhlen. Oft aber auch zusammengesetzt mit den höhern Formen des Hydrops in den innern Theilen, so daß die Anasarca verbunden erscheint mit dem Ascites, dem Hydrothorax, dem Hydrocephalus, mit einer oder zugleich mit mehreren dieser Formen; diese Zusammensetzung hängt vorzüglich davon ab, daß im Verlauf des Scharlachs das eine oder das andre dieser Organe vorzüglich von der Entzündung befallen war. Wo der Hydrops in innern Höhlen sich bildet, da geht ihm immer eine innere Entzündung der Eingeweide voraus, die im ersten Zeitraum, in dem des Status inflammatorius, sich mehr oder weniger in ihren eigenthümlichen Zeichen verrathen, und immer findet man nach dem Tode an diesem Hydrops entzündete, brandigte Stellen an den Eingeweiden, in deren Höhle vorzüglich die Wasseransammlung statt hatte. So kann man die Entwickelung eines Hydrothorax voraussehen, wenn bei von neuem entstehenden Fieber, im Zeitraum der Aufgedunsenheit der Haut und der Häutung, sich örtliche Zufälle herausbilden, welche dem Status pneumonicus, pleuriticus anzeigen, wo im Status inflammatorius Zufälle hervorstehen, welche hindeuten auf eine innere Entzündung in den Eingeweiden der Brusthöhle; eben so wird der sich später ausbildende Ascites sich vorauszeigen durch die zwar dunklern, verborgenern Zeichen der Entzündung in den Eingeweiden des gastrischen Systems. Den Ausgang in die Bauchwassersucht hat man vorzüglich bei der galligten, gastrischen Form des Scharlachs zu fürchten, vorzüglich wenn diese mit einer heftigen Entzündung der Leber verbunden war, da chronische Leber-Entzündungen mit ihren Ausgängen in Verbildungen und Verhärtungen die gewöhnlichen Bedingungen der Ascites sind.

Den Ausgang des Scharlachs in die Wassersucht beobachtet man gewöhnlich nur bei den einfachen, regelmäßigen, oder bei den gastrischen, galligten Formen, selten kommt er bei den höhern Arten vor, oder es erfolgt bei diesen der Hydrops auf eine andre Art und zu einer andern Zeit der Krankheit. Die Heftigkeit des Fiebers und der Hautentzündung hat keinen Einfluß auf die Entstehung dieser Wassersucht, im Gegentheil beobachtet man diesen Ausgang öfter in den Fällen, wo der Status inflammatorius, die Form der Synocha nur schwach gezeichnet war, wo die Krankheit den gelindesten Verlauf und die gutartigste Form zeigte, wo sie dem äußern Anscheine nach dem Catharrhus näher stand als der Synocha. Vorzüglich geneigt sind dazu nicht sowohl die irritablen, vollsäftigen Constitutionen, als vielmehr die serösen, lymphatischen Naturen, die an Scropheln leiden, an geschwollenen Drüsen im Unterleibe, die ödematösen, aufgedunsenen Subjecte, nur so daß bei diesen das erste Stadium des Hydrops, die ihn erzeugende Entzündung, in undeutlichern Zügen vorkommt, schneller vorübergehend ist, und daß in diesem Falle die Wassersucht bald das chronische, verzehrende Wesen annimmt — eine Verwandlung der thierigen Materie in rohe, elementarische Lymphe, eine Metamorphose der thierigen Säfte in die pflanzliche Natur, meist begründet in zersetzenden, aufschwellenden, verhärtenden Desorganisationen einzelner Organe auf der vegetativen Stufe der Metamorphose, z. B. der Leber, der Gekrösdrüsen, der Milz, oder auch in neuen Afterbildungen, als Folgen der chronischen Entzündung in der Form der Hydatiden.

Dieser Ausgang des Scharlachs in den Hydrops, welcher spät im Zeitraum der Crisis erfolgt, ist wohl zu unterscheiden von den unerwartet und plötzlich entstehenden Wassersuchten in innern Organen, auf der Höhe der Krankheit oder noch früher, bevor das Contagium noch gereift und durch die Crisis in die thierige Form verwandelt ist. Diese krankhaften Metamorphosen verdienen nur uneigentlich den Namen der Wassersucht, sie haben ihr Wesen nicht in Anhäufungen, in abnorme Absonderungen und Ansammlungen seröser Flüssigkeiten, oder vielmehr in Verwandlung der organischen Materie in rohe, elementarische Lymphe durch die Entzündung, sondern vielmehr in einer

abnor-

abnormen Ausschwitzung und Absonderung des bildenden Thierstoffs, der plastischen Lymphe, bedingt durch einen hohen Grad, durch eine allgemeine und tief gehende Verbreitung der Entzündung in fibrösen, arteriösen Gebilden. Diesen plötzlichen Uebergang des Scharlachs beobachtet man daher nur in den Fällen, wo er vorzüglich unter der Form einer heftigen, synochalen Entzündung in edlen arteriösen Organen erscheint, vorzüglich in denen der Brust, der Lungen, des Herzbeutels und der harten Hirnhaut. Ist in diesen Fällen die Synocha heftig, steht der Grad der örtlichen Entzündung hoch, d. h. ist sie räumlich in einem weiten Kreise über diese Organe verbreitet, und tief eingedrungen in ihre Substanz, ist das Subject sehr irritabel und vollsäftig, dann hat man diesen bösen und plötzlichen Ausgang zu fürchten, der meist stürmisch und plötzlich sich hervorbildet und unter der Form eines Hydrocephalus oder Hydrothorax acutus hervortritt, deren Wesen in einer abnormen Secretion und Ausschwitzung von plastischer Lymphe auf der harten Hirnhaut, in den Höhlen des Gehirns oder auf dem Brustfell, in der Höhle der Brust, und auf dem Herzbeutel. Die Zeichen dieser Krankheitsformen geben diesen Uebergang des Scharlachs zu erkennen.

Der Hydrocephalus internus bildet sich nur im Verlauf der höhern Form des Scharlachs aus, die wir als die phrenitica kennen, deren Sitz die harte Hirnhaut ist. Immer entsteht er plötzlich: die wilden Delirien hören plötzlich auf, der Kranke verfällt in einen tiefen Sopor, in eine große, anhaltende Betäubung, das Gesicht schwillt stark ödematös auf, bleibt aber roth und brennend heiß, die Congestionen auf dem Kopf zeigen sich stärker, die Carotiden schlagen stark und sichtbar, das Gesicht zeigt das höchste Bild von stürmischen Wallungen des Bluts und Anhäufungen desselben im Gehirn, die Bewußtlosigkeit ist anhaltend und groß, die Pupille ist sehr erweitert, alle innern und äußern Sinne gelähmt. Dies ist der Ausgang der Scarlatina phrenitica, der ersten höhern Form des Hirnscharlachs, wenn die Krankheit tödtlich verläuft, der Kranke erliegt hier unter dem Status apoplecticus, unter den Zufällen des Blutschlags, Apoplexia sanguinea, dessen Grund und Wesen in den abnormen Ausschwitzungen plastischer Lymphe auf der harten Hirnhaut und im Gehirn besteht.

Der Hydrothorax acutus, die Ausschwitzung plastischer Lymphe in den Organen der Brust und ihrer Höhle, entwickelt sich zuweilen ganz unerwartet und plötzlich mitten im regelmäßigen Verlauf des einfachen, dem Scheine nach gutartigen Scharlachs. Die Entzündung nimmt plötzlich ihre Richtung auf die Brustorgane, es entsteht ein neuer heftiger Fieberanfall, und mitten in der Periode der anhaltenden Hitze unerwartet ein starker Frost mit folgender Hitze, wobei sich ein heftiger Status pneumonicus entwickelt: die Brust wird beklommen, der Athem schwer, eng, sehr schnell, kurz, brennend heiß, mit einem quälenden Husten, Schwere, schmerzhaften Druck tief in der Brust, der Kranke kann nicht niedrig, auf dem Rücken liegen, sondern nur sitzend athmen, es erfolgen häufige Erstickungsanfälle und Ohnmachten, der Urin fast ganz unterdrückt. In diesen Fällen erfolgt der Tod unter der Form des Catharrhus suffocativus, erzeugt und bedingt von der abnormen Ausschwitzung plastischer Lymphe in der Brusthöhle. Gewöhnlich nur in den spätern Perioden des Lebens, in dem Jünglings- und Mannsalter, bei starken, irritablen, vollsäftigen Subjecten, die geneigt sind zu der Plethora pectoris, zu dem Andrang und Anhäufung des Bluts in den Lungen, nimmt der Scharlach diese Richtung und Ausgang.

Wo der Scharlach in seinen höhern Formen den bösen Ausgang nimmt, da ist dies immer in die Ausschwitzung von plastischer Lymphe, die Metamorphose des Gefäßnetzes darin. Plastische Lymphe ist das Wesentliche und Grundelement aller fibrösen-arteriösen Bildung, dasjenige was den Charakter derselben bedingt; wenn daher diese thierigen Gebilde, wie das Gefäßnetz durch die Entzündung aufgelöset und zurückversetzt werden in ihre elementarische, infusoriale Natur, so werden sie in plastische Lymphe verwandelt, zurückgebildet, als in das Element, aus dem sie durch thierige Polarisirung zu ihrer höhern organischen Form heraufgebildet sind. Denn jedes Gebilde geht bei seiner krankhaften Metamorphose und Reduction in das Element, in die Form zurück, aus dem es, als aus seinem Wesen, erschaffen ward. Die Ausschwitzung von plastischer Lymphe, die Verwandlung des Gefäßnetzes in den Organen darin ist der wesentliche, eigenthümliche Ausgang des Scharlachs. Der Ausgang in Brand, in die Gangraena, ist nur den Entzündungen eigen, die unmittelbar die Nervensubstanz ergreifen, eindringen in die Nervenmasse selbst; denn die Gangraena hat keine andre Bedeutung: als die durch die Entzündung in ihre elementarische Natur zersetzte Nervenmasse zu seyn, daher kann nur die Nervenmaterie brandigt werden, und wo in einem Organe die Gangraena sich bildet, da hat diese ihren Sitz und ihre Wurzel immer in den Nerven desselben, von der Entzündung zersetzt und verwandelt. Die Gangraena ist nichts anders wie die Nervenmaterie in ihrer elementarischen, infusorialen Natur, die ausgeschwitzte plastische Lymphe nichts weiter wie die arteriös-fibröse Bildung, das Gefäßnetz, in derselben Form, hervorgegangen aus einer Entzündung dieser Gebilde. Die Annahme, als wenn der Scharlach in einzelnen Fällen in Brand übergehe, ist falsch, und widerspricht dem Wesen und dem Organ der Krankheit; wo der Keim fehlt und das Element zur Bildung, zu einer eigenthümlichen Form derselben, da kann diese sich nimmer entwickeln. Selbst die höchste und bösartigste Form des Scharlachs, die Encephalitico-maligna, hat nicht den Ausgang in Brand, obgleich ihr äußeres Bild in seiner Blüte ganz dem Gehirnbrande gleicht, wie man es in den bösartigsten Fällen des Typhus contagiosus beobachtet, sondern auch hier besteht der wesentliche Ausgang in der Ausschwitzung plastischer Lymphe, nur daher so grell in der höchsten Form der Bösartigkeit gezeichnet, weil diese Ausschwitzung in der ganzen Masse des Gehirns, nicht partiell, an einzelnen Theilen, sondern in allgemeiner und tiefer Verbreitung vor sich geht, indem sie Folge einer Entzündung ist, welche das Gefäßnetz im ganzen Umfange, in allen Windungen und Tiefen des Gehirns ergriffen hatte. Die brandigten Geschwüre im Rachen und Schlunde, womit der gastrisch-fauligte Scharlach sich zusammensetzt, können hier nicht zum Einwurf dienen, denn diese haben nicht das Wesen des Brandes, sondern die Colliquation, eine Zersetzung der thierischen Materie durch venöse Polarisirung, eine Reduction derselben auf die elementarische Natur des niedern, pflanzlichen Lebens.

Der Ausgang in Eiterung ist dem Scharlach eben so wenig eigenthümlich, denn dieser kommt nur den Entzündungen zu, in muskulösen Organen und in dem Parenchyma blutreicher, arteriöser Organe. Einfache Grundgebilde können im Zustande der Entzündung keinen echten Eiter bilden, seine Genesis hat nur in den mehr zusammengesetzten, muskulösen, parenchymatösen Organen das Element und die Wurzel. Wo Vereiterungen im Verlauf des Scharlachs entstehen, da war dieser immer zusammengesetzt mit örtlichen Entzündungen in muskulösen Organen, oder in blutreichen, arteriösen Drüsen, und dann ist diese Eiterung immer nur partiell, auf diese Organe eingeschränkt. Hieraus erklären sich die eiternden Ohrdrüsen im Scharlach, die Bildung der Abszesse in den muskulösen Theilen des Halses, die immer nur dann sich zeigen, wenn der Scharlach mit heftigen phlegmonösen Entzündungen dieser Organe zusammengesetzt war.

Neuntes Capitel.

Von der Prognosis im Scharlach.

Die Lehre von der Voraussagung des Ausgangs in den Krankheiten, liegt in tiefer Verwirrung, und gründet sich auf sehr unbestimmten, schwankenden, unsichern Gründen und Ansichten. In keine Sphäre der praktischen Medizin hat die Empirie eine größere Verwirrung gebracht als in diese. Es fehlt durchaus an Gesetze und Ideen, nur leere Ansichten, unsichere Schlüsse sind aufgestellt. Man hat Zeichen auf Zeichen gehäuft ohne organischen Zusammenhang, ohne eine deutende Idee, ohne die Wurzel ihrer Genesis aufzuzeigen. Wie in der empirischen Praxis der Erfolg dem Zufalle überlassen vom Ohngefähr abhängt, wie ohne feste Ueberzeugung, ohne geistigen Sinn das Verfahren am Krankenbette sich in der Irre herumtreibt und täuschenden Irrlichtern folgt, so ist die empirische Prognosis ein blindes Rathen, weil die Einsicht in die physiologische Bedeutung der Zeichen fehlt. Aus der physiologischen Bedeutung des leidenden Organs, aus dem Wesen der heterogenen Metamorphose, in der es sich bewegt, aus der Richtung derselben, aus der Natur der Entwickelungsstufe, auf welcher es im Thierleibe steht, aus der organischen Form, worin in ihm die Elemente und Grundgebilde sich verbunden, ist das Wesen der Krankheit, die Richtung ihres elementarischen Strebens und der bevorstehende Ausgang zu deuten. Von der Art des Ausgangs, der Metamorphose, welche man nach der Natur der Krankheit und ihres Organs zu erwarten hat, hängt die Prognosis ab. Im Allgemeinen kann hier der Grundsatz gelten: daß man um so einen bösern Ausgang zu erwarten hat, je heterogener das Wesen, das Element der Krankheit die Natur des Organs ist, in welchem sie ihre Metamorphose entwickelt. Die Wichtigkeit des Organs, die höhere Stufe seiner Bildung in der Reihe des Thierleibs ist zwar eine wichtige Rücksicht, aber keinesweges die Hauptsache. Die Heterogeneität des Elements der Krankheit zu der ursprünglichen Natur des Organs ist das Wesentliche; daher ist z. B. die Entzündung so bösartig in den nervösen Gebilden, weil das Element derselben zu heterogen und zu roh dem Nervenwesen ist; daher ist eine heftige, allgemein räumlich verbreitete Entzündung von der synochalen Natur in arteriösen Gebilden in der Regel gefahrlos, weil das Element der Entzündung homogen dem Wesen dieser Gebilde ist; daher ist eine Entzündung in den serösen, lymphatischen Gebilden schon bedeutsamer, obgleich dieselben vom untern Range sind, auf einer niedern Entwickelungsstufe stehen, indem sie wenigstens leichter chronische krankhafte Metamorphosen zurücklassen.

Die Hauptbestimmung für die Prognosis giebt immer die Form der Krankheit, weil aus ihr zu erkennen ist das Organ, in welchem sie wurzelt und aus welchem die Metamorphose sich entwickelt, denn aus der Form allein ist die Art des bevorstehenden Ausgangs vorher zu wissen, weil seine Natur die Richtung bestimmt, welche die krankhafte Metamorphose verfolgt und die Veränderungen und Afterbildungen welche sie in der Materie zu erzeugen strebt. Die Bedeutsamkeit des Fiebers, die Rücksicht auf seinen Grad, seine Natur und seinen Typus hat man für die Prognosis ganz unrecht verstanden und falsch gewürdigt, man hat dieselbe bei den Entzündungen viel zu hoch angeschlagen, indem das Fieber nur einen sehr untergeordneten Maaßstab giebt, um danach die Bedeutung und den Grad der Krankheit zu messen und zu würdigen. Man hat als Grundregel für die Prognosis in den Entzündungen und Contagionen den Satz ausgesprochen: daß diese um so bedeutsamer und gefahrvoller wären, je heftiger das Fieber sey, je höher der Grad seiner Entwickelung, je lebhafter seine Bewegungen. Dieser Ausspruch ist ganz und gerade zu falsch, unrecht, ja man kann dreist das Gegentheil davon behaupten, indem gerade eine Entzündung um so gutartiger und regelmäßiger ist, je heftiger das Fieber, je lebhafter seine Bewegungen, je deutlicher seine Ausbildung, denn diese Heftigkeit zeigt kräftige Gegenbewegungen, Reactionen der basischen Kraft gegen den rohen elementarischen Reiz, und läßt mit großer Sicherheit eine Assimilation desselben erwarten und eine niederschlagende Ausscheidung, daher eine glückliche Crisis. Dieß lehrt die Erfahrung täglich: gerade bei den gutartigen und regelmäßigen Entzündungen, bei denen von der synochalen Natur, deren Organ die arteriösen Gebilde sind, und edle blutreiche Eingeweide, ist das Fieber am heftigsten, die Reactionen am stärksten und lebhaftesten, und gerade unter allen entscheiden sich diese am leichtesten und sichersten, und lassen selten böse Metamorphosen und Nachkrankheiten zurück. Im Gegentheil haben diejenigen Entzündungen vor allen die bösartige Natur, wo das Fieber sich nur in leisen, rohen, unregelmäßigen Umrissen, in undeutlichen, kaum merkbaren Zügen und in nur schwachen Reactionen zeigt. Bei den synochalen Entzündungen ist immer das Fieber am stärksten, am deutlichsten, seine Bewegungen am ungestümsten, am lebhaftesten, stürmischsten; und diese sind vor allen die gutartigen. Wo bei einer Entzündung oder in den Exanthemen das Fieber stark und heftig ist, wo es in lebhaften, ungestümen Bewegungen sich zeigt, und in einen regelmäßigen Typus sich bewegt, da hat man nichts zu fürchten, und eine gute Crisis zu erwarten, da diese Fieberreactionen gerade die Bedingungen der kritischen Entscheidung sind. Die höhern Formen der Entzündungen und Exantheme dagegen, die ihren Sitz und Heerd in nervösen Gebilden haben, in welchen das irritable und arteriöse Leben nur wenig und leise entwickelt ist, zeigen das Fieber nur in schwachen Reactionen, in undeutlichen Zügen, in einem unregelmäßigen Typus, und gerade diese sind von der bösen Natur. Je arteriöser, blutreicher, irritabler das Organ der Entzündung ist, desto heftiger das Fieber, desto lebhafter die Reactionen. Gerade bei den bösesten Formen der Exantheme und der Entzündung, bei denen die sich tief und in allgemeiner Verbreitung im Gehirn entwickeln, ist das Fieber schwach, undeutlich; z. B. bei der Scarlatina encephalitico-maligna, perniciosa, wo man fast gar keine Spur von Fieber bemerkt. So ist bei der einen Form des Hirnscharlachs, bei der phrenitica, das Fieber stark, lebhaft, deutlich, weil der Sitz derselben die harte Hirnhaut von der arteriösen Natur und sehr blutreich ist, und diese Form ist in keinem Vergleich von so böser Vorbedeutung, von so schlimmer Natur, als die zweite Form des Hirnscharlachs, wo man das Fieber nur in sehr undeutlichen, leisen, unbestimmten Zeichen beobachtet.

Die Contagionen, die acuten Exantheme haben ihr Wesen und ihre Genesis aus einem der organischen Natur nicht heterogenen, sondern vielmehr analogen, identischen Element. Was der Saame des Contagiums ist, das ist auch das Grundelement der thierigen Materie, und der Saame aller Thiermetamorphose. Nicht aus einem fremden, anorgischen Elemente entstanden, verhalten sie sich nicht als absolut heterogen, als giftig, vergiftend für den Organismus, wie z. B. das Miasma. An sich, ihrem Wesen nach, können sie daher für das Leben des Thierleibes nicht die absolute Bedeutung der Bösartigkeit haben, nur zufällig, in relativer Hinsicht steht diese ihnen zu, denn der Organismus hat das Vermögen, die vorübergehende Heterogeneität und Spannung zwischen seinen Polen auszugleichen, und die fremdartigen, excentrischen Triebe und Elemente wieder in der organischen Form zu verbinden. Die Reduktion der thierigen Materie auf ihre elementarische Natur durch die contagiöse Entzündung und Contagienbildung ist nur eine vorübergehende, durch die basische Selbstkraft wird die nach der elementarischen Richtung abweichende Metamorphose wieder in die organische zurückgeleitet, und ein verjüngter Leib aus seinen zersetzten Elementen dem Gebilde wieder erzeugt. Der Prozeß der Contagion, die Contagienbildung, ist *seinem Wesen nach kein tödtender, sondern vielmehr ein verjüngender* für die Gebilde des Thierleibs. Die Bedeutsamkeit der Contagionen gründet sich in der Natur ihrer Organe, denn die Organe ihrer Erzeugung sind allgemeine Grundgebilde, auf allen Stufen der Metamorphose des Thierleibs entwickelt, in allen Organen, den niedern, wie den höhern verflochten und verwachsen. Von der Form, dem Grade der räumlichen Ausbreitung, von der Stufe der Entwickelung des Thierleibs, worin die contagiöse Entzündung ihr Organ ergreift, und krankhaft verbildet, hängt die Bedeutung der Exantheme ab. Die drei niedern Contagionen, die Pocken, die Masern, der Scharlach, sind immer bedeutungslos, *wenn sie in ihrer eigenthümlichen einfachen, regelmäßigen Form erscheinen*, d. h. wo sie sich mehr oberflächlich in ihren Gebilden in der äußern Haut entwickeln, und nicht zu ihren höhern Formen hinaufsteigen, das Gebilde mit ihrer Entzündung nicht auf die höhern Stufen, in innern, edlen Eingeweiden verfolgen. Der Typus contagiosus ist schon an sich, seinem Wesen nach bedeutsamer, weil sein Organ das Höhere ist, die Thiermaterie in ihrer höchsten und freiesten Entwickelung, die Haut in der nervösen Metamorphose, in der Form der Nervenmaterie. Von der Form der Entzündung, von der Bedeutung und Stufe des Organs, in welchem die Contagion sich ursprünglich und vorzüglich bildet, hängt vor allen die Prognosis bei den Exanthemen ab. Weil die Bedeutung der Heerde und Organe verschieden ist, aus denen bei den Contagionen die Entzündung sich ursprünglich bildet, weil die Metamorphose ihres Organs auf den verschiedenen Stufen der Organisation einen verschiedenen, bald niedern, mehr pflanzlichen, bald höhern, mehr thierigen Charakter hat, ist auch die Bedeutung der Exantheme verschieden und der Grad ihrer Gefahr.

In Rücksicht seiner Bedeutsamkeit steht der Scharlach dem Typhus am nächsten, er ist seinem Wesen nach nicht so bedeutsam wie dieser, aber gefahrvoller wie die niedern Exantheme, die Pocken und die Masern, weil sein Organ hier schon auf der höhern Stufe der Metamorphose, auf der thierigen steht, und freier ist von dem irrdischen, pflanzlichen Element; es hat die thierige, irritable, arteriöse Natur. Seinem Wesen nach hat der Scharlach die absolute Bösartigkeit nicht, in dieser Hinsicht hat er ganz die Bedeutung der Synocha, deren Form ihm eigenthümlich ist, und der arteriösen Entzündung in blutreichen Organen. In seinen eigenthümlichen Zusammensetzungen mit Entzündungen edler Eingeweide, in den Richtungen zu den höhern Formen, zur krankhaften Metamorphose des Gefäßnetzes im Gehirn und in nervösen Gebilden, welche die Scharlach-Entzündung zu Zeiten gern verfolgt, liegt der Grund der Bösartigkeit. Wie überhaupt jede exanthematische Entzündung bedeutsamer und gefahrvoller ist, als eine jede örtliche, selbst in edlen Organen erzeugte, so ist dieß auch der Scharlach; immer bedeutsamer als jede topische Entzündung in arteriösen, blutreichen Organen, z. B. der Brust; die Scarlatina in der Form der Hirnentzündung ist immer böser, als die einfache, örtliche Encephalitis; dieß ist darin begründet, weil hier das Organ der Entzündung ein allgemein verbreitetes Grundgebilde ist, was auf allen Stufen der Metamorphose in den höhern Formen der Organe nachgebildet ist. Ganz sicher und zuverläßig darf man im Scharlach in keinem Fall einen glücklichen Ausgang vorhersagen, denn selbst bei der einfachen, regelmäßigen Form, bei der größten Gutartigkeit dem äußern Scheine nach, nimmt die Entzündung oft unerwartet und plötzlich eine böse Richtung, indem sie sich schnell auf das Gehirn und die nervösen Gebilde überträgt; selbst nach eingetretener Crisis bei dem einfachen Scharlach ist man noch nicht sicher, denn leicht entsteht von neuem eine Entzündung, wodurch bald aus dem kritisch abgesonderten thierigen Gase im Zellgewebe eine Wassersucht erzeugt wird.

Die große Bösartigkeit, welche der Scharlach in den Epidemien der neuern Zeit so furchtbar gezeigt, hat oft mehr einen äußern und zufälligen Grund, und ist nicht sowohl von dem Wesen der Krankheit abhängig. Die verkehrte Heilmethode, das widersinnige, der Natur geradezu widersprechende Verhalten, trägt hievon besonders die Schuld. Den Exanthemen sind in der neuern Zeit zahllose Opfer gefallen, und die Mehrzahl davon fallen der Kunst zur Last. Vor allen gilt dieß von dem Typhus und vom Scharlach. Man hat gerade das Gegentheil gethan von dem was Noth that, was die Natur der Krankheit forderte. Sogar bei den sonst so unschuldigen, und ihrem Wesen nach so gutartigen Masern hat eine verkehrte und unsinnige Praxis viel Unheil gestiftet, und die gelinde Krankheit in den Ruf der Bösartigkeit gebracht. Was die Masern bösartig macht, das ist nicht ihr Wesen, ihr Organ, die Entzündung in den Schleimhäuten, denn die Natur des Catharrhus hat nichts Böses, sondern vielmehr ihre Nachkrankheit, die krankhafte Metamorphose der Schleimhaut des Gehirns, der Arachnoidea, indem die Masern die Richtung nehmen und in der Form einer schleichenden Entzündung der Spinnwebenhaut des Gehirns sich bilden, mit ihrem endlichen Ausgang in den Hydrops cerebri, und in dem Bilde der Febris nervosa lenta. Und diese böse Uebertragung des Masernexanthems verschuldet immer das Heilverfahren, indem man nicht zur rechten Zeit die sich entwickelnde schleichende Hirnentzündung erkennt, und ihrer weitern Ausbreitung durch kräftige Antiphlogistica begegnet. Wo man im kindlichen Alter, besonders bei sonst gesunden, vollsaftigen Kindern, vorzüglich nach den Masern, Convulsionen und Krämpfe beobachtet, da kann man sicher als das Wesentliche davon einen Entzündungszustand im Gehirn, vorzüglich eine schleichende Entzündung in der Spinnwebenhaut annehmen, und den endlichen Ausgang in den Hydrops cerebri fürchten.

Für die Prognosis des Scharlachs gilt im Allgemeinen der Grundsatz: daß die Krankheit um so bedeutsamer und böser ist, je mehr die Entzündung räumlich ausgebreitet über das Gefäßnetz der Haut, in einem je größern Kreise die Contagion sich bewegt, und je allgemeiner und tiefer die Entzündung eingedrungen ist in edle, vorzüglich nervöse Eingeweide; um desto gutartiger dagegen, je mehr die Entzündung oberflächlich eingeschränkt ist, und nur in dem Gefäßnetz der äußern Haut den Heerd ihrer Entwikkelung hat. Die Scarlatina in ihren höhern Formen, in ihren Zusammensetzungen mit Entzündungen edler Eingeweide, der Respirations-, der Dauungsorgane, und vorzüglich des Gehirns ist immer bedeutsam und gefahrvoll. Die räumliche Ausbreitung der Krankheit, der Umfang ihrer Entwickelung, das mehr oberflächliche oder tiefere Eindringen derselben in die Substanz der Organe giebt den ersten Maaßstab, um den Grad der Entzündung zu messen, und ihre Bedeutung für die Prognosis zu würdigen. Je jeher die Form steht, oder in einem je edlerem Organe von der höhern Stufe in der Entwickelungsreihe der Metamorphose des Thierleibes der Sitz der Krankheit ist, desto bedeutsamer ist sie, desto mehr geneigt zu desorganisirenden Verwandlungen, elementarischen Zersezzungen der thierigen Materie, um so mehr je heterogener zugleich das Element der Krankheit dem Wesen des Gebildes ist.

Auch die epidemische Constitution, die Diathesis annua, hat einen bedeutenden Einfluß auf die größere oder geringere Bösartigkeit, in deren Form der Scharlach verläuft. Es kommen Epidemien vor, und bestimmte Zeiträume im Verlaufe einer Epidemie, wo die Fälle einer größern Bösartigkeit viel häufiger sind, als in andern, und in einer andern Periode derselben Epidemie. Diese Erscheinung hat ihren Grund darin: daß zu der einen Zeit durch das epidemische Element die Anlage und die Entwickelung der Entzündung in edlen Eingeweiden, vorzüglich im Gehirn mehr begünstigt wird, als zu einer andern, und daß vermöge dieser innern Anlage die Scharlachcontagion ihre Richtung vorzüglich auf diese Organe nimmt, welche die höhere Anlage zur Entzündung, zur excentrischen Metamorphose enthalten. Kenntniß der Natur der epidemischen Constitution und der herrschenden Krankheitsanlage ist ein wichtiger Maaßstab für die Prognosis. Das Wesentliche, die innern Bedingungen der **Diathesis annua**, worin diese größere Anlage zur Bösartigkeit sich gründet, erkennen wir noch nicht im Gesetze der Wissenschaft, aber die Erfahrung lehrt, daß dieser Hang zur Bösartigkeit, diese Anlage zu den höhern nervösen Formen des Scharlachs sich vorzüglich bei einer solchen Jahrsconstitution findet, welche ausgezehrt ist durch eine sehr unbeständige, veränderliche Beschaffenheit der Witterung, die widersprechend dem Charakter der Jahrszeit ist. Wenn eine frische, heitere, klare Luft mit anhaltender, trockner Kälte und herrschenden Nord- und Ostwinden vorzüglich die Anlage zur Synocha setzt, und zu Entzündungen in arteriösen, blutreichen Organen, so beobachten wir die Neigung zu dem Status nervosus in den Entzündungen und die Anlage dazu im Gehirn vorzüglich bei dunkler, neblichter, feuchter, unbeständiger Witterung, als auch bei naß-heißer, schwüler, dunkler Luft; daher kommen die bösartigsten Fälle vom Scharlach vorzüglich im Frühlinge vor oder im Spätsommer, wo überhaupt alle Entzündungen mehr den Hang zur nervösen Metamorphose haben, und das Vermögen ihrer Uebertragung auf das Gehirn. Doch gilt hierüber keine feste und sichere Regel. Nicht selten erscheint während einer Epidemie der Scharlach in den meisten Fällen in einer gutartigen, einfachen Form, und mitunter kommt einzeln die höchste Bösartigkeit vor. Zuweilen ist die Natur der Seuche anfangs sehr gutartig, und erst in den spätern Perioden des Verlaufs bilden sich häufig die höhern Formen aus, und die Krankheit erscheint in der bösartigen Natur.

Auch das Alter des Kranken bestimmt die Prognosis im Scharlach. Am gutartigsten, am gelindesten, am einfachsten ist seine Form, am regelmäßigsten sein Verlauf in den ersten Perioden der frühern Kindheit meist bis zum dritten Lebensjahre. Hier beschränkt sich die Entzündung fast immer nur oberflächlich, auf die äußere Haut, setzt sich selten auf das Gefäßnetz in innern Organen fort und wird selten auf das Gehirn übertragen. Dieß hat seinen Grund darin: daß in dieser Lebensperiode das Organ des Scharlachs, das arteriöse Gefäßnetz auf den höhern Stufen der Entwickelung, in den höhern Organen noch nicht gehörig entwickelt, und sich noch in einem unreifen Zustande befindet, da dasselbe sich viel früher entwikkelt und reift, in den Organen, die, wie die äußere Haut, mehr auf der niedern Stufe der Metamorphose stehen, wo die pflanzliche, vegetative Natur die herrschende Form des Lebens ist, als auf der höhern thierigen, deren Organe später zur Entwickelung kommen. Denn die niedere Form wird eher vollendet als die höhere. Am heftigsten und vollendetesten tritt der Scharlach auf in dem Lebensalter zwischen dem vierten und zwölften Jahre; denn in dieser Periode fängt die thierige Natur sich regsamer zu entwikkeln an, in den Organen dieser Stufe, in den arteriösen, irritablen, geht die Metamorphose zu dieser Zeit am lebhaftesten vor sich, die Bildungstriebe sind hier dann am lebhaftesten, der Stoffwechsel rasch, und darin in ihnen zugleich die Anlage bedingt zur Empfängniß des Saamens der Entzündung, und zur Entwickelung der Contagion. In den höhern, arteriösen und nervösen Organen, vorzüglich im Gehirn, ist das Gefäßnetz in lebhafter Entwikkelung begriffen, die Metamorphose geht rasch in ihnen vor sich, der Andrang und Trieb des Bluts auf sie ist stark, daher auch zu dieser Zeit in ihnen die größere Anlage zu Entzündungen, und der ausgezeichnete Hang zu krankhaften Metamorphosen. Deswegen kommt in dieser Lebensperiode der Scharlach so häufig in seinen höhern Formen vor, und so leicht entwickelt sich hier die Krankheit gleich ursprünglich als eine Hirnentzündung, oder dieselbe wird aus der ursprünglich einfachen Form auf das Gehirn übertragen und so eine höhere, zusammengesetzte. Auch noch im spätern Jünglings- und Mannesalter drohet der Scharlach Gefahr, indem er hier leicht und oft in der Form der phrenitica, der Hirnwuth hervortritt, oder sich mit Entzündungen in den Eingeweiden der Brust zusammensetzt, aus deren Ausgange, den Ausschwitzungen plastischer Lymphe, sich oft schnell ein bald tödtender Hydrothorax acutus entwickelt.

Auch die individuelle Constitution und Anlage kommt in Rücksicht. Jede Entzündung ist am heftigsten und grellsten, vorzüglich die in arteriösen Organen, bei kräftigen, vollsäftigen, blutreichen, wohlgenährten, üppig vegetirenden Naturen. Dieß hat seinen physiologischen Grund in der innern, wesentlichen Eigenthümlichkeit dieser Constitution, in dem Reichthum und Ueberfluß des plastischen Stoffes, des arteriösen Elements im Blut, oder des organischen Stoffes, des homogenen Elements der Entzündung, weswegen diese denn auch stärker hervortreten muß. Ueberdem sind hier die höhern Organe der thierigen Lebensstufe in rascher Entwickelung, in lebhafter Metamorphose, der Andrang und die Anhäufung des Bluts in ihnen ist stark, die Lebensspannung groß, daher nimmt die Contagion gern die Richtung auf sie. Daher setzt sich der Scharlach bei dieser Constitution gern mit Entzündungen in innern Eingeweiden, vorzüglich im Gehirn zusammen, und tritt hier oft in seinen Gehirnformen auf. Deswegen ist der Scharlach weit bedeutsamer und böser bei diesen starken, vollsäftigen, frischen Naturen, als bei den schwächlichen, blutarmen, pflanzlichen Constitutionen, deren Entwickelung auf der niedern, pflanzlichen Stufe der Metamorphose zurücksteht, und bei denen in den höhern thierigen Gebilden die Bildung träge und langsam vor sich geht. Aber bei diesen schwächlichen, langsam und phlegmatisch reifenden Constitutionen, deren Lebenscharakter mehr ein vegetativer ist, wo die Triebe und Bewegungen träge, langsam und schleichend sich entwickeln, tritt eine andre Rücksicht ein, und die Gefahr durch den Scharlach kommt hier von einer andern Seite. Denn diesen Naturen ist die Anlage zu krankhaften Metamorphosen im vegetativen Organismus, vorzüglich in lymphatischen Gebilden, eigenthümlich, daher bei ihnen die größere Neigung zur Wassersucht. Daher geht bei diesen Subjekten die einfachste, gutartigste Form des Scharlachs nach seinem ganz regelmäßigen und gelinden Verlauf nach der Periode der Crisis so leicht und so oft in eine chronische Wassersucht über, welchen Ausgang man überhaupt häufig beobachtet bei den Entzündungen im kindlichen Lebensalter bei diesen lymphatischen Subjekten. Wenn man daher auch bei diesen Naturen den Scharlach und seine Zusammensetzungen in den höhern Formen weniger zu fürchten hat, als bei den vollsäftigen und kräftigen, so bringt dieser Ausgang desto häufiger Gefahr.

Die verschiedenen Zeiträume im Verlaufe des Scharlachs sind für die Prognosis gleichgültig, die Gefahr ist in dem einem eben so groß wie in dem andern. Oft beginnt der Scharlach gleich seinen Verlauf in der höhern Form der Bösartigkeit, und bei den schlimmsten Fällen ist dieß fast immer der Fall, z. B. die beiden höhern Formen des Hirnscharlachs, die unter der Maske des Croup. Wo die Form des Scharlachs ursprünglich einfach, gutartig und regelmäßig war, da können in jedem Zeitraum sich die bösen Zusammensetzungen und die höhern Formen entwickeln. Zu jeder Zeit im Verlaufe, gleich nach dem Ausbruche und im Stadio der Blüte des Exanthems kann sich die Entzündung von der äußern Haut auf das Gehirn übertragen, und den Status perniciosus aufstellen, oder auf den Unterleib, als Magen- oder Darmentzündung tödten. Nur der Croup entwickelt sich nicht im spätern Verlauf, sondern wo der Scharlach in dieser Form sich bildet, da geschieht dieß immer ursprünglich, und die Entzündung in dem Larynx, der Trachea und den Bronchien ist früher vollendet, bevor noch die auf der äußern Haut als Exanthem hervorbricht. Noch im Zeitraume nach der Crisis drohet Gefahr, man hat immer noch die Umbildung des plastischen thierigen Gases in den Hydrops zu fürchten, der so gern nach dem Scharlach entsteht.

Das sogenannte Zurücktreten des Scharlachs hat man viel zu hoch angeschlagen für die Prognosis. Es ist nicht immer wesentlich und nothwendig, daß das Exanthem von der äußern Haut verschwindet, wenn sich die Entzündung auf innere Eingeweide richtet, sondern mehr zufällig und gleichgültig. Oft bleibt das Exanthem auf der äußern Haut in seiner schönsten Blüte stehen, sie bleibt hochroth, brennend, trocken, wenn bereits die Entzündung sich in eine höhere Form umgebildet, und auf das Gehirn sich gerichtet hat. Das Exanthem blühet fort bei vollkommen ausgebildetem Status encephaliticus und nervosus, und diese Zusammensetzung hat gar keinen Einfluß auf die Beschaffenheit der Hautentzündung. Am allerwenigsten kann die Ansicht gelten, als wäre das Verschwinden des Exanthems die Ursache und Bedingung von der Uebertragung der Entzündung auf innere Organe, z. B. auf das Gehirn, höchstens kann es als ein Zeichen davon gelten, daß sich jetzt der contagiöse Prozeß mehr und vorzüglich in den ergriffenen innern Eingeweiden conzentrirt, und daß zunächst in diesen die krankhafte Metamorphose des Gefäßnetzes vor sich geht. Bei den ursprünglich höhern Formen der Krankheit nimmt man gerade das Gegentheil wahr: die Entzündung in der äußern Haut und ihre Form, das Exanthem erscheint hier erst später, und erst nachdem das Bild der Entzündung in den innern Organen bereits vollkommen, in einem hohen Grade und in allen Zügen vollendet ist. Dieß ist immer der Fall bei den beiden ursprünglichen Formen des Hirnscharlachs und bei dem, der unter der Maske des Croups hervortritt. Eine andre, für die Prognosis viel wichtigere Bedeutung hat die Veränderung der Beschaffenheit des Exanthems. Wenn auf der Höhe der höhern Formen des Scharlachs die vorher hochrothe Haut plötzlich blaß wird, die aufgetriebene einfällt, wenn das Exanthem plötzlich mißfarbig wird, schmutzig, blaulich, aschgrau, mit Aufhören des frühern Brennens und Stechens in der Haut, wenn die kurz vorher heiße und brennende anfängt kalt zu werden, wenn sie Unempfindlichkeit zeigt und Torpor, wenn hiebei der Status nervosus die Natur des malignus, paralyticus annimmt, wenn die Delirien in Stupor, Betäubung, große Gefühllosigkeit übergehen, wenn heftige Ausbrüche von Convulsionen und Krämpfen erfolgen, wenn die Zeichen einer innern Lähmung des Gehirns und Nervensystems auftreten, dann ist diese Veränderung des Exanthems ein Zeichen von böser Vorbedeutung und zeigt den noch bevorstehenden tödtlichen Ausgang. Diese Veränderung des Exanthems ist nur der äußere Reflex von den innern Veränderungen in der Natur der Entzündung, von ihrem Ausgange in die Ausschwitzungen plastischer Lymphe im Gehirn, wodurch Lähmung des Gehirns und Nervensystems begründet ist. Diese mißfarbige Beschaffenheit des Exanthems zeigt den paralytischen Zustand der Haut, ihre brandigte Beschaffenheit, als die Folge von den innern Lähmungen des Gehirns, hervorgebracht durch die Ausschwitzung und Anhäufung von plastischer Lymphe, oder vielmehr durch die Verwandlung des Gefäßnetzes des Gehirns in seine elementarische Natur, in die plastische Lymphe.

Individuelle chronische Krankheitszustände haben auf die prognostische Bedeutung des Scharlachs keinen großen Einfluß, nur die Scropheln verdienen hier eine Erwähnung. In der Regel läßt der Satz sich behaupten, daß die scrophulösen Subjekte, wie überhaupt die schwächlichen, lymphatischen Naturen den Scharlach leichter und besser überstehen als die kräftigen, blutreichen und gesunden, und daß der Scharlach sich selten, selbst in den bösartigsten Epidemien, bei scrophulösen Subjekten in seinen höhern Formen und Zusammensetzungen ausbildet. Auch beobachtet man, daß nach überstandenem Scharlach der scrophulöse Habitus sich bessert, die Zufälle abnehmen, und die Gesundheit dauernder und fester wird. Desto mehr hat man aber hier den Ausgang in die chronische Wassersucht zu fürchten, der bei diesen Subjekten nach dem Scharlach um so häufiger und leichter erfolgt, da durch die Scropheln schon sich das lymphatische System in dem Zustande einer verborgenen, chronischen, schleichenden Entzündung befindet, welcher schon die Anlage und den Keim zu krankhaften hydropischen, serösen Metamorphosen enthält.

Die Kenntniß des Wesentlichen eines Systems, der innern Bedingungen seiner Genesis und seiner Entwickelung, ist eine Hauptsache zur Würdigung seiner prognostischen Bedeutung. Dieß ist die physiologische Seite der Prognosis. Es ist ein großer Unterschied zwischen der Bedeutung eines und desselben Symptoms in den verschiedenen Fällen, und es kommt hier alles darauf an, aus welcher Veränderung des Lebens und des Thierleibes es als aus seinem Wesen hervorgeht. So sehen wir im Verlaufe der Entzündungen sich häufig einen Status nervosus entwickeln, Nervenzufälle aller Art bei nervösen, reizbaren Subjekten, die aber ganz bedeutungslos sind, indem sie nicht aus einem idiopathischen Leiden des Gehirns und Nervensystems hervorgehen, indem sie nicht begründet sind in einer wirklichen Theilnahme des Gehirns und Nervensystems an der Entzündung, in einer organisch-räumlichen Verbreitung derselben über diese Gebilde, sondern indem sie nur ihr Wesen haben in einer psychischen, sympathischen Mitleidenheit dieser Organe, abhängig von der ursprünglich aufgeregten, reizbaren Stimmung des Nervenlebens. Auch äußerlich in dem Verhalten dieser Symptome ist diese innere, genetische Verschiedenheit ausgedrückt: sie entstehen zu früh, während das Wesen der Krankheit noch nicht die nervösen Gebilde erreicht hat, sondern die Metamorphose noch in einem niedern System steht, sie sind unbeständig, flüchtig, immer nur vorübergehend, nicht bleibend. Eben so wesentlich in seiner Bedeutung ist der Status encephaliticus von bloßem Trieb und Andrang des Bluts auf das Gehirn, von Anhäufung und Stockungen desselben in seinen Gefäßen von demjenigen verschieden, der auf wirklicher Hirnentzündung beruhet; jener ist das nur in der Anlage, was dieser in der Entwickelung. Diesen Status encephaliticus aus Congestion, die Schwere, Eingenommenheit, Betäubung des Kopfes, der Sopor, die Verwirrung des Sensoriums, beobachtet man oft im Anfange und im Verlaufe örtlicher Entzündungen und auch der Exantheme, ohne daß man ihn als bedeutsam nehmen kann, da im Gegentheil der Status encephaliticus, der aus einer wirklichen, räumlichen Uebertragung der Entzündung auf das Gehir hervorgeht, eine viel höhere Bedeutung hat. Zu erkennen ist der erstere Zustand leicht an seiner flüchtigen, vorübergehenden, unbeständigen, leichten Form, da hingegen der aus einer wirklichen Encephalitis bleibender, tiefer, anhaltender, beständiger ist. Man muß überhaupt das ganze Bild der Krankheit in seinen vollen Zügen erfassen, in den verschiedenen Zeiten des Verlaufs, in dem was kurz vorausging, was gleichzeitig sich bildet und besteht, und in dem was nachfolgt, um die Bedeutung eines Zeichens richtig zu würdigen und zu erkennen. In der Regel ist in einem frühern Zeitraum der Krankheit, auf einer niedern Stufe das schon im Keime, in der Anlage, in groben, undeutlichen Zügen im voraus angedeutet, was später zur wirklichen Entwickelung kommt. Wo z. B. in dem frühern Zeitraum des ursprünglich einfachen und regelmäßigen Scharlachs der Bluttrieb und Säfteandrang auf das Gehirn bedeutend und ausgezeichnet ist, da zeigt diese Erscheinung eine hervorstechende Anlage zur Entzündung im Gehirn, eine Richtung der Contagion auf dieses Organ, und man kann desto eher die wirkliche Entwickelung der Encephalitis in dem spätern Zeitraum voraussehen. Dieß gilt aber nur von dem Falle, wo der ursprünglich einfache Scharlach sich später in die höhere Form umbildet, nicht von dieser in ihrer ursprünglichen Genesis, wo die Hirnentzündung nicht aus einer Uebertragung entsteht, sondern als das Ursprüngliche und Erste. Hier ist keine Voraussicht möglich, weil der Scharlach gleich ursprünglich in dieser Form hervortritt.

Die Zeit im Verlaufe der Krankheit und das was zunächst der Entwickelung eines Symptoms vorausgegangen ist, giebt einen Maaßstab zur Deutung des Zeichens. Aus dem Gegenwärtigen soll man das Zukünftige erkennen, aus dem was da ist, das was da kommen wird, aus der Anlage die spätere Entwickelung. Der Status encephaliticus, nervosus gleich im Anfange einer Entzündung, aus Congestion und aus einer Plethora im Gehirn, ist an sich bedeutungslos, aber bedeutsamer als Zeichen von dem was da später kommen kann und wird, von der sich entwickelnden, wirklichen Encephalitis, diese in ihrer Ausbildung ist bedeutsam, aber noch böser in ihren Ausgängen, indem man, wenn der Status encephaliticus anhaltend, heftig, in allen Zügen vollendet, eine tiefe und allgemeine Entzündung im Gehirn zeigt, bald desorganisirende Metamorphosen, das Ausschwitzen plastischer Lymphe und das Zeichen davon, den Status malignus, paralyticus zu fürchten und vorauszusehen hat. In den frühern Zeiträumen der Krankheit ist daher der Status nervosus weniger zu fürchten, als da wo er bleibend, anhaltend und heftiger wird im Fortschritte des Verlaufs, weil er dann zuletzt in böse Metamorphosen der Gehirnsubstanz übergeht. Der Status malignus, der diesen Ausgang als sein inneres Wesen bezeichnet, hat ein anderes Bild als der Status encephalitico-nervosus, der eine Entzündung im Gehirn und in den nervösen Gebilden zeigt; jener hat die Form der Gehirn- und Nervenlähmung, des Stupor's, der tiefen, gefühllosen Betäubung, dieser mehr das Bild von einem aufgeregten, wilden, haltungslosen, ungestümen und stürmischen Nervenleben, jener deutet auf Ohnmacht und Erschöpfung, dieser auf ein wildes, stürmisches, unbegränztes Nervenleben. Was in der Anlage ist, das muß zur Entwickelung kommen, dieß ist der Hauptgrundsatz für alle Prognostik, man kann nur das Wesen der Blüte deuten, wenn man das des Keims und der Anlage erkannt hat, wer die Entzündung in den frühern Zeiträumen der Krankheit im Gehirn und in den nervösen Gebilden erkannt hat, ihr Streben und ihre Richtung verfolgt, der weiß auch im voraus, was er später zu fürchten und zu erwarten hat.

Die Hauptsache bei der Voraussagung im Scharlach hängt von der Form der Entzündung ab, oder vielmehr von der Natur des Organs, in dem sie sich ursprünglich und hervorstechend entwickelt, denn hienach ist die Richtung zu verstehen, welche die Metamorphose nimmt, und die Art des Ausgangs. Wie die Entzündung sich in jedem selbstständigen Organ in einer eigenthümlichen Form bildet, so hat sie auch in einem jeden eine verschiedene Anlage zu einem besonderen Ausgange, zu einer eigenthümlichen Art der Metamorphose, welche in der Natur des Organs begründet ist. Hienach sind die Ausgänge bei den höhern Formen des Scharlachs zu vermuthen und zu deuten. Krankhafte Metamorphosen, wie sie dem Organ des Scharlachs eigenthümlich sind, die Ausschwitzungen von plastischer Lymphe kann man daher zunächst in dem Organe voraussetzen, in welchem zunächst und ursprünglich die Entzündung den Heerd ihrer Genesis und ihrer Entwickelung hat, oder auf das dieselbe im spätern Verlauf übertragen ward. Je höher der Grad dieser Entzündung steht, d. h. je allgemeiner, in einem je größern Umfange dieselbe räumlich verbreitet ist über die Organe, je tiefer sie eingedrungen ist in deren Substanz, und je heterogener das Element der Entzündung dem Wesen der ursprünglich und vorzüglich leidenden Organe ist, desto mehr hat man diesen Ausgang zu fürchten. Hüten aber muß man sich wohl bei der Prognosis, die einzelnen Symptome für sich zu hoch anzuschlagen, zu ängstlich dieselben zu zergliedern und zu theilen, man muß das Wesentliche darin und die Genesis begreifen, man muß das Innere des Zustandes in dem eigenthümlichen Gesammtbilde aller Zeichen verstehen, wenn man sicher das rechte treffen will. Die wesentlichen Zeichen einer zuverläßigen Voraussagung in den Krankheiten sind in feinen und zarten Zügen gezeichnet, und indem sie sich mehr auf das Wesentliche und Innere beziehen, haben sie mehr die geistige Bedeutung, und sind in ihrer Absonderung nicht, nur in ihrer Gesammtheit zu verstehen. Das einzelne, abgesonderte Symptom hat für sich keine Bedeutung, indem seine Genesis oft eine zufällige, individuelle ist, bedeutsam wird es nur durch den organischen Zusammenhang, worin es sich gleichzeitig mit andern und zur rechten Zeit und gemäß dem Verlaufe der Krankheit entwickelt. Wir betrachten die Prognosis in mehr specieller Rücksicht auf die verschiedenen Formen und Arten des Scharlachs.

A) Voraussagung in der einfachen, regelmäßigen Form des Scharlachs.

Nur in seinen höhern, mit Entzündungen in innern Eingeweiden, vorzüglich im Gehirn zusammengesetzten Formen ist der Scharlach bedeutsam und zu bösen Metamorphosen geneigt. In seiner einfachen Form, in seinem regelmäßigen Verlaufe, wo die Entzündung sich bloß oberflächlich einschränkt auf das Gefäßnetz in der äußern Haut, ist die Krankheit sehr gelinde, gutartig und man hat nichts zu fürchten. In jeder Epidemie kommen diese Fälle eines im hohen Grade milden und gutartigen Scharlachs häufig vor, und manche Epidemien verlaufen ganz, oder doch nur in seltenen Ausnahmen in diesem Charakter. An sich hat dieser Scharlach keine Bedeutung; mag die Hautentzündung noch so heftig und lebhaft seyn, mag der Status inflammatorius und die Synocha in grellen und ungestümen Zufällen sich zeigen, man hat durchaus nichts zu fürchten, wenn sich die Entzündung nicht auf innere Organe überträgt und die contagiöse Metamorphose nicht die Richtung nach innen nimmt. Je heftiger der Status inflammatorius, je lebhafter das Fieber, desto sicherer hat man eine gute und vollkommne Crisis zu erwarten. Keine Synocha an sich, keine Entzündung von dem synochalen Charakter ist bei den Exanthemen gefahrvoll, so lange sie sich auf die äußere Haut beschränkt, je ungestümer hier die Symptome und je stürmischer desto besser, aus den Stürmen geht zuletzt durch die Crisis die Ordnung, aus den starken Reactionen der innern Naturkraft ein verjüngtes, neugebornes und kräftiges Leben hervor. Es giebt kein Fieber von der Natur der Synocha, was je einen bösartigen Charakter annehmen könnte, immer ist das Entzündungsfieber gefahrlos, so lange es in den Grenzen seines Systems, der arteriösen Gebilde, verweilt, bedeutsam wird es nur und gefahrvoll, wenn es eine höhere Richtung nimmt, und seine krankhafte Metamorphose verfolgt in den höhern Gebilden, deren Wesen das Element der Entzündung heterogen und fremdartig ist, im Gehirn- und Nervensystem. Wer die Heftigkeit des Fiebers und des Status inflammatorius im Scharlach fürchtet, wer aus seinen Stürmen und Zeichen das Böse ahndet, dem ist die Natur der Krankheit fremd, der weiß die Bewegungen des Organismus nicht zu deuten, und läßt sich durch ein Irrlicht täuschen und schrecken. Ueberdem ist es ja so leicht, diesen Sturm der Entzündung zu beschwichtigen, das ausschweifende Leben zu begrenzen, und das wilde Feuer zu mäßigen und zu dämpfen.

Im Verlaufe der einfachen Form des Scharlachs kommt die Gefahr nur von daher: daß die Entzündung den ursprünglichen Kreis ihrer Entwickelung, die äußere Haut überschreitet, und sich weiter über innere Organe verbreitet, das Gefäßnetz in ihnen der Metamorphose unterwerfend. Diese Uebertragung der Entzündung auf innere Organe, diese Umbildung des einfachen Scharlachs in die höhere, zusammengesetzte Form ist dasjenige, was allein die Krankheit bedeutsam und gefahrvoll macht. Es giebt vorzüglich drei verschiedene Arten dieser Zusammensetzung des einfachen Scharlachs, die verschieden sind und begründet nach dem Organe, worauf im Verlaufe der Krankheit die Uebertragung geschieht.

1) Die Umbildung des einfachen Scharlachs in die höhern Formen des Gehirnscharlachs. Die Fortsetzung der Entzündung von der äußern Haut auf das Gehirn ist die häufigste Art, unter welcher der ursprünglich einfache Scharlach die Natur der Bösartigkeit annimmt. In dem Bilde beider Formen des Hirnscharlachs kann hier die Krankheit sich bilden, und als Scarlatina phrenitica oder maligna hervortreten. Uns kommt es hier nur darauf an, die Zeichen aufzufinden, welche diese Verwandlung der Formen, diese Uebertragung der Entzündung auf das Gehirn anzeigen und so die Prognosis leiten. Gewöhnlich entsteht diese Zusammensetzung plötzlich, unerwartet; meist in der Periode der Blüte des Exanthems, und die Beschaffenheit desselben verändert sich nicht dabei; der Scharlach scheint einfach und regelmäßig zu verlaufen, alle Zeichen deuten auf eine gutartige Natur, bis unerwartet und schnell die Szene sich ändert. Folgende Zufälle können indeß als sichere Vorzeichen gelten, woraus man diesen Uebergang voraussehen kann: es beginnt gleichsam mitten im Verlaufe ein neues Fieber, die vorher anhaltende Hitze wird durch einen unerwartet entstehenden Frostanfall, der mehr oder weniger heftig und anhaltend ist, unterbrochen, die vorher hochrothe Haut wird blaß, doch so, daß diese Veränderung nur vorübergehend ist, und nur so lange dauert, als der Frost anhält, wo dann die Röthe zurückkehrt, die vorher brennend heiße

wird kalt, kühl; zugleich beobachtet man eine Veränderung in dem Wesen des Kranken: er zeigt sich ungewöhnlich heiter, aufgeräumt, und versichert nach seinem Gefühl sich vollkommen wohl zu befinden, er ist ungewöhnlich lebhaft, heftig, seine Physiognomie zeigt auf einen aufgeregten, gereizten Zustand, etwas Wildes, Unstetes, Lebhaftes, Heftiges in dem Blicke des Auges, eine ungewöhnliche Hastigkeit in den Bewegungen, etwas Rasches, Lebhaftes, Heftiges in der Sprache, auf den Frost folgt bald wieder Hitze, die Zunge wird trocken, besonders in der Mitte und von schmutziger Farbe, der Puls geht hart, schnell, die Urinabsonderung ist gehemmt, und bald entwikkelt sich aus diesen Symptomen der Status encephaliticus in voller Form und Blüte. Indem dieser Zustand die nächste und unmittelbare Anlage zur Entzündung im Gehirn enthält, die auch rasch zur Entwickelung kommt, ist er in der einfachen Form des Scharlachs sehr bedeutsam für die Prognosis, und wo diese Zufälle sich zeigen, da kann man dreist die bevorstehende Verwandlung der Krankheit in die höhere und bösere Natur voraussagen, man kann mit Zuverläßigkeit auf den bald bevorstehenden Sturm einer Hirnentzündung rechnen. Der Uebergang des einfachen Scharlachs auf das Gehirn zeigt sich auch oft durch eine örtliche schnupfenartige Entzündung in der Nase, diese wird im Innern entzündet, trocken, brennend, die Schneidersche Haut ist trokken, heiß, entzündet, und so schreitet von hieraus durch räumliche Ausbreitung die Entzündung auf das Gehirn fort.

Diese Umbildung des einfachen Scharlachs in die höhern Formen in der Gehirnentzündung ist immer bedeutsam, und hat leicht einen bösen Ausgang, indem wegen Heterogeneität des Elements die Entzündung zu den Nervengebilden, diese bald den krankhaften Metamorphosen, den Ausschwitzungen plastischer Lymphe erliegen. Je allgemeiner die Entzündung räumlich über das Gehirn verbreitet ist, je tiefer sie eingedrungen in die Substanz desselben, je mehr andre Zweige und Glieder des Nervensystems Theil daran nehmen, je heftiger, anhaltender, je vollkommner der

Status nervosus erscheint, desto gefahrvoller ist der Scharlach. Aber es kommen auch Fälle vor von der Scarlatina phrenitica, wo die Entzündung im Gehirn räumlich nur auf einen engen Kreis beschränkt ist, wo nur eine einzelne, genau umgrenzte Stelle der harten Hirnhaut entzündet ist, hier ist der Status encephaliticus nur gelinde und in schwachen Zügen gezeichnet, nicht sowohl als eine Affection des Sensoriums, sondern vielmehr ausgedrückt durch einen anhaltenden, empfindlichen, wüthenden Schmerz, stechend, reißend, bohrend, an einer bestimmten, begrenzten Stelle des Kopfes. Dieß sind die Fälle vom Scharlach-Fieber, die in eine partielle Eiterung übergehen, indem sich an einer begrenzten Stelle der harten Hirnhaut ein Absceß, ein Eitergeschwür bildet, und wo der wüthende, örtliche Schmerz plötzlich nachläßt, sobald ein Eiterfluß aus der Nase oder aus den Ohren entsteht. Diese Fälle sind nicht gefahrvoll, sobald die Ausleerung des Eiters nach aussen erfolgt, aber böse Folgen bleiben zurück, wenn der Eiter sich nach innen entleert, zwischen der harten Hirnhaut und dem Gehirn. Chronische, auf einzelne Stellen begrenzte, schleichende Hirnentzündung mit habituellen, partiellen Eiterabsonderungen bleiben zurück, und die Folgen und Zeichen davon: chronische Nervenkrankheiten, Krämpfe aller Art, Epilepsien, periodischer Wahnsinn, indem zu Zeiten eine neue Stelle im Gehirn sich entzündet, und die Entzündung von neuem angefacht wird, Blödsinn. Auf diese Art hat der Scharlach auch chronische Nerven- und Geisteskrankheiten zu seinen Ausgängen und Folgen.

Auf die Halsentzündung hat man beim Scharlach eine zu hohe Bedeutung gelegt; der Sitz derselben ist in blutreichen, muskulösen Organen, daher hat sie keine bösartige Natur, wo sie in dem einfachen Scharlach-Fieber auch noch so heftig ist, der synochale Charakter auch noch so ausgezeichnet, der Verlauf stürmisch, die Zufälle dringend, da hat man doch nichts zu fürchten, als höchstens den Uebergang in Eiterung, die Bildung eines Halsgeschwürs, welches aber immer guten Eiter entleert, und ohne böse Folgen heilt. Eine höhere Bedeutung aber hat die Angina bei dem gastrischen, galligten Scharlach, wo der Uebergang in den Status putridus auch in der krankhaften Metamorphose in den Halsgebilden sich zeigt, und sich in Colliquationen und brandigten, fressenden Geschwüren darstellt.

2) Die Umbildung des einfachen Scharlachs in eine örtliche Entzündung der Eingeweide der Brust, die plötzliche Uebertragung der Entzündung auf die Lungen, die Pleura und den Herzbeutel. Diese Zusammensetzung des Scharlachs entwickelt sich auch in der Regel unerwartet, ohne ausgezeichnete Vorzeichen; meist entsteht diese Uebertragung zur Zeit der Blüte der Hautentzündung, doch ist es nicht wesentlich, daß das Exanthem von der äußern Haut verschwindet. Mitten im Verlauf der Hitze tritt meist ein heftiger Frostanfall ein, der immer im Verlaufe der Fieber, die Entstehung einer neuen Entzündung in edlen Organen, vorzüglich in blutreichen, anzeigt und begleitet. Bald entwickeln sich die Zeichen des Status pleuriticus, pneumonicus, der Athem wird beklommen, eng, schwer, kurz, schnell, tief in der Brust das Gefühl eines dumpfen Schmerzes, eines Drucks, einer Schwere, welches beim Einathmen und beim Husten sich verstärkt; große innere Angst, Unruhe, Beklemmung, schwere Respiration, erhöhetes Fieber, mit heißem, brennendem Athem, großer Hitze, starker, voller, zuweilen unterdrückter, gehemmter, kleiner, aber immer harter Puls. Dieser Zustand ist um so bedeutsamer, je weiter die Entzündung sich schnell über die Organe der Brust räumlich verbreitet, je mehr der Herzbeutel Theil daran nimmt, denn desto leichter ist der böse Ausgang in den Hydrothorax acutis, die Ausschwitzung plastischer Lymphe zu fürchten, und die Entwickelung ihres Symptoms des schnell tödtlichen Catharrhus suffocativus. Die Entzündung des Herzbeutels hat eigenthümliche Zeichen; vor allen eine größere Angst und Unruhe, eine heftige, anhaltende Beklemmung mit der Furcht zu ersticken, öftere Anfälle von Erstickung, und von Ohnmachten, das tiefe Gefühl eines Drucks, einer Schwere, eines stumpfen Schmerzes in der linken Seite der Brust, die Empfindung einer eigenthümlichen Betäubung, Schwere, Lähmung,

Kälte, Gefühllosigkeit auf der ganzen linken Seite; der Puls an der linken Hand ist kleiner, kaum fühlbar, Saiten-Drathartig, sehr hart, sehr schnell, oft aussetzend und ganz verschwindend; dabei der Athem sehr beklommen, eng, sehr kurz und schnell in oft abgebrochenen, kurzen Zügen mit suffocatorischen Zeichen. Je anhaltender diese Zufälle werden, je größer die Angst und Beklemmung, je öfter die Anfälle von Erstickung und Ohnmachten, je gehemmter, schneller, kürzer der Athem, je weniger der Kranke ohne Erstickungsanfälle liegen kann, sondern nur athmen bei aufrechter Stellung, je kleiner, gehemmter, aussetzender der Puls, je größer die Betäubung und Kälte in den Gliedmaßen, vorzüglich der linken Seite, desto mehr kann man auf den Ausgang der Entzündung in Ausschwitzung plastischer Lymphe in der Brusthöhle und im Herzbeutel rechnen, desto sichrer den nahen Tod voraussagen. Ein sehr kurzer, dabei sehr beklommener und sehr schneller Athem, der in raschen, kurzen, abgebrochenen Zügen vor sich geht, ist bei Brustentzündungen vor allen das böseste Zeichen, denn immer deutet er hin auf den Ausgang der Entzündung in organische Metamorphosen in den Eingeweiden der Brust, auf die Ausschwitzung plastischer Lymphe oder auf einen Eitererguß. Diese schnelle Uebertragung der Entzündung von der äußern Haut auf die Organe der Brust mit ihrem Ausgang in den Hydrothorax kommt bei einfachen Scharlach-Fiebern vorzüglich in den spätern Perioden des Lebens vor, wenn dasselbe das Jünglings- oder das männliche Alter ergreift; wo früher in diesen Lebensperioden das Scharlach-Fieber entsteht, wo es in deutlichen Zügen die Natur des echten Status inflammatorius und der Synocha trägt, wo das Fieber und die Entzündung heftig, der Andrang des Bluts auf die Organe der Brust bedeutend ist, wo man auch ohne Spuren einer örtlichen Entzündung in den Brustorganen, eine Congestion dahin bemerkt, mit beschwerter, enger, beklommener Respiration, da hat man immer diese böse Zusammensetzung zu fürchten und zu bedenken: daß nur eine kräftige Anwendung des Apparatus antiphlogisticus das einzigste Mittel ist, dieser bösen Metamorphose vorzubauen. Denn nur eine treffende Prognosis, eine sichere Voraussicht dessen was da werden kann und was in der Anlage zur Entwickelung strebt, bestimmt und leitet den Heilplan; man muß das in der Anlage hemmen, was in seiner Entwickelung sich nicht mehr mit Sicherheit aufheben läßt.

3) Die Umbildung des einfachen Scharlachs in eine örtliche Entzündung der Eingeweide des Unterleibs, vorzüglich des Magens und der Gedärme. Diese Zusammensetzung gehört zu den bösesten, die man im Verlaufe des einfachen Scharlach-Fiebers beobachtet; sie bildet sich plötzlich aus, unerwartet, meist ohne sichere Vorboten, verläuft stürmisch, ungestüm, und endigt bald in einen tödtlichen Ausgang. Heimlich, tückisch, verborgen bildet sich der einfache Scharlach in diese höhere Form der Entzündung um, mitten im regelmäßigen Verlauf, bei einem gutartigen, gelinden Anschein, plötzlich entsteht eine furchtbare innere Angst und Unruhe, eine heftige Beklemmung in den Präcordien, ein convulsivisches, unruhiges Hin- und Herwerfen im Bett, ein Druck, ein ängstliches Gefühl von Schwere in der Herzgrube, bald verwandelt sich dieses in einen unerträglichen, anhaltenden, bohrenden, zermalmenden, zerreißenden, stechenden Schmerz, die Präcordien sind sehr empfindlich, gespannt und im hohen Grade schmerzhaft selbst bei der gelindesten äußern Berührung, dabei ein heftiges, anhaltendes Würgen und Erbrechen, der Magen nimmt nichts, selbst das Mildeste nicht an, die Angst und Unruhe steigen immer höher mit jeder Minute, das Gesicht hat ein angstvolles, verzerrtes, convulsivisches Ansehen, der Puls schlägt sehr klein, kaum fühlbar, sehr hart, gespannt, wie ein eiserner Drath; mit einem Male hört der Schmerz plötzlich auf, die Angst und Unruhe aber dauern fort, das Gesicht fällt ein, die Physiognomie entstellt und verändert sich, nimmt das bösartige Wesen an, der Schweiß fließt in kalten, großen Tropfen, die Glieder werden marmorkalt, der Puls sehr klein, zitternd, kaum fühlbar, und unter leichten Zuckungen, Singultus und Delirien erfolgt der Tod. Das Bild dieser zusammengesetzten Form des ursprünglich

einfachen Scharlachs zeigt in allen seinen Zügen deutlich und unverkennbar eine Uebertragung der Entzündung auf den Magen, die sich auch über das Zwergfell verbreitet, und woran der Plexus coeliacus mit seinen Nervengeflechten Antheil nimmt, was der anhaltende Singultus und die furchtbare innere Angst und Unruhe beweiset. Denn diese innere Herzensangst und Unruhe ist ein wesentliches Zeichen der Entzündung in allen den Organen, denen aus dem Plexus coeliacus und aus dem Gangliensystem ihre Nerven kommen, daher beobachtet man diese Zeichen immer und vorzüglich auf der Höhe aller Entzündungen in den Organen des Unterleibs, in dem Magen, im Zwergfell, in den Därmen, in dem Bauchfell. Nächst der 2ten Form des Gehirnscharlachs ist diese die bösartigste, die am schnellsten tödtliche, denn auch diese tödtet oft binnen 12 Stunden und überschreitet selten den Zeitraum von 24 Stunden; wo die Symptome dieser Zusammensetzung in stürmischer, voller Entwickelung sich zeigen, da ist die Kunst von ihrer Wirksamkeit verlassen, und mit voller Gewißheit kann man das baldige Aufhören des furchtbaren und gräßlichen Leidens und den nahen Tod voraussagen. Fast eben so bedeutsam und gefahrvoll ist die Uebertragung der Entzündung auf die Därme und das Bauchfell, nur daß hier der Verlauf nicht so stürmisch, sondern langsamer ist, und oft sich durch mehrere Tage zögernd hindurch zieht. Der örtliche, anhaltende Schmerz, die Angst und Unruhe, der schnelle, kleine, sehr zarte, gespannte Puls, die eigenthümlich verzerrte Physiognomie, und vorzüglich die häufigen, ganz dünnen, wäßrigten, colliquativen Durchfälle sind hier die Zeichen.

B) Voraussagung in den höhern Formen des Scharlachs.

Wo der Scharlach in seinem ursprünglichen Wesen Bösartigkeit zeigt, wo diese ihm wesentlich, seiner Genesis zukommt, da ist dieß immer in seinen höhern Formen der Fall, d. h. da wo seine Entzündung in innern, edlen Organen den ursprünglichen Heerd und die Wurzel ihrer Entwickelung hat, indem bei dem einfachen Scharlach die bösartige Natur nicht wesentlich und ursprünglich ist, sondern mehr zufällig durch spätere Zusammensetzungen bedingt. Aber im Grade der Bösartigkeit und der prognostischen Bedeutung sind auch die höhern Formen des Scharlachs sehr verschieden, was begründet ist in der Natur des Organs und in der Stufe seiner Bildung, welches der ursprüngliche Heerd der Empfängniß, der Entwickelung und Erzeugung des Contagiums ist.

1) Prognosis im galligten, gastrischen Scharlach. Nächst der einfachen Form des regelmäßigen Scharlachs, ist der gastrische der gutartigste und gelindeste, aber immer schon bedeutsamer als der einfache. Die Bedeutung des galligten Scharlachs hängt theils ab von seiner Anlage und von seinem Hange in dem Status putridus überzugehen, die Colliquation zu entwickeln, was er gemein hat mit allen Entzündungen in venösen Gebilden, theils von seinen Zusammensetzungen mit örtlichen Entzündungen im Magen, in der Leber, in den Därmen, in dem Bauchfell, wozu er geneigter ist, als der einfache Scharlach. Wo in dieser Form die Entzündung in den vegetativen Organen des gastrischen Systems einen hohen Grad erlangt, wo dieselbe in einem größern Kreise räumlich sich verbreitet hat, wo das entzündliche Leiden des Venensystems in diesen Organen stark hervorragt, wo die Entzündung in den Halsorganen heftig und anhaltend ist, und welche von der einfachen Natur der Synocha abweicht, sich mehr zu dem Wesen der venösen Entzündung hinneigt, desto bedeutsamer ist die Krankheit, desto mehr der Ausgang der Entzündung in die Colliquation und in den Status putridus zu fürchten. Der Status putridus in seiner vollen Entwickelung ist zwar ein gefahrvoller Zustand, aber lange nicht von der bösartigen Bedeutung wie der Status encephalitico-paralyticus, als die Zeichen von der Hirn- und Nervenlähmung durch organische Metamorphosen in diesen Gebilden. Eine kräftig durchgeführte passende Heilart hat oft noch den besten Erfolg in dem höchsten Zustande der fauligten Colliquation in der organischen Materie. Die organischen Metamorphosen und Veränderungen, welche

die Entzündung in den Organen von der vegetativen Natur erregt, sind für das Leben lange so bösartig nicht, als diejenigen, welche auf der höhern Stufe der thierigen, mehr irritablen, arteriösen oder nervösen Entwickelung stehen. Das vegetative Leben, durch die Entzündung in die elementarische Natur seiner Materie zersetzt, bildet sich leichter aus diesem Rückgang in das organische Wesen, in die gelindere, begrenzte Form zurück, als das in den Organen auf der thierigen Stufe. Das Leben in den vegetativen Organen steht der elementarischen Natur näher, ist zu nahe verwandt, als das höher entwickelte auf der thierigen Stufe der Metamorphose der organischen Materie, daher geht sie zwar leichter in die colliquative Auflösung zurück, aber auch leichter wieder zur organischen Form über.

Das böseste Zeichen in der Scarlatina putrida ist auch hier ein wirkliches, idiopathisches Gehirnleiden, aber wohl zu unterscheiden von der consensuellen Affection des Hirns in den frühern Zeiträumen des gastrischen Scharlach, die in starken Bluttrieben und Aenderung der Säfte darauf sich gründen. Wo sich Zufälle entwickeln von sich ausbildender Colliquation im Gehirn, wo ein venöses, aufgelösetes, schwarzes Blut im Gehirn ausschwitzt und anhäuft, wo dieses sich durch colliquatives, profuses Nasenbluten, von der aufgelöseten venösen Beschaffenheit zu erkennen giebt, wo die übrigen Zeichen dieß andeuten: der tiefe, paralytische Sopor und Stupor, der Status apoplecticus, die große Empfindungslosigkeit und Betäubung, der haltungslose, zitternde Habitus, die bösartige, entstellte, verzerrte Physiognomie, da ist das Leben ohne Rettung verloren.

Ein sehr bedeutsames und böses Zeichen geben im Verlauf des gastrischen Scharlachs die plötzlich und unerwartet sich ausbildenden colliquativen, wässerigten, profusen Durchfälle. Dieser Zufall entsteht plötzlich, bei einem dem Aeussern nach einfachen und regelmäßigen gastrischen Scharlach, ohne bedeutende und stürmische Symptome, und früher ehe die fauligte, colliquative Natur der Krankheit sich noch entwickelt hat, ohne mit gleichzeitigen Zufällen aus dem Status nervosus und putriaus verbunden zu seyn. Alle innere, edle Organe erscheinen in dieser Form frei von der Entzündung, der Status gastricus gelinde, eben so die Halsentzündung, die Ausbildung und der Verlauf des Exanthems geht ganz einfach und regelmäßig vor sich, mit einem Male, plötzlich klagen die Kranken über eine furchtbare, große, innere Angst, Unruhe, Beklemmung, meist in den Präcordien, mit Uebelkeiten, Erbrechen, Singultus, und mit ihnen treten die häufigen colliquativen Durchfälle ein; dabei verändert sich schnell die Physiognomie, erscheint entstellt und verzerrt, das Exanthem wird blaß, mißfarbig, gelb-blau, es zeigt sich mit Petechien untermischt, der Puls stockt stark, wird sehr klein, kaum fühlbar, sehr schnell, gespannt, saitenartig, hart; die Extremitäten werden kalt, es zeigt sich Meteorismus des Unterleibs, doch ohne empfindliche, lebhafte Schmerzen. So schnell und plötzlich diese Zusammensetzung zu entstehen pflegt, so gewaltsam und stürmisch ist ihr Verlauf, so ungestüm eilt sie einem gewissen tödtlichen Ausgange zu, indem dieser meist schon innerhalb 24 Stunden zu erfolgen pflegt. Das Gehirn ist meist frei bei dieser Verwickelung, ausgenommen die dumme, bösartige Verwirrung, die kurz vor dem Tode immer entsteht. Das bösartige Wesen dieses immer tödtlichen Zufalls gründet sich in einer plötzlich entstehenden, sich rasch und ungestüm ausbreitenden heimlichen colliquativen Entzündung in den Därmen, die schnell das Streben zur Colliquation erfüllt, und in fauligten Zersetzungen, in venösen, colliquativen Ausschwitzungen in den Därmen übergeht. Diese Entzündung hat ganz die heimliche, venöse, ursprünglich colliquative Natur, da entsteht sie heimlich, entwickelt sich verborgen, ohne lebhaften, empfindlichen Schmerz, ohne Vermehrung des Fiebers, ohne starke und deutliche Fieberbewegungen, gleich in einer colliquativen, zersetzenden Metamorphose. Die plötzlich entstehende innere Angst und Unruhe, ohne empfindlichen Schmerz, mit den colliquativen Durchfällen sind die eigenthümlichen Zeichen dieser bösen Zusammensetzung des gastrischen Scharlachs. Im männlichen Lebensalter kommt der Scharlach nicht selten in dieser Form vor, und tödtet durch diese Darmentzündung. Vorzügzüglich bei den schwarzgalligten, hämorrhoidälischen Constitutionen, die an habitueller Plethora abdominalis leiden, an polypösen, venösen Stockungen im Pfortadersystem. Die Zusammensetzung ist desto furchtbarer, je heimlicher sie sich bildet, und je weniger die Kunst dagegen vermag, wenn man ihr nicht vorbauen kann, einmal entwickelt, sind alle Heilmittel fruchtlos.

Im männlichen Alter, bei den schwarzgalligten Naturen, bei venösen Stockungen und Veränderungen im gastrischen System, in den Verzweigungen der Pfortader, beobachtet man zuweilen eine Zusammensetzung des gastrischen Scharlachs in seiner höhern colliquativen Entwickelung mit der chronischen Fleckenkrankheit, mit dem Morbus maculosus Werlhofii, ein Fall, den der Verfasser einigemal beobachtet. Diese chronische Fleckenkrankheit ist das Gegenstück des Faulfiebers, das Wesen und das Organ identisch mit dem der Putrida, nur diese in der chronischen, colliquativen Richtung. Beide haben ihr Wesen und ihr Organ in einer Entzündung in den venösen Gebilden des Unterleibs und des Pfortadersystems. Das Scharlachexanthem hat in diesem Falle eine mehr dunkle, hohe und tiefe, mehr gesättigte Röthe, zwischen ihm untermischt stehen größere oder kleinere, dunkelrothe oder bläulichte Flecken, größere und kleinere Petechien, die ein dunkles, schwarzes, venöses Blut oft in Menge ausschwitzen, mit Blutungen aus dem Munde, aus dem Zahnfleische, mit Ausleerungen eines schwarzen, dicken, venösen, geronnenen Bluts durch den Stuhl, mit schwachen, undeutlichen, unregelmäßigen Fieberbewegungen. Diese Verwickelung giebt eine bedeutsame und gefahrvolle Form des Scharlachs, und man hat um so mehr einen bösen Ausgang zu fürchten, da schon für sich allein der Morbus maculosus eine gefährliche und oft tödtliche Krankheit ist.

Die Natur und Beschaffenheit der Halsentzündung verdient im gastrischen Scharlach für die Prognosis eine nähere Beachtung, theils weil die Angina in dieser Form vorzüglich heftig, lebhaft und als beständiges Symptom entwickelt ist, theils weil man aus ihren Veränderungen das Wachsthum der Krankheit erkennen kann, und den

Uebergang in den Status putridus und in die colliquative Natur der Entzündung. Ein hoher Grad dieser Entzündung, eine weit und tiefgehende Verbreitung derselben über die Gebilde des Halses, ein fast ganz gehemmtes Schlingen, ein erschwertes Athmen und Sprechen, ein heftiger, stechender, reissender, bohrender Schmerz, verbunden mit starken Congestionen auf das Gehirn, mit aufgeschwollenem Gesicht, von hoher oder dunkler Röthe, oder von bläulichter Farbe, läßt immer Gefahr besorgen, indem bei gehemmtem Kreislauf des Bluts durch das Gehirn zuweilen die Zerreissung eines Gefäßes in demselben, eine Blutergießung und ein sehr plötzlicher Tod durch Schlagfluß erfolgt, ohne vorausgegangene Zeichen einer Hirnentzündung. Der Uebergang der Gastrica in die Putrida ist durch folgende Zeichen angedeutet: das Exanthem verändert sich, wird dunkler, tiefer roth, bläulicht, es bilden sich dazwischen Petechien, die Hitze der Haut verwandelt sich in den Calor mordax, wird stechend, auch für die berührende Hand, der Puls stockt, wird klein, drathartig hart; die Röthe im Halse wird dunkler, mehr gesättigt, mißfarbig, es bilden sich faulichte Geschwüre, die eine sehr scharfe, fressende Jauche absondern, und sich in die Speise- und Luftröhre tief einfressend verbreiten. Der Urin geht häufiger ab, hat aber die fauligte, colliquative, aufgelößte Natur, ist sehr stinkend, und entleert sich unwillkührlich. Die sichersten Zeichen der vollendeten Colliquation und des noch bevorstehenden Todes sind vor allen: der äußerst schnell, kaum zu fassende und zu haltende, zitternde Puls, die feine, drathartige, gespannte Härte desselben, die tiefe Betäubung, der paralytische Zustand des Gehirns, der Sinne und des Nervensystems, die große Gefühllosigkeit und Gleichgültigkeit, das entstellte, verzerrte, schmutzige Gesicht, das Flockenlesen, Zupfen an der Bettdecke, das allgemeine Zittern, die schwankenden, haltungslosen, zitternden Bewegungen, das dumme, wilde, verzerrte, stiere, ohnmächtige Aussehen — dieß bedeutet eine Colliquation im Gehirn, und zeigt auf colliquative Ausschwitzungen eines aufgelöseten venösen Bluts in demselben, auf die Zerstörung des Gefäßnetzes durch die colliquative Zersetzung.

In diesem Zustande und unter diesen Symptomen hat der gastrische, fauligte Scharlach immer die Bedeutung einer absoluten Bösartigkeit. Einzelne Zufälle entscheiden nichts, nur in ihrer Gesammtheit, in dem Wesen des ganzen Habitus.

Der Status putridus selbst in seiner höheren Entwikkelung, in scheinbar gefahrvollen und bedeutsamen Zeichen, hat nicht die Bedeutung einer absoluten Bösartigkeit, wenn nicht die Zufälle den Habitus und das Wesen tragen, welche eine venöse, colliquative Ausschwitzung im Gehirn, oder eine zersetzende Auflösung in den Därmen, eine Gangraena in ihnen oder in dem Magen anzeigen. Eine kräftige und passende Arznei vermag noch sehr viel in diesem seinem Aeußern nach gefahrvollen Zustande. So sehen wir so oft ein böses sehr heftiges Faulfieber, eine Putrida, wo alles verloren schien, sich plötzlich zur Genesung umwenden, dasselbe gilt auch von der Scarlatina putrida; bei dem bösesten Schein darf man die Hoffnung nicht aufgeben, so lange der Habitus perniciosus, paralyticus in seinen Zeichen fehlt, welche die Gangraena in den Eingeweiden oder die venösen Ausschwitzungen im Gehirn anzeigen und daher den nahen und unvermeidlichen Tod. Die brandigten, fauligten Geschwüre mit ihrer bösen, faulen, ätzenden, um sich fressenden Jauche gehören allerdings zu den gefahrvollen Zeichen, aber nicht zu denen von der absolut bösartigen Natur, denn auch sie lassen noch eine Heilung zu, wenn gleich nur eine sehr langsame Genesung. Man beobachtet ja dieß nicht selten bei der einfachen Bräune, die ohne in der Scharlachcontagion begründet zu seyn, in Brand und in diese faulen Halsgeschwüre den Ausgang nimmt. Denn überhaupt hat ja die Gangraena an sich in musculösen Organen die absolute Bösartigkeit nicht, dieß gilt nur von ihr in den nervösen Gebilden und in den innern, edlern Eingeweiden von dem Range der höhern thierigen Ausbildung.

Die blutigen Stuhlausleerungen, welche im gastrisch-fauligten Scharlach zuweilen vorkommen, haben für die Prognosis eine doppelte Bedeutung: eine kritische und eine bösartige; die Zeichen der Unterscheidung und Auslegung liegen in der Zeit, wo diese blutigen Stühle erfolgen, und in der Beschaffenheit, worin sie sich darstellen. Copiöse Stühle mit Ausleerungen von entarteten, polypösen, schleimigten, membranösen Massen sind die wesentliche Crisis des gastrischen Scharlachs, und wenn diese mit Blut untermischt sich zeigen, wenn ganze Stücke entarteten, geronnenen, aufgelöseten, verhärteten Venenbluts mit abgehen, und wenn dieß alles zur Zeit der Crisis erfolgt, mit gleichzeitiger, kritischer, aufgedunsener Beschaffenheit der Haut, so können diese Sedes immer als Zeichen der kritischen Entscheidung mit Sicherheit genommen werden. Eine andre bösere Bedeutung haben die blutigen Stühle, die auf der Höhe des Status putridus gleichzeitig mit andern Zeichen der Colliquation sich entwickeln, die häufig und copiös erfolgen, die von colliquativer, aufgelöseter, verdorbener Beschaffenheit sind, und in copiösen, meist unwillkührlichen Ausleerungen eines schwarzen, dünnflüssigen oder mit Stücken geronnenen, sehr stinkenden, venösen Bluts untermischt, diese haben die böse Bedeutung und zeigen auf die eingetretene Colliquation in den Därmen und auf die Zersetzung des Gefäßnetzes in den Eingeweiden des Unterleibs und im Pfortadersystem. Neben diesen colliquativen Stühlen zeigt der Urin dieselbe Beschaffenheit, er ist sehr stinkend, öligt, fettig.

Auf der Höhe des gastrischen Scharlachs und zur Zeit des Status putridus geben die Veränderungen der Zunge bedeutsame Zeichen. Zuerst ist der Uebergang der Gastrica in die Putrida hierin angedeutet. Der Beschlag der Zunge und des Mundes nimmt eine andre Beschaffenheit und Farbe an: der vorher gelbe, gräulichte wird bläulicht, braun, bald schwarz, ein dicker, schwarzer, brauner Schmutz überzieht die Zunge, die Mundhöhle und die Lippen; diese wie die Zunge nehmen ein aufgeborstenes Ansehen an, aber noch bleibt die Zunge feucht. Eine trockne Zunge zeigt in den Fiebern und Entzündungen überall nichts Gutes, sie kann in der

Regel als ein Zeichen gelten von einer offenbaren und heimlichen Entzündung entweder in den Eingeweiden des Unterleibs oder des Gehirns. Aber wohl muß man die nähern Umstände beachten: ist die Trockenheit der Zunge nur vorübergehend, oberflächlich, theilweise, nur in der Mitte, sind die Ränder noch feucht, erscheint diese Trockenheit nur am Abend und während der Nacht zur Zeit der Exacerbation, und verschwindet am Tage, so ist dieß ein gewöhnlicher allgemeiner Fieberzufall und bedeutungslos. Hat aber die Zunge gleich im Anfange der Krankheit eine trockne Beschaffenheit, ohne starken Durst, ist diese Trockenheit anhaltend, nur wenig und in kurzen Zwischenräumen vorübergehend, dauert sie anhaltend fort auch während dem Nachlaß der übrigen Symptome, erscheint die Zunge ganz dürr, hölzern, wie geräuchert, ist sie dabei braun, schwarz, glänzend, dann kann man sicher den bösen Ausgang erwarten. Denn diese Beschaffenheit der Zunge zeigt nicht bloß einen hohen Grad der Entzündung im Gehirn und in den nervösen Gebilden anderer Organe z. B. des Unterleibs, sondern in der Regel schon den vollendeten Ausgang der Entzündung in organische Metamorphosen, in Ausschwitzung und brandigte Zersetzungen. Auffallend ist die Bemerkung, daß man diese trockne, dürre Zunge in keinem Falle einer Entzündung in den Lungen und in allen Organen der Respiration bemerkt, selbst nicht auf deren höchstem, tödtlichem Grade. Aber wesentlich kommt dieses Zeichen den Entzündungen im Gehirn, und denen in den andern Theilen des Nervensystems, so wie denen im gastrischen System, in den Därmen, Magen, Bauchfelle zu. Aber vorzüglich entwickelt und eigenthümlich ist diese Beschaffenheit der Zunge bei allen denen Fiebern und Entzündungen, woran der Plexus coeliacus und die Nerven des Gangliensystems einen unmittelbaren Antheil nehmen.

Auch die Beschaffenheit der Respiration hat die Prognosis zu beachten, sie giebt entscheidende Zeichen. Die bösartigste Respiration, welche immer und sicher den nahen Tod verkündet, ist von folgender Eigenthümlichkeit: sie ist sehr kurz, sehr schnell, in raschen, unterbroche nen Zügen, oft kaum wahrnehmbar, mit Unruhe und Angst, mit Beklemmung, oft kalt, oft aber auch heiß, mitunter seufzend, dann später mit Geräusch, mit einem Rasseln in der Brust und in der Luftröhre, als wenn ein mechanisches Hinderniß den freien Athemzug hindere; dabei ist der Puls sehr klein, sehr schnell und härtlich. Wo der Athem so sehr schnell, kurz und darauf rasselnd geht, da ist der baldige Tod gewiß zu erwarten; es versteht sich, daß hier nur von den Krankheiten die Rede ist, deren Wesen in einer Entzündung innerer Organe besteht, und nicht von andern, z. B. krampfhaften Formen, wo man in einem Anfalle diese Beschaffenheit oft beobachtet, ohne daß man etwas zu fürchten hat. Ueberhaupt haben alle Symptome in krampfhaften Krankheiten eine ganz andere Bedeutung, als wenn eins und dasselbe Symptom sich aus einer Entzündung entwickelt; alle Zeichen, welche hier sicher den unvermeidlichen Untergang anzeigen, sind bei Krämpfen immer ganz bedeutungslos, zwar schreckhaft dem Unkundigen, aber gefahrlos dem mit dem Wesen der Krankheit Vertraueten. Diese böse Natur der Respiration beobachtet man nicht allein bei den Entzündungen der Brustorgane, sondern auch bei denen in andern Organen, in allen Fiebern und Exanthemen — als ein beständiges Zeichen aus der bösen Reihe des Status pernitiosus, und als ein Symptom des scheidenden Lebens.

In allen Krankheiten, in allen Fiebern und Entzündungen ist die Veränderung des Gesichts, die Entstellung der Physiognomie vor allen das wichtigste, zuverläßigste in der Prognosis, denn hieraus kann man fast allein, ohne Beachtung der gleichzeitigen Zufälle, den Ausgang mit Sicherheit verkünden. Wenn und wo aber dieses Zeichen die ganz sichere und entscheidende Bedeutung haben soll, so muß diese Veränderung keine oberflächliche, flüchtige, vorübergehende, wandelbare seyn, nicht veranlaßt durch zufällige Umstände, z. B. Gemüthsaffekte, Aerger, Furcht, Schreck, sondern sie muß hervorgegangen seyn aus dem Innern, Geistigen des Organismus, aus der höhern Entwickelung der

Krankheit, als ein bedeutsames Zeichen davon, wie tief die Krankheit in das Leben eingegriffen, wie unheilbare Veränderungen und zerstörende Metamorphosen und Afterbildungen sie in den edelsten Heerden des Organismus erzeugt hat. Indem die Physiognomie in mehr geistigem Bilde der Umriß und das Abbild von dem wesentlichen Charakter des Organismus ist, so muß ihre innere, wesentliche Veränderung auch das Zeichen seyn von den tiefen Zerstörungen und Veränderungen, die in den edelsten Heerden und Trägern des Lebens erzeugt, von den Metamorphosen in der thierigen Materie, wodurch ihr Wesen und der Charakter ihrer Organisation zerstört ist. Indem das Geistige nur die höhere Blüte und Entwickelung der Materie ist, so werden die wesentlichen Veränderungen in ihr auch in jenem wiederstrahlen. Die Physiognomie ist das Abbild und der geistige Grundriß von dem geistigen wie dem thierigen Wesen des Organismus, von dem innern Charakter seiner Individualität, daher wird sie auch der sicherste Spiegel seyn, um im äußern Bilde die wesentlichen, innern Veränderungen zu erkennen. Aber diese Veränderung muß auf das Tiefe gehen, auf das eigenthümliche, innere Wesen, auf das Individuelle und Charakteristische, sie muß nicht bloß entstellt, verzerrt werden, was oft in Krankheiten nur vorübergehend aus Schmerz oder Krampf entsteht, sondern sich ganz unähnlich, ganz verschieden von ihrem frühern Bilde, ein ganz anderes, oder doch von jenem sehr abweichendes darstellend. Diese wesentliche, charakteristische Veränderung der Physiognomie hat die hohe Bedeutung: ein sicheres, beständiges Zeichen des nahe bevorstehenden Todes zu seyn, der die Organisation in ihrem Wesen und in ihren Heerden zerstörenden krankhaften Metamorphosen.

In dieser in ihrem Wesen und frühern Bilde sich ganz unähnlichen, ganz veränderten Physiognomie sind nebst in dem Auge die sichern Züge und das treffende Bild des nahen Todes gezeichnet, in beiden sehen wir die zuverläßigsten Grundzeichen der Prognosis und der Bösartigkeit in den Krankheiten, die Hauptzüge des Status perniciosus.

Das entzündliche Leiden des Gehirns und des Nervensystems und seine krankhaften Metamorphosen in diesen Gebilden sind vorzüglich und auf ganz eigenthümliche Weise im Auge ausgedrückt, der Stand der Entzündung, ihr Grad, der räumliche Umfang ihrer Verbreitung, ihr Wachsthum über das Gehirn, so wie die Ausgänge derselben sind in den Veränderungen des Auges gezeichnet und beinahe für den geübten Blick sinnlich wahrzunehmen, so wie auch auf der andern der Rückgang der Entzündung, die sich kritisch zurückbildende daran sichtbar. Die ersten Zeichen der Gefahr wie die der Besserung, der beginnenden Genesung treten zuerst im Auge hervor. Der bösartige und hohe Gefahr anzeigende Blick des Auges hat auch etwas Eigenthümliches, die Veränderung muß auch hier auf das Innere, Wesentliche, Charakteristische gehen, eine Unähnlichkeit, etwas Fremdartiges im Vergleich zu dem normalen Zustande. Das Auge erscheint völlig ohne Glanz, todtenartig, gläsern, hohl, tiefer in der Augenhöhle versteckt, immer fast erscheint das eine Auge kleiner als das andre, und das Augenlied des kleinern hängt meist gelähmt, erstorben über das Auge herab; dieß, das oculus oculo minor, ist meist das erste Zeichen von dem Uebergange einer Hirnentzündung in die Ausschwitzung plastischer Lymphe, in den Hydrops cerebri und in den Hirnbrand. Der Blick hat dabei etwas ganz Eigenthümliches, nicht genau mit Worten zu Bezeichnendes; es scheint etwas Wildes, Stieres, Verwegenes in dem Blick, aber nicht jene glänzende Wildheit, jene starre Verwegenheit darin, welche denselben auf der Höhe der noch blühenden Phrenitis, der synochalen Hirnentzündung bezeichnet, er ist vielmehr glanzlos, und das Stiere und Wilde ganz eigenthümlich gepaart und zusammen mit einer gewissen Ohnmacht, mit Mattigkeit, mit einer Art von Erschöpfung, mit einem Todtenartigen. Der Blick hat etwas Unstetes, Zitterndes, Convulsivisches in seiner stieren Wildheit, wie die ganze Haltung und Bewegung des Körpers. Die Pupille ist meist erweitert, der Blick trübe, die Augenlieder blau, schwärzlicht, entweder weit und stier geöffnet, oder halb geschlossen, oder mit einer starren, ohnmächtigen, matten, wilden Dummheit steht das Auge fest auf einen Gegenstand geheftet, oder der Blick schweift in dummer, convulsivischer Verwirrung von einem Gegenstand auf den andern zitternd über, ohne Haltung und Stetigkeit. Wenn im Stande der Hirnentzündung vor ihrem Ausgang die Kranken lichtscheu waren, und nicht das mildeste Licht ertragen konnten, so merken sie jetzt die grellste und schärfste Erleuchtung nicht, ja dicht vor dem Auge gehalten bleibt das Licht ohne Eindruck auf sie.

Zu den übrigen Zeichen der Bösartigkeit, welche den Ausgang der Hirnentzündung in die Ausschwitzung plastischer Lymphe anzeigen, gehört das Flockenlesen, das Fliegenfangen, das convulsivische, zitternde Haschen und Greifen in die Luft, das Zerren, Zupfen, Reißen an der Bettdecke, das unwillkührliche Entblößen und Wegstoßen des Bettes, wobei der ganze Habitus und alle Bewegungen eine ohnmächtige, matte, haltungslose Wildheit zeigen. So wie diese Zufälle hervortreten, kann man sicher den vollendeten Ausgang der Entzündung annehmen, und man hat gar nichts mehr zu hoffen. Diese Zufälle sind die höhere Entwickelung der Nervenzufälle, und das im Zeitraume des Ausgangs, was der Status nervosus mit den Convulsionen, Sehnenhüpfen und Krämpfen im Stande der noch blühenden Entzündung war. Der Status pernitiosus, malignus ist der Status nervosus in seiner weitern Entwickelung, in seiner höhern Form; was jener für den Ausgang, für die Metamorphosen in nervösen Gebilden, das dieser für die sich verbreitende Entzündung darin, wo diese sich in die bösartige Verwandlung fortbildet, da tritt immer der Status malignus als das bezeichnende Symptom hervor. In der Mitte des Uebergangs der Krankheit aus dem Status nervosus, encephaliticus in den pernitiosus, paralyticus, steht die diesem zunächst in seiner Entwickelung vorausgehende und anzeigende große, heftige, anhaltende innere Angst, Beklommenseyn und Unruhe, sich äußernd durch ein stetes, convulsivisches Herumwerfen im Bett, durch das Entblößen und die immer fortdauernde Veränderung, die Unstetigkeit der Lage.

2) Prognosis in der Scarlatina laryngea. Das ist die zweite höhere Form des Scharlachs, wo die Entzündung und das Contagium den ursprünglichen Heerd der Entwickelung in dem Larynx, in der Trachea und in dem Bronchialsystem haben, und welche unter der Form und Zufällen des Croup hervortritt. Dieselbe Bedeutung, welche die Entzündung überhaupt in diesen Gebilden hat, ist auch die des Scharlachs in dieser Form, da Zusammensetzungen derselben und Fortbildung auf das Gehirn selten beobachtet wird, indem die Entzündung sich meist auf diese Theile einschränkt, und nach ihrer örtlichen Entfernung der Scharlach meist in seiner einfachen Gestalt auf der äußern Haut seinen Verlauf beendigt. Diese Organe des Scharlachs haben die fibröse, arteriose Natur, daher sollte ihre Entzündung im Allgemeinen wie die synochale gutartig seyn, aber die höhere Bedeutung der croupartigen Entzündungen in diesen Theilen im Vergleich zu denen in den arteriösen Organen von der parenchymatösen Organisation, liegt in der Natur des Organs, in ihrer mehr häutigen, fibrösen Organisation. Denn alle Entzündungen in fibrösen Gebilden haben einen hervorstechenden Hang zu der Ausschwitzung plastischer Lymphe, weil sie noch in roher Entwickelung, von einem niederen Range der elementarischen Natur näher stehen und ihr verwandter sind, als die höher ausgebildeten parenchymatösen Organe. Wegen dieser größern Neigung der Entzündung in diesen fibrösen Organen zur Ausschwitzung plastischer Lymphe ist der Verlauf derselben ungestümer, rascher, und, nicht gehemmt in ihrem Wachsthum, erfolgt der Ausgang in sehr kurzer Zeit, die Zurückbildung des Gefäßnetzes und der fibrösen Gewebe in ihre elementarische Natur, in die plastische Lymphe. Vor allen ist vorzüglich die Entzündung in diesen fibrösen Organen geneigt zur Erzeugung neuer, fremdartiger Afterbildungen, die schnell aus der ausgeschwitzten und angehäuften Lymphe entstehen, und als polypöse, häutige Massen sich entwickeln, ganz analog der Natur ihres Organs, der Fibrösen, Häutigen.

Die höhere Bedeutung des Scharlachs in dieser Form ist daher vorzüglich in dem raschen, stürmischen Verlauf der Entzündung und in der schnellen Vollendung ihrer Metamorphose begründet. Wie beim Croup, so liegt auch hier die Gefahr nicht in dem Wesen der Krankheit, vielmehr in zufälligen Umständen; zur rechten Zeit in der wahren Form erkannt und mit dreister, sicherer und kräftiger Hand behandelt, wird in den meisten Fällen die Heilung gewiß und so schnell erfolgen, als vorher die Gefahr eintrat. Der Croup war nur so lange furchtbar, als die Empirie sein Wesen verkannte, als man unsicher und schwankend in das Reich der Arzneien mit blinden Organen herumgriff und eine nach der andern in chaotischer Mischung versuchte. Der geübte Arzt fürchtet jetzt die Krankheit nicht mehr, die wissenschaftliche Einsicht läßt sich durch Symptome nicht necken und verleiten; wen die Erscheinung blendet, der wird nimmer das Wesen ergreifen. In dem Zeitraum der noch stehenden Entzündung und so lange diese noch fortdauert ist beim Croup, wie auch bei dieser Form des Scharlachs immer noch Hülfe nicht nur möglich, sondern fast mit Sicherheit die Genesung zu bestimmen, hat aber die Entzündung erst den Ausgang gemacht, ist die plastische Lymphe schon ausgeschwitzt und haben sich aus derselben bereits die häutigen, polypösen Massen gebildet, dann ist jeder Heilversuch fruchtlos, und der tödtliche Ausgang gewiß. Man hat zwar auch in diesem Zeitraum der Ausschwitzung die sogenannten Expectorantia und vorzüglich das Brechmittel versucht in dem Wahne: als sey es ein bloßes mechanisches Hinderniß, eine Afterhaut, welche in der Luftröhre erzeugt, diese Erstickungsanfälle hervorbrächte, und man glaubte durch obige Mittel dieselben wegschaffen zu können. Aber man bedachte nicht, daß das Wesen dieses Zustandes auf ganz etwas Anderem beruhe, nämlich auf die **Umbildung des Organs**, auf der **Verwandlung seiner wesentlichen Natur durch die Entzündung**, auf die Rückbildung der fibrösen-animalischen Organisation in die elementarisch-häutige, polypöse. **Wenn die Kunst es nicht versteht, neue Organe zu erzeugen, und an ihre gehörige**

Stelle zu setzen, so muß sie unbedingt bei den Metamorphosen dieser Art ihre Grenze haben.

Zur Bestimmung der Prognosis in dieser Form des Scharlachs kommt alles darauf an: zur rechten Zeit, dreist und entschlossen das Rechte zu thun, und nicht mit ängstlichem Zaudern die hier so kostbare Zeit zu vergeuden. Vor allen hängt bei diesen Entzündungen das Glück und der Erfolg von einer kräftigen Heilmethode ab, und in dieser Voraussetzung kann man sicher darauf rechnen. Die dringendsten Zufälle, die stürmischen und beunruhigenden Symptome darf man nicht fürchten, so lange sie noch als Zeichen der Entzündung bestehen, selbst die Erstickungsanfälle nicht, indem auch diese in diesem Zeitraum noch das Wesen der Entzündung haben. Die Entzündungen und Krankheiten in diesen Gebilden haben überhaupt ein böseres Ansehen, als sie ihrem Wesen nach sind; die Beklemmung, der enge und schwere Athem, die Erstickungsanfälle, die Angst und Unruhe geben einen furchtbaren Schein, aber sie sind es ihrem Wesen nach nicht, aus der Schnelligkeit des Verlaufes der Entzündung, aus der kurzen Zeit worin sie sich zu den krankhaften Metamorphosen ausbildet und aus der Versäumniß des Augenblicks und dem nicht Erkennen der Natur der Krankheit kommt hier mehr die Gefahr, als aus dieser. Zur Zeit einer herrschenden Scharlachepidemie sey man immer aufmerksam auf den Zustand der Respirationsorgane, um die sich hier entwickelnde Contagion gleich in ihrem Ursprunge zu erkennen, nicht die leiseste, gelindeste Affection dieser Theile vernachläßige man.

Der Status perniciosus, dessen Bild in dieser Form des Scharlachs den Ausgang der Entzündung und die ausgebildete Verwandlung des Organs bezeichnet, hat seine eigenthümlichen Zeichen, die sich auf die Natur der Gebilde beziehen, in welchen der Heerd des Contagiums ist. Die vorher fast aussetzenden, immer bedeutend nachlassenden Erstickungsanfälle kommen häufiger, werden anhaltender, und halten nicht die strengen Perioden mehr, die im Zeitraume der Entzündung so eigenthümlich sind; der Athem wird immer enger, kürzer, kleiner, beklommener, immer rasselnder, und dieser Zustand mehr anhaltend. Der entweder mehr aussetzende, nachlassende, oder der mehr anhaltende, feste Typus der Zufälle sind die wesentlichen Zeichen zur Unterscheidung des Zeitraums der Entzündung von dem der Ausschwitzung und der ausgebildeten Afterorganisationen bei den Entzündungen in diesen Gebilden. Der Puls geht sehr klein, schnell, aber immer noch gespannt und härtlich, das Gesicht erscheint aufgetrieben, die Augen treten hervor, die Physiognomie zeigt große Angst und Unruhe, die Gesichtsfarbe ist blau, der Kranke liegt im Sopor, doch mit Empfindung und Bewußtseyn, denn dieser Sopor und diese Hirnbetäubung hat ihr Wesen nicht in einer Gehirnentzündung, sondern nur in einem gehemmten Kreislauf des Bluts durch das Gehirn, in einer Anhäufung, Andrang und Stockung desselben darin. Das Exanthem steht theilweise, nicht in allgemeiner Verbreitung, und ist mißfarbig, blaßroth, graulicht, blaulicht, die vorher brennend heiße Haut wird kühler. In großer Angst und Unruhe wirft sich der Kranke im Bette hin und her, und verräth diese durch ein dumpfes, ängstliches Wimmern; der Husten ist ganz hohl, dumpf, mit einem starken, in der Ferne hörbaren Rasseln und Röcheln in der Brust, ganz so als wenn ein fremder Körper in der Luftröhre fest steckte und sich durch das Athmen und durch den Husten hin und her bewegte. Die Physiognomie und das Auge mit ihren Veränderungen gehören in dieser Form des Scharlachs nicht zu den wesentlichen Zeichen des Status pernitiosus, und sind nicht so bedeutsam für die Prognosis. Der Grund hievon liegt darin, daß hier die Metamorphose in einem untergeordneten Organe vor sich gegangen, was nicht in unmittelbarem Zusammenhange mit dem höhern thierischen Leben und mit dem Nervensystem steht. Der Tod erfolgt hier nicht aus einer Zerstörung des Nerven- und Hirnlebens, nicht aus zersetzender Metamorphose seiner Gebilde und Materie, sondern aus der Rückbildung eines Organs der Respiration in seinen elementarischen Zustand, daher aus Erstickung, wegen Hemmung des Athmungsprozesses. Daher beobachten wir bei dieser Form des Scharlachs auch kein Zeichen aus dem Status nervosus, selbst auf der Höhe und kurz vor dem Tode keine Convulsionen, und Krämpfe, kein Zittern und keine Lähmungen, auch sehen wir das Gehirn nicht ergriffen. Nur in den Fällen, wo im Gehirn und in nervösen Gebilden durch zurückbildende Metamorphose ihrer Materie das Leben und die Bewegung untergraben, das thierische Wesen in das Elementarische erlischt, diese Zeichen des sichern Todes im Auge und in der Physiognomie, immer, bei jedem Fieber, bei jeder Entzündung treten sie erschreckend hervor, wo diese das Nervensystem in den verschiedenen Organen ergriffen und die Nervenmaterie in zersetzenden Metamorphosen zerstört hat.

Von dem Grade der Entzündung, oder von dem Umfange der räumlichen Ausbreitung derselben über diese Gebilde hängt vorzüglich die Prognosis ab; die Krankheit ist desto bedeutsamer, je weiter und tiefer die Entzündung eingedrungen ist; man hat weniger zu fürchten, wo das Contagium seinen Heerd bloß auf den Larynx beschränkt, mehr wo es sich auch über die Luftröhre verbreitet, und noch größer ist die Gefahr, wenn die Entzündung tiefer in den Bronchien eingedrungen ist. Den Maaßstab zur Bestimmung dieses Grades giebt die größere oder geringere Heftigkeit der Zufälle, vorzüglich die Beschaffenheit der Respiration, die mehr oder weniger sich einstellenden Erstickungsanfälle, ihre größere oder geringere Heftigkeit, ihre kürzere oder längere Dauer; das Eingedrungenseyn der Entzündung bis in die Bronchien bezeichnet vorzüglich ein hoher Grad einer sehr heftigen, unaufhörlichen, anhaltenden Angst und Unruhe mit heftiger Beklemmung, sehr beengten und kurzen Athem. Je rasselnder, röchelnder der Athem wird, je größer die Angst und Beklemmung, je kleiner, härter, schneller der Puls, desto höher ist die Entzündung gestiegen, desto näher steht sie ihrem Ausgange, desto größer und näher also die Gefahr.

Als gute, die Crisis dieser örtlichen Zusammensetzung anzeigende Zeichen gelten hier vorzüglich die sich einstellenden, häufigen, breiartigen Sedes, nachdem vorher der

Stuhl anhaltend verstopft war, und der häufige Abfluß des vorher gehemmten Urins. Hiebei wird der Athem freier, das Röcheln, der dumpfe, hohle, tiefe Ton, die Beklemmung lassen nach, die Erstickungsanfälle verschwinden, der Husten wird freier, verändert seinen dumpfen, hohlen, bösartigen Ton, der Auswurf löset sich in einen gekochten, zähen, dicken Schleim. Das Scharlach-Fieber und das Exanthem dauern fort, und ihre Entscheidung erfolgt erst später, langsamer und auf die eigenthümliche Art.

3) Prognosis in der Scarlatina menyngea, phrenitica. Diese höhere Form des Scharlachs hat eine größere Bedeutung wie die beiden vorigen, aber eine nicht so hohe wie die zweite Form des Hirnscharlachs, die paralytica. Das Contagium hat hier seinen ursprünglichen Heerd in der harten Hirnhaut, aber der Kreis der Entzündung ist mehr oberflächlich auf dieser Haut eingeschränkt, und verfolgt dieselbe nicht tief und innerlich in die Substanz, ergreift nicht das Gefäßnetz in der innern Masse des Gehirns, in seinen mannigfaltigen Windungen und Verflechtungen. Daher hat dieser Scharlach dieselbe Bedeutung wie jede einfache, ursprüngliche Phrenitis. Der Grad der Entzündung, der größere oder kleinere Umfang, in welchem sie räumlich über die harte Hirnhaut ausgebreitet ist, bestimmt auch hier die Bedeutung und die Höhe der Gefahr. Aber die heftigste Hirnentzündung, sobald sie sich nur auf die harte Hirnhaut einschränkt, wenn sie diese auch in ihrem ganzen Umfange ergriffen hat, hat nicht die Bedeutung der absoluten Tödtlichkeit; die Kunst vermag viel dagegen, wenn sie es nur gelernt hat mit Kraft und Dreistigkeit das was Noth ist zu thun. Am bösesten, heftigsten ist diese Form des Hirnscharlachs in dem Jünglingsalter und in den spätern Perioden des kindlichen Lebens, von dem achten bis zum vierundzwanzigsten Jahre, hier kommt diese Form auch am öftersten vor, da jüngere Kinder meist der zweiten Art des Hirnscharlachs unterliegen. Die Gefahr bei dieser Art des Scharlachs gründet sich vorzüglich in der ungestümen, stürmischen Schnelligkeit des Wachsthums der Entzündung, welche sich schnell und stür-

misch verbreitet, und bald den bösen Ausgang in die Ausschwitzung plastischer Lymphe macht. Diese Form des Hirnscharlachs geht auch oft in die zweite Form desselben über, indem die Entzündung tiefer in das Gehirn eindringt, und in der Gesammtheit des Organs das Gefäßnetz ergreift, in diesem Falle folgt der Ausgang schnell, eine rasche Umbildung des Status phreniticus in den malignus und paralyticus. Aber immer beginnt in diesem Falle der Scharlach in dem Bilde der Phrenitis, und auf diese erst tritt die Form der Encephalitis maligna hervor, da hingegen die zweite Form des Hirnscharlachs ohne Phrenitis ursprünglich in der bösartigen, lähmungsartigen, convulsivischen Gestalt hervortritt.

Die Veränderung des Charakters, des Status der Zufälle entscheidet hier die Prognosis, indem sie äußerlich die Veränderungen im Innern darstellen, und den Uebergang der Phrenitis in die Encephalitis maligna und in die tödtliche Ausschwitzung zeigen. Dieser Nebengang ist bei der Scarlatina phrenitica in deutlichen, sichern Zügen gezeichnet, und dann gegeben: wenn auf das wilde, wüthende, ungestüme, rasende Delirium, auf das Wüthen und Toben ein stilles, sanftes, murmelndes Irrereden, Sopor, Stupor, gefühlloser Betäubung, gleichgültiger Empfindungslosigkeit, mit Zittern, dem Habitus tremulentus, mit Convulsionen und den bösartigen Bewegungen der Glieder, dem Flockenlesen ꝛc. eintritt. Diese Symptome sind sichere Zeichen von dem Ausgang der Phrenitis in die zersetzenden Metamorphosen der Hirnsubstanz, in ihre Verwandlung in die plastische Lymphe, und daher zuverläßige Anzeigen des nahen Untergangs, als die Begleiter des scheidenden Lebens. Wo bei der Phrenitis auf das wüthende Irrereden, auf die wilden und tobenden Rasereien ein Zittern der Glieder und Convulsionen erfolgen, da hat die Entzündung den Ausgang gemacht, und statt des frühern Status phreniticus ist jetzt der paralyticus, malignus die Form der Zufälle. Das anhaltende Delirium ferox zeigt auf eine noch fortdauernde Entzündung im Gehirn, das sanfte, stille Delirium auf den Ausgang derselben, auf sich entwickelnde Metamortamorphosen in der Gehirnsubstanz. Die bösartige Veränderung der Physiognomie ist gleichzeitig mit diesem Uebergang ausgebildet, und mit dem convulsivischen Zittern, mit den verwirrten, zitternden, haltungslosen Bewegungen das sichere Zeichen davon; auch in dem Auge ist dieser Uebergang sichtbar: der vorher feurige, glanzvolle, brennendleuchtende wüthende, wilde Blick nimmt das bösartige Wesen an, wird matt, stier, dumm verwirrt, convulsivisch verzerrt, glanzlos, todtenartig. Das während dem Status phreniticus in hoher Röthe blühende Exanthem wird blaß, mißfarbig, blaulicht, die Haut sinkt ein, die vorher glühend, brennend heiße wird kühl, kalt, und statt der frühern Trockenheit zeigen sich jetzt partielle kalte, klebrigte Schweiße.

Zuweilen macht auch diese Form des Hirnscharlachs einen plötzlichen, unerwarteten tödtlichen Ausgang, ohne daß eine Umwandlung des Status phreniticus in den paralyticus vorhergegangen. In diesem Falle erfolgt der plötzliche Tod an einer Hirnblutung, durch die Heftigkeit der Entzündung, durch die große Spannung in den Gefäßen der harten Hirnhaut, durch den ungeheuren Andrang des Bluts dahin, durch die Hemmung des Kreislaufs, durch die Anhäufung und Stockung des Bluts in den Gehirngefäßen, wird leicht die Zerreißung einer Ader hervorgebracht, woraus eine Blutung, ein Bluterguß im Gehirn entsteht, als die Ursache eines plötzlich tödtlichen Schlagflußes, einer Apoplexia sanguinea, deren Wesen immer in einer Hirnblutung, in einer Blutergießung ins Gehirn besteht. Es ist schwer, diesen Ausgang voraus zu wissen, weil er so schnell und plötzlich eintritt, aber man hat ihn zu fürchten: bei einem sehr hohen Grade der Hirnentzündung, wo die Delirien sehr anhaltend, sehr wüthend sind, wo das ganze Leben in ungestümen, stürmischen Aeußerungen sich bewegt, wo der Andrang des Bluts auf das Gehirn stark ist, wo die Kopfgefäße sehr aufgetrieben, überfüllt, dick, blaulicht aufgeschwollen erscheinen, und in stürmischen Pulsen schlagen, wo das Gesicht sehr dunkelroth, blaulicht erscheint, wo die Augen roth und entzündet aus sehen. Oft geht diesem apoplectischen Tode unmittelbar ein heftiges, anhaltendes Erbrechen, meist von Schleim oder einer grünen, galligten Materie voraus, und gleich darauf oder unter dem Erbrechen tritt der Schlagfluß hervor. Wo unter diesem heftigen Status phreniticus im Scharlach unerwartet dieses Erbrechen eintritt, da hat man diesen Ausgang zu fürchten. Ein Symptom ist hier aber vor allen bezeichnend, und diesen Ausgang anzeigend: der vorher lichtscheue, gegen das Licht höchst empfindliche und durch dasselbe bis zur Wuth gereizte Kranke, erträgt plötzlich dasselbe, ja klagt das Gegentheil, eine vorübergehende Blindheit, Nebel, Flocken vor den Augen, er sieht alle Gegenstände schwarz und dunkel. Wo dieser Zufall in der Scarlatina phrenitica sich zeigt, da hat man den apoplectischen Ausgang zu fürchten.

Als ein böses Zeichen gilt in dieser Form des Scharlachs auch die fast gänzliche Unterdrückung der Urinabsonderung, oder der Abfluß eines ganz hellen, weißen, ganz wasserähnlichen Harns, so wie auch die ganz weißen Sedes. Als ein gutes Zeichen beobachtet man das Nasenbluten, der Ausfluß eines hochrothen, dicken Bluts aus der Nase in Tropfen und in größerer oder kleinerer Menge. Wenn auch dieses Nasenbluten nicht die Hauptcrisis zu Stande bringt, so schafft es doch immer eine längere oder kürzere Erleichterung, einen Nachlaß der stürmischen Symptome und eine vorübergehende Beschwichtigung des Sturmes, die wüthenden Rasereien lassen für den Augenblick nach, und es treten helle, bewußtvolle Zwischenräume ein. Oft wiederholt sich dieß Nasenbluten mehrere Male. Das günstigste Zeichen, als das was die glückliche Crisis und die Zertheilung der Hirnentzündung anzeigt, ist immer die kritische Beschaffenheit des Urins: der vorher ganz gehemmte fließt jetzt frei, häufig und in Strömen ab, der vorher sehr sparsame, brennende, feurige, hochrothe, wird jetzt trübe, milchicht, dick, am Rande setzen sich häutige, polypöse Stücke ab, und er bildet bald einen dicken Bodensatz.

4) **Prognosis in der Scarlatina encephalitico-maligna, paralytica.** Der Heerd des Con-

tagiums in dieser höchsten Form des Scharlachs ist hier die Gesammtheit des Gehirns, die Entzündung hat das Gefäßnetz im ganzen Umfange des Gehirns ergriffen, tief eindringend in die Substanz desselben und in dessen feinsten Verflechtungen und Verzweigungen. Die ganze Hirnsubstanz ist so in den Zustand der Entzündung versetzt, in den Prozeß der Contagion, und die ganze Masse des Contagiums ist gleichsam ins Gehirn zusammengeflossen. So wie die Entzündung hier eine tief ins Innere eingreifende ist, eben so ist es auch die krankhafte Metamorphose, die Zersetzung des Gefäßnetzes, die Ausschwitzung plastischer Lymphe, und daher wird durch diese Entzündung die ganze Hirnmasse zurückgebildet in die elementarische Natur, in das Contagium, in Infusorien verwandelt.

Aus dem Wesen dieser Form, aus ihrem Organe, aus der Richtung welche sie gleich ursprünglich in ihrem Wachsthum verfolgt, aus der stürmischen Ausbreitung über den Umfang und in das Innere des Gehirns, und aus dem schnellen Ausgange in die die thierige Form zerstörende, verzehrende Metamorphose geht die hohe Bedeutung, die große Gefahr, die schnelle Tödtlichkeit dieser Art des Hirnscharlachs hervor. Jede Entzündung ist der Gehirnsubstanz gefährlich, weil das Element derselben heterogen der Nervenmaterie ist, und weil diese schnell der auflösenden Verwandlung erliegt, aber um so gefährlicher, je mehr die Entzündung räumlich ausgebreitet ist, je tiefer sie eingedrungen in die innere Substanz des Gehirns, in die Tiefe des Heerdes des Nervenlebens. Schnell und in kurzer Zeit wird das Leben gelähmt unterliegen, wenn seine Materie und seine Kraft in dem edelsten Heerde durch elementarische Metamorphose untergraben und in einen Zustand versetzt wird, der in seiner rohen elementarischen Natur der organischen Form und dem thierigen Wesen heterogen und feindselig ist. Diese Art des Hirnscharlachs hat daher ursprünglich und eigenthümlich das Wesen der Bösartigkeit, diese ist seine Natur und sein Charakter, der Status malignus, perniciosus, die ursprüngliche Lähmung des Hirn- und Nervensystems sein Symptom, und die Form seiner Erscheinung. Die rasche Entstehung dieser Art des Scharlachs, der ungestüme Verlauf, der schnelle Uebergang der Entzündung in die ausschwitzende und auflösende Metamorphose, die ursprüngliche Lähmung des Gehirns und Nervensystems, der Mangel aller Reaction gegen äußere Einflüsse, aller Reizbarkeit, der Zustand der todtenartigen gefühllosen Betäubung, die in sich auflösender Organisation des centralen Heerdes alles Lebens den Grund und das Wesen hat, bedingt den hohen Grad der Bösartigkeit, und giebt diesem Scharlach fast unbedingt die bösartige Bedeutung. Die Heilung mag in einzelnen Fällen gelingen, wenn gleich im Anfange der Entwickelung mit schnellem Ungestüm, mit starker Kühnheit und Kraft die stärksten Mittel in Anwendung kommen, wenn kein Augenblick ungenützt vergeht; aber diese Fälle werden immer zu den sehr seltenen gehören, zu dem höchsten Glücke in der Praxis. Was kann man auch da noch hoffen, was kann da die Kunst noch vermögen, wo das edelste Organ im Organismus gleich im Anfange der Krankheit dem Leben seinen Dienst versagt, wo in dem ursprünglichen Bilde die furchtbaren Zeichen des Todes in so grellen Zügen gezeichnet sind?

Bei dieser so bösartigen Form des Scharlachs steht die Entzündung nicht fest in den rohern arteriösen Gebilden der Hirnmaterie, in der harten Hirnhaut, sondern sie dringt tief ein in die zartesten und feinsten Formen der Metamorphose, welche die arteriösen Gebilde und das Gefäßnetz in der Hirnsubstanz annehmen, wo das Leben dieser Gebilde gesteigert ist und hinaufgebildet bis zur zartesten, feinsten Form, welcher das thierische Leben zu entwickeln fähig ist, sie ergreift auch das Gehirnmark, und das Gefäßnetz im Gehirn in seiner höchsten Entwickelung in der Membrana vasculosa. Dadurch ist ihr Wesen, die Bösartigkeit, erklärt und begründet.

Wo dieser bösartige Hirnscharlach plötzlich ausbricht, sich schnell, stürmisch in seinem Ausgange vollendet, und oft binnen einigen Stunden den Tod herbeiführt, da ist alles umsonst, die kräftigste Arznei ohne allen Erfolg, ohne alle Wirkung. Die große todtenartige Betäubung, die tiefe gefühllose Erstarrung, die Empfindungslosigkeit, der Stupor der innern und äußern Sinne, das stille, murmelnde Irrereden, die Unempfindlichkeit gegen alle äußern Einwirkungen und gegen Arzneien, das dumpfe, lähmungsartige, ruhige Vorsichhinliegen, die bösartige Physiognomie und das böse Auge, das gleich bei seinem Erscheinen mißfarbige, blaße, blaulichte Exanthem, und wo diese Zufälle plötzlich sich zeigen, lassen nichts mehr hoffen, denn bald stellt Zittern, Starrkrämpfe und Convulsionen sich ein, unter denen das Leben erlischt. Bildet aber dieser Lethargus, dieser paralytische Zustand sich nicht plötzlich aus, tritt er nicht bald nach dem Anfange der Krankheit hervor, sondern wird sein Ausbruch vorausverkündet durch das hastige, nervöse, convulsivische Wesen, durch den heftigen, feurigen, wilden, aufgeregten Blick, durch die glänzende, feurige, verklärte, begeisterte Physiognomie, durch das anhaltende Erbrechen, durch die Angst und Unruhe in den Präcordien, dann ist zwar noch immer nicht Alles verloren, aber auf jeden Fall nur schwach der Schimmer von Hoffnung, denn auch hier wird es, auch selbst der kräftigsten und kühnsten Heilmethode gelingen, ein Leben zu erhalten was schon, gleich im Ursprunge der Krankheit, in seinem innersten Heerde, in der tiefsten Wurzel seines organischen Daseyns zerrüttet ist und untergraben durch die Metamorphosen, welche ein dem Hirn- und Nervenwesen und ihrer Materie heterogenes Element darin erzeugt hat. Der Heterogeneität der Entzündung unterliegt leicht die Nervenmaterie in allen ihren Organen und Verzweigungen, aber am leichtesten in den nervösen Gebilden, die als ihre höchsten und zartesten Entwickelungen die feinsten Formen des thierigen Lebens und zugleich die geistigen Blüten, die psychischen Ausbildungen der organischen Materie sind.

Wo in einer Scharlachepidemie die Krankheit plötzlich, mit Erbrechen, innerer Angst und Unruhe, bei dem convulsivischen Habitus, mit wässerigten Durchfällen, ausbricht, da ist immer die höchste Noth und die größte Gefahr; dreist kann hier der Arzt den unglücklichen Ausgang vorhersagen, er wird sich nicht täuschen. Aber trotz dieser traurigen Ueberzeugung und sichern Voraussicht versäume man die kühnste Anwendung der kräftigsten Mittel nicht, denn der Zustand der Verzweiflung erfordert es; überhaupt ist hier nichts zu wagen, denn es ist nichts mehr zu verlieren, wo alles schon verloren ist.

Zweites Buch.

Das Praktische

von

dem Heilverfahren im Scharlach.

Jeder erfährt nur was er weiß und was er versteht. In allen Dingen haben die, welche nur nachtreten und zusammentragen und bei dem, was ein Anderer gegeben hat, stehen bleiben, nicht den Geist der Sache. Dieser ruhet nur auf den Erfindern, und zu diesen müsset ihr gehen.

Zweites Buch.

Das Praktische von der Heilmethode des Scharlach-Fiebers.

Einleitung.

Die Behandlung der acuten Contagionen, der hitzigen Exantheme, hat die Medizin erst in der neuesten Zeit kennen gelernt, man hat, wenigstens der bessere Theil der Aerzte, sich davon zu überzeugen gesucht, daß die empirische Kurart durchaus nicht zum Glücke führe, sondern das Leben dem blinden Zufalle Preis gebe; man hat erkannt, daß vor allem es Noth thue, wissenschaftliche Ideen zu gewinnen, wenn man Grundsätze praktischer Weisheit bilden will, daß man erst das Wesen der Krankheit, die Genesis und ihre Entwickelung mit festem Blicke erfassen müsse, wenn man sichere Gesetze der Heilung aufstellen soll. Der Typhus contagiosus und die Scharlachepidemien haben eine furchtbare Lehre gegeben, wie viel Unheil und Unglück eine einseitige Theorie, aus leeren Formeln des Verstandes zusammengesetzt, aber nicht auf Natur und Ideen gebauet, über die Menschheit bringen kann. Die Opfer dieser unglückseligen Praxis sind verstummt, sie sind begraben, aber ihre Gräber mögen als Denksteine und als Warnungstafeln der Nachwelt stehen, mahnend uns und die kommenden Zeiten: nimmer in der Wissenschaft die Bahnen der Natur und des Lebens zu verlassen, sondern, ihren Gesetzen vertrauend, nicht den täuschenden Irrlichtern zu folgen, mit denen der

Verstand uns umgaukelt und blendet; einseitige Theorien taugen für das Leben nicht, und die Entwickelung der Natur in ihren unendlichen und verschlungenen Kreisen läßt sich in die Formel nicht bannen und fesseln.

Auch die Erfahrung allein ist nicht das Element, woraus die Praxis sich in ihrer festen Form, in ihrem höhern Style entwickeln soll. Die Erfahrung kann immer nur eine individuelle seyn, verschieden nach der Natur des Organs, nach der Kraft des Geistes, in dem sie sich erzeugt. Nur Newton erkannte in dem Fall des Apfels das Gesetz der Schwere, wonach die Weltkörper in ihren Bahnen rollen, nur Pythagoras hörte die Sphärenmusik. Das geistige Element der Erfahrung, ihr innerstes Wesen ist die Wissenschaft, ohne sie ist sie todt, gehaltlos, denn der Buchstabe tödtet überall, nur die Idee macht lebendig und zündet Leben an. Die Erfahrungen aller Jahrhunderte, die Ideen aller Zeiten müssen sich wieder erzeugen, verjüngen, und selbstständig erworbenes Eigenthum des Geistes werden, wenn sie für das Leben und für die Bildung bedeutsam werden sollen; das todte Aufnehmen und Einsammeln fruchtet zu nichts. Die Wissenschaft aber giebt den Maaßstab, diese Erfahrungen zu prüfen, nach ihrer Genesis und Zeit zu deuten und zu würdigen, und sie giebt zugleich die Elemente der innern, geistigen Entwickelung, sie übt die Kraft der Anschauung und der geistigen Reproduktion. Alles ist todt und bedeutungslos, was nicht mit eigner Kraft erworben, in selbstprüfender Kritik verstanden ist. Die todte Regel und die Formel des Verstandes verläßt uns im Leben so oft, und reicht kaum für das Alltägliche aus; aber Grundsätze auf lebendigen Ideen gebauet, und auf dem Wege der innern geistigen Bildung hervorgewachsen, von der Kritik des Lebens geprüft, mit dem Maaßstabe der Geschichte gewogen, *sind allein dasjenige was Leben zündet und zeugt, weil es aus lebendigen Elementen entstanden und geboren ist.* Bei der Unendlichkeit des Lebens, bei der Mannigfaltigkeit seiner Erscheinungen, bei der Unbeschränktheit der Kreise, worin es sich bewegt und entwickelt, ist die Regel mißlich; man soll die Verhältnisse beherrschen, aber nicht ihnen dienen, man soll die Umstände auszulegen wissen, aber nicht abhängig seyn davon. Der genialische Instinkt, jenes zwar dunkle, unaussprechliche aber dem Geiste doch sichere Gefühl leitet oft auf Bahnen, die nimmer der beschränkte Verstand einzuschlagen wagt, und dieser dunkle, innere Geistestrieb ist es, welcher immer das Rechte und das Wahre erfaßt und sicher zum Ziele führt. Dieß dunkle Gefühl ist aber das Element aller echten Erfahrung, und aller praktischen Weisheit, geläutert, veredelt durch die Wissenschaft und in ihr zur Idee, zum Bewußtseyn erhoben. Das Festsetzen von Kenntnissen und Regeln nutzt wenig in der medizinischen Praxis, denn die Unendlichkeit der Natur läßt sich nicht berechnen, und nicht in bestimmte Kennzeichen begrenzen. Die Wissenschaft allein giebt die Selbstständigkeit und Sicherheit, in den einzelnen Fällen das Rechte zu treffen, das Ungewöhnliche zu deuten, und in kühnen Entwürfen und neuen Bahnen die herkömmliche Regel zu verlassen, neue Ideen zu gewinnen und sie in Grundsätzen zu befestigen. Der Schlendrian und die Empirie sind nutzlos, wo der Gegenstand das Leben und das Lebendige ist; denn unendliches Fortschreiten, Entwickeln und Verwandeln ist das Wesen der Natur und des Geistes, nimmer steht sie still und erstarrt sie, wie die Empirie und ihr Schlendrian es auf ihrem Standpunkte annehmen muß. Nur aus seiner Stelle in der unendlichen Entwickelungskette der Natur ist das Einzelne zu begreifen und zu deuten, nicht abgesondert für sich, sondern wie es verschlungen im Ganzen ist.

Seit den Zeiten Thomas Sydenham's, dieses großen Sehers und Hohenpriesters der Natur, verließ man in der Heilmethode der Exantheme die richtige Bahn, Hypothesen führten auf Abwege und zum Unheil, weil man die Bahn der Natur und des Lebens verließ, und blind den Irrlichtern falscher Theorien folgte. Eine sehr schwankende, von jedem Grundsatz verlassene Heilart wurde jetzt die herrschende, man verstand es nicht das Wesen der Krankheit zu begreifen, die Genesis und die Entwicklung zu deuten, so war die Praxis von Ideen und von sichern Grundsätzen verlassen, und das Leben abhängig gemacht von dem Glück des Zufalls. Es würde eine undankbare Arbeit seyn und eine widerliche, alle die Heilarten aufzuführen und zu prüfen, alle die Arzneien zu würdigen, die man seit Sydenham gegen das Scharlach in Anwendung gebracht. Aber noch in unsern Tagen ist die Ueberzeugung von dem Wesen und Genesis des Scharlachs, und von der Grundidee, die allein eine sichere Heilmethode begründen kann, noch nicht allgemein befestigt, noch herrschen verschiedene Ansichten, noch schwankt man in dem Heilplan. Vorzüglich ist dieß in der einseitigen Ansicht von der Natur der Entzündung begründet, indem man diese bloß als solche in ihrem synochalen Charakter gelten läßt, in der Form wie sie in den arteriösen Gebilden und in irritablen blutreichen Organen sich entwickelt, und daß man nicht einsehen will daß die Entzündung, deren Wesen ein allgemeines, auf alle thierige Materie, auf alle Stufen ihrer Metamorphose eingreifendes, belebendes, polarisirendes Naturelement ist, auch in den untern, pflänzlichen Gebilden, wie in den höchsten, dem Gehirn und Nervensystem entwickeln kann, daß in allen die Anlage und der Saame der Entzündung gepflanzt ist, indem alles Organische aus dem Element, was ihr Wesen begründet, den Aether der thierigen Entwickelung, die polarisirende Kraft zu ihrer Metamorphose ziehet. Da nun der Scharlach nicht immer in der Form der echten Entzündung, der Synocha erscheint, indem seine Contagion den Heerd ihrer Metamorphose und Polarisirung der organischen Materie nicht allein auf die arteriösen, irritabeln Gebilde beschränkt, sondern sich auch auf das Gehirn- und Nervensystem fortsetzt, verbreitet, da so oft der Scharlach in der Form der Colliquation, des Status putridus und in der des Status encephaliticus, nervosus und perniciosus vorkommt, so will man sich immer noch nicht davon überzeugen, daß in allen diesen verschiedenen Formen und Symptomen das Wesen überall dasselbe sey, die Entzündung. Daher steht der allgemeingeltende, immer zuverläßige Heilgrundsatz noch nicht in sicherer Ueberzeugung fest, man schwankt und läßt sich verführen und täuschen durch die Verschiedenheit der äußern

Form der Zufälle, aber man erwäge nur, daß überall die Zufälle wechseln, die äußere Form sich verändert, indem immer und bei der größten Mannigfaltigkeit das Wesen und die Elemente der Genesis sich gleich und dieselben bleiben.

Zehntes Capitel.

Allgemeiner und erster Heilgrundsatz im Scharlach.

Das innere Wesen der Krankheit, das Element ihrer Genesis bedingt und begründet den ersten und allgemein für alle Formen der Entwickelung feststehenden und geltenden Grundsatz der Heilung, die Ausbildung des Wesens, seine verschiedene Metamorphose in den Charakteren und Formen, auf den verschiedenen Stufen des Verlaufs, bestimmt die Ausführung, die Methode der Heilung. Bei allen Formen, in denen der Scharlach sich bildet, unter den mannigfaltigen Charakteren und Symptomen er immer erscheinen mag, der Grundsatz der Heilung bleibt überall sich gleich, weil nur die Form wechselt und der Status der Symptome sich ändert, das Wesen aber überall dasselbe bleibt, und als das rein Innere der Krankheit, der Idee derselben, keinem Wechsel unterworfen ist. Der erste Heilgrundsatz giebt die Grundidee, aus der alle Regeln der Praxis erst Sinn und Bedeutung erhalten, aus der alle sich entwickeln, und worin das praktische Verfahren sich regelt. Es ist die Heilanzeige, die Indication. Nicht die Heilanzeigen wenden sich im Verlaufe des Scharlachs, in seinen verschiedenen Zeiträumen, in den verschiedenen Formen seiner Metamorphose, die Heilanzeige ist immer nur eine, was sich ändert, das ist die Art des Verfahrens, worin sie ausgeführt wird. Feste, überall geltende Regeln der Praxis lassen sich bei der Behandlung des Scharlachs nicht geben, denn die Formen und Charactere seiner Entwickelung, seine Zusammensetzungen und die Richtungen seiner Metamorphose sind zu verschieden, sein Verlauf zu wandelbar, und alle Formen und Zufälle lassen sich im Voraus nicht berechnen, und die lebendige Entwickelung läßt sich im Worte nicht fassen und halten, der Buchstabe spricht das Leben nicht aus. Nur das steht als zuverläßige Grundregel fest: man fasse und erkenne das Wesen der Krankheit, man erwäge, daß dieses überall, in allen Formen und Charakteren, in allen Symptomen und Zeichen, in allen Zeiträumen des Verlaufs sich gleich bleibt, daß die Veränderung nur eine äussere, formelle ist, keine innere, wesentliche, daß sie also auch nicht den Heilgrundsatz verändern oder umstoßen kann; man lasse sich nicht durch den Wechsel der Symptome täuschen, durch den verschiedenen Charakter, woran sie sich zeigen, die Idee von dem Wesen stehe fest als leitender Grundsatz für die Behandlung, ordnend und regelnd das Verfahren. Das Symptom darf nicht verführen und täuschen, nur das Wesen hat man zu beachten; ohne diese Beachtung kann die Praxis nimmer Einheit und Sicherheit gewinnen, ihr Verfahren ist ein stetes unsicheres, haltungsloses Schwanken. Daß man das Symptom und den im Verlauf sich ändernden Status der Zufälle zu hoch angeschlagen, seine Bedeutung als viel zu wichtig gewürdigt, daher kommt die Verwirrung und die Unsicherheit in der Praxis. Man hat Arzneien, Regeln und Anzeigen genug, aber die Ordnung und der Grundsatz fehlt dafür, weil man das Wesen recht zu erkennen und seine organische Entwickelung nicht zu deuten vermochte. Die Empirie taugt zu nichts, sie sucht überall und findet nirgends das Rechte, denn ihr fehlt das geistige Organ der Erfahrung, sie entbehrt der Seele die Ordnung, weil sie nicht aus der Idee, sondern aus todten Abstractionen und leeren Schlüssen lebt; Arzneien hat sie genug gefunden, und ihre Polterkammern sind überfüllt damit, aber sie versteht sie nicht anzuwenden, sie kennt die Zeit ihrer Wirksamkeit nicht, Regeln und Anzeigen hat sie in großen, langen Reihen aufgestellt, aber sie sind unfruchtbar, denn es mangelt das Gesetz der Ordnung, der Grundsatz der Einheit.

Das Wesen des Scharlachs ist das der Entzündung, er ist eine contagiöse, exanthematische Entzündung, deren Sitz und Organ das Gefäßnetz in den Gebilden ist. Der erste Grundsatz der Heilung ist also: die Antiphlogosis. Man soll gegen die Entzündung wirken, solche Maaßregeln nehmen und solch Verfahren einschlagen, wodurch man der Entzündung widersteht, ihre Gewalt mäßigt, ihr Fortwachsen und Umsichgreifen in der thierigen Materie hemmt, ihr räumliches Wachsthum beschränkt, und so die organischen Gebilde vor den heterogenen und zersetzenden Metamorphosen und Afterbildungen bewahrt, welche die Entzündung in ihnen zu erzeugen, worin sie die organische Materie zurückzubilden strebt. Die Antiphlogosis hat die Idee und die Aufgabe: den rohen, elementarischen Bildungstrieb, den Saamen der Entzündung, in der thierigen Materie so zu leiten und zu ziehen, daß die Heterogeneität ausgeglichen und das homogene Verhältniß zwischen den Polen wiederhergestellt wird. Der Bildungstrieb soll identisch mit der Bildung seyn, das Element mit seiner Basis, die Polarität zwischen dem elementarischen und organischen Leben ist die Bedingung und das Wesen der Metamorphose, der Entwickelung der Materie, aber diese polare Spannung muß nur eine vorübergehende seyn, keine bleibende, denn sonst ist das Wesen der Krankheit und der krankhaften Verbildungen der Materie gesetzt, sie muß ausgeglichen werden und zur identischen Einheit verschmolzen in der thierigen Form. Jeder rohe elementarische Bildungstrieb, auch die Entzündung geht darauf die thierige Form zu zerstören, die organische Natur in die elementarische zurückzubilden. Den elementarischen entzündlichen Bildungstrieb in seiner Entwickelung zu hemmen, zu mäßigen, zurückzuhalten, seine Heterogeneität dem organischen Wesen wieder auszugleichen, ihn auf die organische Form zurückzuführen, und ihn seine Entwickelung in den Kreis der thierigen Metamorphose zu begrenzen, das ist die Idee und die Aufgabe der Antiphlogosis.

Das Wesen der Entzündung ist aber nicht etwas absolut Heterogenes für die organische Materie, sondern vielmehr ein Naturelement, was der thierigen Materie wesentlich ist, und die Bedingung von dem Charakter ihrer Organisation und der Stufe ihrer Entwickelung; denn durch Polarisirung von dem Element der Entzündung ist alle thierige Metamorphose und Ausbildung bedingt. Die Genesis der Entzündung kommt aus einer vorübergehenden Spannung zwischen dem elementarischen und organischen Pol der Materie, mit einem Uebergewicht des erstern, und so aus einer Heterogeneität zwischen der Anlage und der diese entwickelnden Kraft. Wo diese elementarische Anlage erst einmal erweckt, und in der organischen Materie wurzelt, da ist sie nicht mehr zu unterdrükken, ihre Entwickelung nicht mehr zu hemmen, sondern nur zu leiten und so zu ziehen, daß die Heterogeneität durch organische Metamorphose wieder ausgeglichen, daß das Elementarische wieder zurückgenommen wird in die Einheit mit dem Wesen des Organischen. Daher kommt es der Antiphlogosis auch zu, die Entzündung in ihrem Verlaufe in eine solche Richtung zu leiten, wodurch das heterogenere Streben wieder ausgeglichen wird, und zu verhüten, daß sie nicht eine Richtung verfolgt und ein Streben, wodurch bleibende Heterogeneität, oder krankhafte Metamorphosen in der organischen Materie erzeugt, die Organisation in ihren Gebilden elementarisch zersetzt und aufgelöset ist. Der Saame muß wachsen, die Anlage muß sich entwickeln, aber nicht in wilden Trieben, in stürmischen Bewegungen, diese zu mäßigen, zu leiten, und in die Richtung zu ziehen, die dem organischen Wesen und der Form der Organisation der Thiermaterie auf den verschiedenen Stufen ihrer Entwickelung homogen und identisch ist, dieß ist die Aufgabe der Antiphlogosis.

Dieser Grundsatz gilt vor allen zur Behandlung der contagiösen Entzündungen, der acuten Exantheme, deren Wesen es ist, sich aus einem lebendigen thierigen Elemente zu erzeugen und fortzupflanzen, nicht aus einem heterogenen, anorgischen, miasmatischen. Man darf hier die Entwickelung nicht stören, nicht hemmen, sondern nur leiten und erziehen, der elementarische Thiersaame muß durch organiganische Metamorphose wachsen, sich ausbilden und reifen, denn das Reifen desselben ist zugleich seine Geburt als selbstständiges Thierwesen, das Ende und die Crisis der Entzündung, wodurch er sich bildet und organisirt, diese Reife ist zugleich der Punkt, wo die heterogene Spannung gehoben und durch organische Metamorphose das Elementarische wieder zurückgenommen ist in die Identität mit dem Organischen. Die Entzündung ist hier das Mittel und die Bedingung zur Ausgleichung der Heterogeneität, also der Heilung, indem sie dem Elementarischen durch organische Metamorphose das thierige Wesen einbildet, und es diesem verähnlicht. Die Entzündung hat hier die Bedeutung eines selbstständigen Thiersaamens, eines Naturwesen, das sich entwickelt und wächst, und bestimmte Zeiten seines Lebenslaufs, seines Wachsthums, seiner Blüte und seiner Reife hat. Man darf daher hier die Entzündung nicht unterdrücken, ihre Entwickelung nicht hemmen, man muß nur die wilden Triebe dämpfen und mäßigen, ihr räumliches Wachsthum einschränken, ihre Richtung leiten und diejenigen entfernen, wodurch zersetzende Metamorphosen in der organischen Materie, Desorganisationen sich erzeugen würden.

Die Haut ist der ursprüngliche und wesentliche Heerd aller Contagien, ihrer Entwickelung, ihres Wachsthums, ihrer Blüte; in diesem Organ muß die Entzündung sich bilden, und das elementarische Wesen organisiren. Es ist Aufgabe der Kunst, auf dieß ursprüngliche Organ der Contagionen die Entzündung einzuschränken, hier den Kreis ihrer Entwickelung und ihres Wachsthums zu ziehen und zu begrenzen; zu verhüten, daß sie nicht in einem größern räumlichen Umfang sich entwickle, und sich nicht in innere, edle Organe bewege. Man soll die Entwickelung der höhern Formen des Scharlachs verhüten, und die Zusammensetzungen mit den Entzündungen in innern Eingeweiden. Dieß ist die Aufgabe der Antiphlogosis, indem sie die wilden Bewegungen, die stürmischen Triebe mäßigt, beschränkt, und der Entzündung den Stoff zu einem zu üppigen und ausschweifenden Wachsthum entzieht. Wo sich aber diese Zusammensetzungen ausbilden, wo der Scharlach in den Formen der Entzündung innerer Organe hervorbricht, da muß die Antiphlogosis kräftig eingreifen, diese Entzündungen zu mäßigen, zu heben, und ihr räumliches Wachsthum zu beschränken, die Entwickelung des Contagiums auf sein ursprüngliches Organ, die äußere Haut, zu begrenzen.

Die acuten Contagien haben kein bestimmtes, specifikes Gegengift, kein Antidotum was sie tödtet und diese Aftergeschöpfe in der organischen Materie vernichtet, wie die chronischen. Denn ihr Wesen ist nicht, wie das der chronischen, selbstständige, belebte, eigenthümliche Thiere, ausgebildete Infusorien zu seyn, sondern nur ein elementarischer Thiersaamen, und der Prozeß der Entzündung, der contagiösen Krankheit ist erst das Element und das Mittel, wodurch sie sich bilden und erzeugen, und mit ihrer Erzeugung ist auch die Krankheit und die Entzündung vorüber, so wie sie als Contagien geboren sind, ist auch die Crisis vollendet. Gegen die acuten Contagien, gegen die Exantheme, als die Formen ihrer Entzündung giebt es daher kein Specificum, ein solches anzunehmen oder zu suchen, widerspricht dem Wesen derselben, und man kann es nimmer finden. Die chronischen Contagien haben ihre Specifica, Gegengifte, welche das Vermögen haben das Wesen derselben zu zerstören, indem sie die lebendigen Thierwesen, die Infusorien, woraus sie bestehen; vergiften und tödten. So heilt das Quecksilber die Syphilis, indem es die belebten Infusorien tödtet, welche das Contagium der Lues bilden, es vergiftet auf eben die Art die venerischen Infusorien und zerstört das Contagium syphiliticum, als es die Krätzmilben und die Läuse tödtet. Dieß ist die Wirkung des Quecksilbers in der Syphilis und keine andre; alle andern Hypothesen und Erklärungsversuche seiner Wirkung sind nichtig und falsch.

Die Antiphlogosis muß im Allgemeinen auf das Blutsystem gerichtet seyn, indem das Blut vorzüglich in seinem plastischen Stoff das organische Element der Entzündung ist, und der Stoff woraus diese wächst; sich verbreitet und aus dem sie bei ihren Ausgängen die Afterbildungen erzeugt. Die wilden, hitzigen, stürmischen

Triebe im Blutsystem, muß sie mäßigen, die ungestümen Bewegungen mildern und leiten, die Wallungen und Congestionen auf die Eingeweide dämpfen und ableiten, das heiße, entzündete, wallende Blut abkühlen, und alles mit Sorgfalt entfernen was diese wilden Triebe aufregt und anfacht. Die Antiphlogosis ist das Gesetz der Erziehung des empörten, entzündeten Lebens; jede Anlage, jeder Bildungstrieb hat und fordert eigne Mittel und eine eigne Methode zu seiner Entwickelung. Sanfte Maaßregeln der Schonung, eine ruhige Haltung fordert die Entzündung, nur durch Ruhe ist dieser wilde Sturm zu beschwichtigen; mit Strenge läßt das ungestüme Leben sich nicht beschwören. Die Antiphlogosis ist nicht durch Arzneien allein zu erfüllen, das ganze Verhalten des Kranken, alle seine Verhältnisse und Umgebungen müssen in ihrer Idee eingerichtet werden, das physische sowohl wie das psychische. Mit dem Salpeter und mit dem Aderlaß allein ist es nicht gethan, wie der Schlendrian es wohl glaubt, der Apparatus antiphlogisticus hat einen weitern Kreis. Die wichtigste Rücksicht bleibt immer das Verhalten des Kranken, und wird dieses versäumt, verkehrt geordnet und nicht richtig geregelt, dann fruchten oft alle Arzneien nicht, und dieß ist gerade der Punkt, den die Praxis am meisten versäumt und am gröbsten vernachlässigt hat.

Man lasse sich nicht durch scheinbare böse Symptome, durch stürmische Zufälle erschrecken, und behalte fest den ersten Grundsatz der Heilung, man verlasse in keinem Falle die Bahn der Antiphlogosis, mag der Charakter und die Form der Entzündung sich verändern und umbilden, in welchen Symptomen, in welchen Organen sie will, das Wesen von Allen, und in allen Veränderungen ist und bleibt Entzündung, nicht das Innere, Wesentliche verändert sich nicht, nur die äußere Form, der Heerd der Entwickelung des Contagiums. Am allerwenigsten lasse man sich verführen und zum Aufgeben des Grundsatzes der Antiphlogosis bewegen durch den Status encephaliticus und nervosus, durch die Zeichen eines Leidens im Gehirn und im Nervensystem, durch das scheinbare Gefühl von Ermattung und Schwäche. Dieß war in der neuern Zeit das Unglück in der Praxis bei der Behandlung des Scharlachs, und diese Verführung hat viel Unheil gebracht. Man bedenke nur, daß diesen Zufällen Entzündung zum Grunde liegt, indem das Contagium im Gehirn sich entwickelt, und daß die Entzündungen in diesem, wie im Nervensystem eben so gut, wie jede andre die Antiphlogosis als Grundsatz der Behandlung fordern. Die Methoden und Mittel, worin das Gesetz der Antiphlogosis in den verschiedenen Formen der Entzündung auszuführen ist, sind zwar verschieden, weil in verschiedenen Gebilden und Organen die Entzündung den Heerd der Entwickelung hat, aber die Idee der Antiphlogosis als Grundgesetz der Heilung liegt allen zum Grunde und ist das Wesen davon. Durch ihre eigenthümliche und größere Beziehung auf die Entzündung in ihren mannigfaltigen Formen und Organen sind die Mittel und Methoden verschieden, wodurch in den einzelnen Fällen das Gesetz der Antiphlogosis erfüllt wird. Auch richtet sich dieß nach den verschiedenen Zeiträumen im Wachsthum der Entzündung, nach der Stufe ihrer Entwickelung, in welcher sie in den verschiedenen Stadien im Thierleibe steht, und nach dem Umfang ihrer räumlichen Ausbreitung. So kommt es, daß ihrer Natur nach ganz verschiedenartige Mittel, die auf ganz entfernten und sich fremdartigen Stufen in der Entwickelungsreihe der Natur stehen, die gleiche Bedeutung der Antiphlogosis haben; versteht sich jedes zu seiner Zeit, bei einer eigenthümlichen Form, auf einer bestimmten Bildungsstufe der Entzündung. Der Campher und der Moschus, das Calomel und der Salpeter, das Purgans und die auflösenden Extracte, das Salz und die **Arnica** — alle vermögen es zu ihrer Zeit das Gesetz der Antiphlogosis zu erfüllen. Die Form worin die Entzündung hervortritt, das Organ worin sie sich entwickelt, der Charakter den sie in den verschiedenen Zeiträumen und Stufen ihres Wachsthums zeigt, hierin ist die Verschiedenheit der Methoden für die Antiphlogosis begründet, und hierin ist die Bestimmung der einzelnen und nähern Mittel abhängig. Diese

Einsicht in das Wesen und in die genetische Metamorphose der Entzündung auf den verschiedenen Stufen des Thierleibs und in den verschiedenen Organen ist durchaus erforderlich, um die entzündungswidrige Kraft der verschiedenartigsten Arzneien zu deuten, zu erklären, und um für jede Form der Entzündung, für jede Zeit und Stufe ihrer Entwickelung das rechte Mittel und die für jeden Fall zuverlässige Methode der Antiphlogosis zu treffen. Was zu der einen Zeit und in der einen Form der Entzündung so sicher und kräftig sich bewährt, das ist fruchtlos und schädlich, die Entwickelung befördernd in dem andern. Alles hat seine Zeit und ist nur heilsam und gut zu dieser; die Kenntniß dieser Zeit, die Einsicht in die Form und in das Organ der genetischen Entwickelung der kranken Natur, die Kenntniß von dem Streben, von der wesentlichen Richtung des krankhaften Bildungstriebes, und die entschlossene Benutzung des Augenblicks, das sind die Hauptmomente für die medizinische Praxis, und die Bedingungen, wovon ihr Glück und ihre Kraft abhängt. Neue Anlagen und Bildungstriebe, neue Richtungen der Bildung, ungewöhnliche Bahnen, in welchen die Krankheit sich bewegt, erfordern neue und ungewöhnliche Maaßregeln, Gesetze ihrer Entwickelung und ihrer Erziehung. Dieß begreift der empirische Schlendrian nicht, denn er ist ja nichts weiter wie ein Vorrücken der Dinge ohne Entfaltung, ein dürres Fortleben ohne Verjüngung, ohne neues Leben, ein Abmachen der Gegenwart mit bloßen todten Formen und Formeln der Vergangenheit.

Die exanthematische, contagiöse Natur der Entzündung steht der Antiphlogosis nicht im Wege, und verbietet ihre strenge und dreiste Ausführung nicht; Entzündung bleibt Entzündung, sie mag sich bilden in welchem Organ sie will, denn das Wesen ist ein rein inneres, elementarisches, und in dieser Natur ein unveränderliches. Aber wegen der Eigenthümlichkeit des Organs ist die exanthematische Entzündung auch von einer eigenthümlichen Natur, welche für die Praxis auch eigene

Maaßregeln vorschreibt, und dem Grundsatz der Antiphlogosis eine bestimmte Form und Richtung giebt. Die Idee der Behandlung steht fest und bleibt sich gleich, aber der Apparatus antiphlogisticus hat eine eigenthümliche Form gegen die exanthematische Entzündung, er soll hier nicht der allgemeine, sondern ein eigenthümlicher seyn. Die Natur des Organs bestimmt diese Eigenthümlichkeit. Das Gefäßnetz, als das Organ des Scharlachs, hat die arteriöse, irritable Natur, daher seine Entzündung die Form der Synocha, und als solche fordert sie die strenge Antiphlogosis, den allgemeinen Apparatus antiphlogisticus, aber die verschiedenen Formen und Zusammensetzungen des Scharlachs, die Entwickelung des Contagiums in dem Gefäßnetz der verschiedenen Organe, die mannigfaltigen und veränderlichen Charaktere desselben zu den verschiedenen Zeiten, in den verschiedenen Epidemien geben der Ausführung der Antiphlogosis auch verschiedene Formen und Richtungen. Hierin ist es begründet, daß zu der einen Zeit während der Seuche, in der einen Epidemie mehr die eine Form des Apparatus antiphlogisticus gilt, zu einer andern eine andre; weil die Anlage zur Empfängniß des Contagiums mit dem Wechsel der Zeit auch ihre Organe verändert. So haben bei einer und derselben Krankheit in den verschiedenen Epidemien und Zeiten die verschiedenartigsten Heilmethoden und Arzneien ihre Begründung, denen aber immer die eine wesentliche Grundidee, die Antiphlogosis, zum Grunde liegt. Der Wechsel der Kurmethoden, wie die Geschichte es uns lehrt, hat nicht allein die zufällige Bedeutung, nicht den Grund in den herrschenden Theorien und Hypothesen des flüchtigen Tages allein, sondern es ist tiefer begründet und wesentlicher: in den sich verändernden Anlagen, Charakteren und Formen der Krankheit, die mit den Zeiten wechseln, entstehen und vergehen. So taugt in einer Epidemie eine Heilmethode nicht, die gut und sicher zu einer andern war. Die Natur beschränkt und bindet sich nicht in begrenzten Formen, unendliche Entwickelung und Fortschreiten in dem Wechsel der Dinge und Erscheinungen geht die bildende Kraft, die sich entwickelnde und verwandelnde Natur von Gestalt zu Gestalt, von Charakter zu Charakter die Zeiten durch, so auch das Wesen und die Elemente der Krankheit, bleiben auch sie sich immer gleich und unveränderlich dieselben, so wechseln und verändern sie sich doch in den Formen der Dinge, in den Charakteren der lebendigen Entwickelung.

Das erste und vorzüglichste Mittel in dem Apparatus antiphlogisticus gegen die contagiöse Entzündung und in den acuten Exanthemen ist die Anwendung der Kälte; gegen diese exanthematische Entzündung ist die Kälte das Hauptmittel, das kräftigste, sicherste und zuverlässigste; keine andre Arznei hat mit der Zuverlässigkeit das Vermögen, die wilden, ausschweifenden, entzündlichen Bildungstriebe zu mäßigen, ihr räumliches Wachsthum zu beschränken, ihre Entwickelung zu hemmen, die Ausbildung des Contagiums in den innern Organen zu verhüten, und die Erzeugung desselben in den edlen Eingeweiden stille zu stellen, zu unterdrücken. Die Kälte ist das elementarische Antidotum gegen das animalische Contagium, sie ist das sicherste Specificum gegen die exanthematischen Entzündungen, gegen die Contagionen und gegen die gefahrvollen Richtungen derselben auf edle, innere Organe. Die Kälte ist das erste und Hauptmittel in dem Apparatus antiphlogisticus gegen die contagiöse Entzündung, am kräftigsten von allen Arzneien vermag es die Kälte zu verhindern: daß die Rückbildung, die Zersetzung der organischen Materie in ihre infusoriale, elementarische Natur, ihre Verwandlung in das Contagium, in die Infusorien, nicht in innern, edlen Eingeweiden, nicht auf den höhern Entwickelungsstufen der thierigen Materie vor sich geht, sondern sie bewirkt es, daß die Contagienbildung sich mehr oberflächlich, auf die äußere Haut und in den vegetativen Gebilden beschränkt und begrenzt. Wenn auch im Verlaufe der Exantheme sich innere Entzündungen in den Eingeweiden bilden, so hat unter allen Arzneien die Kälte am sichersten die Kraft, diese zu zertheilen, aufzuheden, und die weitere Entwickelung, die Metamorphose derselben in Verwandlung, Zersetzung der organischen Materie in die elementarische, infusoriale Natur zu verhüten, so wirkt die Kälte am kräftigsten, um der Bösartigkeit vorzubauen, indem sie die Ausbildung des Wesens der Bösartigkeit, die zerstörenden Metamorphosen verhindert, und den Rückgang der organischen Materie in das contagiöse, infusoriale Wesen zurückhält. Denn dadurch nur werden die Exantheme bösartig, daß in edlen Organen, vorzüglich im Gehirn, die Contagienbildung vor sich geht, daß in diesen die Materie in die infusoriale Natur, in die Elemente verwandelt wird; wo diese Verwandlung auf die äußere Haut eingeschränkt ist, da hat man nicht an Gefahr zu denken, und jedes Exanthem hat in diesem Falle die einfache, gutartige Natur.

In dieser Bedeutung ihrer Wirksamkeit hat die Kälte auch den ersten Platz in dem Apparatus antiphlogisticus, wie in allen Exanthemen, wo die Entzündung und das Contagium auf innere Organe, vorzüglich auf das Gehirn gehen. Der ursprüngliche, einfache und regelmäßige Scharlach würde sich vielleicht niemals mit innern Entzündungen zusammensetzen, niemals das Gehirn ergreifen und in die höhern Formen sich umbilden, wenn eine kalte Behandlung, eine zweckmäßige Abkühlung des heißen, brennenden Leibes angewandt wird, und selbst werden diese höhere Formen noch gefahrlos vorübergehen, wenn noch zur rechten Zeit und mit entschlossener Kraft die Kälte in Gebrauch genommen wird. Unbegreiflich ist es, wie man noch in unsrer Zeit die Anwendung dieses großen Mittels im Scharlach fürchtet, da eine Masse so bedeutsamer Erfahrungen, da die tägliche Beobachtung so laut dafür spricht! So schwer hält es Vorurtheile auszurotten, die ein blinder Wahn und die Autorität veralteter und irriger Theorien geschaffen! Nur mit Angst, unter Zittern und Zagen, nur in den Stunden der höchsten Noth und Verzweiflung greifen die Aerzte zu diesem, doch gewiß niemals schädlichen Mittel, und oft zu spät, wenn keine irdische Macht es mehr vermag, die zersetzte, in Contagien zerfallene Hirnmaterie wieder zurückzubilden in das Band der organischen Form.

Eilftes Capitel.

Von dem Verhalten im Scharlach und von der Diät.

Die Antiphlogosis ist die Grundidee, die Norm für die Behandlung des Scharlachs, der erste Grundsatz seiner Heilmethode. Dieser Idee angemessen und entsprechend muß auch das Verhalten geordnet werden und die Diät, es muß antiphlogistisch seyn. Das Verhalten und seine strenge und zweckmäßige Anordnung ist immer eine Hauptsache, vorzüglich bei der Behandlung der Krankheiten aus einer Entzündung oder einem Contagium. Wo das Verhalten nicht richtig und zweckmäßig geregelt ist, da sind alle Arzneien fruchtlos, ein Versehen darin stört oft die kritische Entwickelung und befördert einen bösen Ausgang. Aber gerade das Verhalten wird in der Praxis am meisten versäumt, man glaubt genug gethan zu haben mit der Verordnung der Arzneien und überläßt das andre der Laune oder der Gewohnheit des Kranken. Aber in der Behandlung der Exantheme und vor allen des Scharlachs hat man nicht allein dadurch gefehlt, daß man das Verhalten vernachläßigt, sondern vielmehr darin, daß man geradezu das Unrechte that, und solches Verhalten vorschrieb, von dem man ganz das Gegentheil hätte befolgen sollen. Hat eine falsche und verkehrte Maaßregel in der medizinischen Praxis irgends Unheil gebracht, so ist es dieß verkehrte, ganz falsche Verhalten im Scharlach; die große Bösartigkeit, welche diese Contagion in den Epidemien der neuern Zeit gezeigt, liegt nicht im Wesen des Exanthems, sondern allein in der ganz unrechten Heilart, in dem widersinnigen und ganz verkehrten Verhalten. Dieß war und ist noch gegenwärtig so oft die unmittelbare

Ursache von der Bösartigkeit, worin so häufig selbst der ursprünglich einfachste und gutartigste Scharlach erscheint. Für die so unglückliche, so alberne Idee einer Erkältung haben zahllose Opfer mit ihrem Leben gebüßt! Diese unglückselige Ansicht hat bei den Entzündungskrankheiten der Praxis mehr Unglück gebracht, als die unsinnigsten Heilmethoden und die dümmsten Hypothesen! Und die Quelle dieses Unglücks ist um so ergiebiger, je tiefer sie gegründet, je allgemeiner der Wahn verbreitet und nicht bloß die Aerzte blendet und in einem entschlossenen Handeln lähmt, sondern auch bei dem Laien heimisch ist, und unaustilgbar in den Vorurtheilen des Volkes feststeht.

Das Verhalten im Scharlach muß das streng antiphlogistische seyn, so daß alles vermieden wird, was nur irgends Stoff zum Wachsthum der Entzündung geben kann, und alles gethan, was zweckmäßig und erforderlich ist, um die wilden, entzündlichen Triebe und Anlagen zu mäßigen, ihre Entwickelung in innern Eingeweiden zu entfernen. Das Verhalten muß um so strenger geordnet seyn, je heftiger das entzündliche Leben stürmt, je mehr und stärker es hindrängt auf edle, innere Organe. Der Grad der Entzündung im Scharlach, die Form worin er sich bildet, das Organ worauf das Contagium strebt, und in welchem es sich zu entwickeln beginnt, bestimmt die Art des Verhaltens und den Grad der Strenge, mit der man es regeln muß. Im Allgemeinen sey das Verhalten entzündungswidrig, d. h. es sey kalt, kühlend, erfrischend, mit strenger Vermeidung alles Erhitzenden, alles Erwärmenden, denn die Kälte ist das erste Mittel in den contagiösen Entzündungen, die kalte, abkühlende Behandlung ist die Regel für das Verhalten. Vor allen vermag es die Kälte den contagiösen Prozeß zu beschränken, die Erzeugung und Fortpflanzung des Contagiums zu verhüten, indem es die Entzündung aufhebt und dadurch ihre Folgen die Metamorphose der organischen Materie, aus welcher das Contagium erzeugt wird, oder vielmehr wodurch diese zu Contagien, zu Infusorien wird. Selbst das anorgische Contagium, das Miasma welches sich nicht aus der in ihre elementarische Natur zerfallenden

Thiermaterie entwickelt, sondern aus anorgischen Trieben, vermag nichts als die Kälte zu tödten, daher auch immer die miasmatischen Seuchen aufhören, sobald die Kälte, eine kalte Witterung, der Winter mit seinem Froste eintritt. Nichts kann widersinniger seyn und schädlicher, geradezu mit dem Wesen der Krankheit im Widerspruch als das warme Verhalten, was man bisher mit der größten Strenge im Scharlach befolgte, dieß heißt alle Winke der Natur verachten und aller ihrer Bestrebungen spotten.

Die Kälte ist das sicherste elementarische Antidotum gegen das animalische Contagium, daher das zuverläßigste Heilmittel, das vorzüglichste Antiphlogisticum gegen die Contagionen und contagiösen Entzündungen, gegen die acuten Exantheme. Die Praxis in der neuern Zeit hat diesen Grundsatz gelehrt, und vor allen die zahlreichen Erfahrungen in den letztern Epidemien des Typhus contagiosus ihn in seiner vollkommenen Gewißheit bestätigt. Zur Zeit des Ausbruchs der Contagion, zur Zeit der Blüte des Exanthems bis zur sich entwickelnden Crisis giebt es keine Rücksicht, kein Gesetz, welches den Gebrauch der Kälte und das kalte Verhalten, die erfrischende, abkühlende Methode im Scharlach, wie in den übrigen Exanthemen nicht zulassen sollte, oder untersagte. Zu allen Zeiten im Verlaufe des Scharlachs, bis zur Zeit der Crisis, wo ein anderes Verhalten gefordert ist, in allen Formen und Fällen ist das kalte Verhalten immer und unbedingt angezeigt; es giebt keine Gegenanzeige. Es versteht sich übrigens von selbst, daß der Grad, die Art und die Form, worin im Scharlach die Kälte angewandt, und das kalte Verhalten vorzuschreiben ist, sehr verschieden ist nach den verschiedenen Formen und Richtungen, in welchen die Entzündung sich bildet und die Contagion verläuft. Aber ein kühles, kaltes, abkühlendes Verhalten bleibt immer der Hauptgrundsatz der Praxis im Scharlach, wie in allen andern Exanthemen. Die Regel, durch ein warmes, erhitzendes Verhalten den Ausbruch des Exanthems zu befördern, seine oberflächliche Entwickelung auf der äußern Haut festzuhalten, die Uebertragung der Entzündung auf innere Eingeweide, vorzüglich auf das Hirn, und somit die Entwickelung der Entzündung in den höhern Formen zu verhüten, ist geradezu falsch, dem Wesen der Krankheit, der Entzündung widersprechend, und das Umgekehrte und Entgegengesetzte davon ist das Rechte und unbedingt Geltende. Dieser große und höchst schreckliche Irrthum in der Behandlung des Scharlachs, ohne Zweifel eine der größten Sünden der Praxis, beruhet vorzüglich auf der ganz falschen Annahme: daß die bösen Zusammensetzungen des Scharlachs, die Entwickelung seiner höhern Formen, und die Uebertragung des Contagiums auf innere Eingeweide vorzüglich und allein begründet wären durch ein Zurücktreten des Exanthems von der äußern Haut und durch eine Versetzung auf innere Organe, welche immer ihren Grund in einer Erkältung hätte. Die Unrichtigkeit dieser Ansicht lehrt die tägliche Beobachtung: wir sehen die höhern Formen des Scharlachs entstehen und sich entwickeln, während das Exanthem von der Haut keineswegs verschwindet, sondern in vollkommner Blüte steht, wir sehen auch das vorher unvollkommne, in einzelnen, partiellen entwickelte, mißfarbige Exanthem nach der Anwendung der Kälte, z. B. der kalten Uebergießungen, sich vollkommner, allgemeiner ausbilden, und das Mißfarbige sich in eine lebhafte, hochrothe Farbe verwandeln, und in vollkommner Blüte hervorbrechen. Beim Typhus beobachtet man oft gar keine Spur von einem Exanthem, und erst nach dem Gebrauch der Kälte, des Waschens der Haut mit kaltem Wasser oder Essig, und nach den kalten Uebergießungen tritt es in vollkommner Blüte hervor. Die Wärme ist vor allen das Element, was der Entwickelung der Exantheme auf der äußern Haut ungünstig ist, was vorzüglich die Ausbildung der Entzündung in den innern Organen begünstigt und veranlaßt, und dadurch die bösen Zusammensetzungen des Scharlachs und die Entwickelung der höhern Formen begründet. Das warme, heiße Verhalten, die hitzigen, schweißtreibenden Arzneien, das Vergraben der Kranken in heißen Betten, das Einsperren in warmen, heißen Stuben, von denen sorgsam jeder freie

Luftzug abgehalten wird, hierin ist die vorzüglichste Bedingung gegeben zu der Bösartigkeit im Scharlach, wie auch in den andern Exanthemen. Bei der Behandlung des Typhus contagiosus ist dieß bereits eingesehen und anerkannt, nur beim Scharlach versäumt man noch so oft diese wichtige Maaßregel, die erste Bedingung einer glücklichen Praxis. Doch die nächste Zukunft wird gewiß dieß Vorurtheil gründlich ausrotten. Was fest in der Natur und in den Gesetzen ihrer stetigen Entwickelung begründet ist, das kann wohl für den Augenblick verdunkelt werden und verkannt von dem Wahn und von dem Vourtheile einer befangenen Theorie, aber im Laufe der Zeit bricht die Idee immer in ihrer glänzenden Wahrheit hindurch, und ordnet und regelt die Grundsätze der Praxis; was die wissenschaftliche Entwickelung in der Genesis der Ideen gefunden und erkannt, das wird und muß das Leben bestätigen, denn jene ist ja nur die ideale, geistige Richtung von diesem.

Der Grad und die Art der Anwendung der Kälte im Scharlach ist verschieden und richtet sich nach der Form der Entzündung, nach dem Grad ihrer Heftigkeit, ihrer räumlichen Verbreitung und nach den Organen, in denen das Contagium und die Enzündung zunächst den Heerd ihrer Erzeugung und ihrer Entwickelung haben. Dieß ist Gegenstand für die Angabe der speciellen Heilmethode gegen die besondern Formen des Scharlachs, hier ist die Bestimmung des allgemeinen Verhaltens die Aufgabe, des Regimens und der Diät.

In Rücksicht des Regimens gilt als fester unbedingter Grundsatz: das kalte, kühlende, erfrischende Verhalten, die strenge und sorgfältige Vermeidung des warmen, erhitzenden. Man halte den Kranken in einem kühlen Zimmer, im Winter nur ganz gelinde, und bei milder Witterung ganz ungeheizt; man bemühe sich öfters in der Krankenstube durch Oeffnung der Fenster die Luft zu reinigen, zu erneuern, zu erfrischen; man hüte sich sorgfältig, ihn in zu warmen Betten einzupacken, und unter heißen Federbetten zu vergraben, eine Matratze oder ein Sopha mit dünnen, leichten Kissen und einer leichten, baumwollenen Decke, oder auch diese von Kattun. Ist die Krankheit ganz gutartig und gelinde, dann kann man dreist und sehr zweckmäßig dem Kranken die aufrechte Stellung, das Herumgehen in der Stube gestatten, ja auch den Genuß der freien Luft, wenn nicht die epidemische Constitution, und die Jahrszeit die entzündliche Anlage hat und die Entwickelung der Entzündung in innern Organen begünstigt, nicht bei strenger Kälte, bei Nord- und Ostwinden; das Wetter muß heiter seyn, still, ohne Wind, nicht trübe, nicht feucht. Sehr zweckmäßig und zu rathen ist das öfters am Tage wiederholte Waschen des ganzen Körpers mit einem Schwamm in kaltes Wasser oder noch besser in Weinessig eingetaucht und damit geschwängert; in heftigern Fällen, in den höhern Graden des Scharlachs bei brennend heißer, glühender, trockner, sehr hochrother Haut geschieht dieses Waschen mit Essig, worin man Salmiak und Salpeter aufgelöset hat; denn nichts ist dem Kranken angenehmer und erquickender, nichts macht ihm ein größeres Behagen und lindert mehr die so quälende, unausstehliche brennende Hitze als diese Waschungen, — überhaupt das erste Erfrischungsmittel in allen hitzigen Fiebern mit dieser brennend heißen, trocknen Haut. Daher fordern die Kranken von selbst die Wiederholung dieser kalten Waschungen, und jedesmal fühlen sie sich von neuem erfrischt. Dieses kalte Waschen paßt und ist angezeigt in allen Formen des Scharlachs, in den gelindesten, wie in den bösesten, in allen Zeiträumen vor der Crisis; ohne Erleichterung und Labung des Kranken wird man es niemals anwenden. Dieses Mittel ist deswegen so heilsam im Scharlach, weil es die Kraft hat, die Entzündung oberflächlich auf der Haut festzuhalten, ihre Uebertragung auf innere Organe zu verhüten, indem es den entzündlichen Reiz abstumpft, die Entzündung schwächt, ihr organisches Wachsthum hemmt und somit ihre Fortsetzung und Verbreitung auf innere Organe verhütet. Daher hat dieses Mittel die Bedeutung eines großen Antiphlogisticum's in allen Exanthemen und contagiösen Entzündungen. Wo bei dem einfachen, regelmäßigen Scharlach, selbst wenn er in einer heftigen Form, unter starken Fieberbewegungen hervortritt, mit hoher Röthe, brennender Hitze der Haut, mit Betäubung und Eingenommenheit des Kopfs, mit starkem Andrange des Bluts auf das Gehirn, das kalte Verfahren gleich im Anfange streng befolgt, und die kalten Waschungen fleißig und oft in Anwendung gebracht werden, da hat man nichts zu fürchten, und man kann mit Sicherheit darauf rechnen, daß keine böse Zusammensetzungen, keine Uebertragung der Entzündung auf innere Organe erfolgen werden. Wo der ursprüngliche einfache und regelmäßige Scharlach sich im Verlauf in die höhern Formen umbildet, da kann man dreist in einer verkehrten und fehlerhaften Behandlung den Grund und die Ursache setzen; das kalte Verhalten ist vernachläßigt, und das Gegentheil davon gethan, und durch ein warmes und hitziges Verfahren die Bösartigkeit hervorgerufen. Bei einer glücklichen Behandlung des Scharlachs kommt alles darauf an: entweder die Entwickelung der höhern Formen zu verhüten, oder diese zu der einfachen zurückzuleiten, und hiezu ist die Kälte und das kalte Verhalten das zuverläßigste, und bei dreister und richtiger Anwendung zur rechten Zeit ein immer sicheres Mittel. So gewiß und sicher die China das Wechselfieber heilt, eben so zuverläßig entfernt die Kälte den bösartigen Charakter in den Exanthemen, bringt seine Entwickelung vor oder hemmt und rottet den ausgebildeten aus. Es versteht sich von selbst, daß dieser Satz nicht von den Fällen gelten kann, wo die Entzündung in edlen Eingeweiden schon einen hohen Grad, einen großen Umfang ihrer Entwickelung erreicht hat und der Ausgang in die elementarische Metamorphose schon im Ausbilden ist; aber selbst in den höchsten und bösesten Formen des Scharlachs ist immer noch die Kälte das einzigste und kräftigste Mittel, und wo nur noch etwas zu hoffen ist, da kann man es nur noch von ihrer dreisten und kräftigen Anwendung.

Je brennender und trockner die Hitze der Haut, je höher und allgemein verbreiteter ihre Entzündung, je stärker und anhaltender das Andringen des Bluts auf innere

Organe, vorzüglich auf das Gehirn, desto nothwendiger und dringender ist im einfachen Scharlach das kalte Verfahren gefordert, desto kräftiger und in desto öftere Wiederholungen müssen die allgemeinen kalten Waschungen angestellt werden, wenn man die Zusammensetzungen mit innern Entzündungen verhüten und der drohenden Gefahr zuvorkommen will. Es ist immer sicherer in der Behandlung der Exantheme, und vor allen des Scharlachs: der sich entwickelnden Gefahr zu begegnen, als die Ausbildung der höhern Formen erst abzuwarten, bevor man zu den nothwendigen Maaßregeln greift; denn das Scharlachcontagium und seine Entzündung hat eine heimliche Natur, unerwartet und stürmisch, in raschen Wachsthum bilden sich oft die bösesten Zusammensetzungen in den höhern Formen aus, und eilen in einem ungestümen Verlaufe dem bösen Ausgange, der Ausschwitzung in edlen Organen zu. Gerade das Gegentheil von dem, was der Wahn und das herrschende Vorurtheil von dem kalten Verhalten im Scharlach fürchtet: die Uebertragung der Entzündung auf innere Organe, wird dadurch bewirkt, am zuverläßigsten von allen verhütet die Kälte, zur rechten Zeit, anhaltend und wiederholt angewandt, die Ausbildung der höhern Formen, und sichert so vor Gefahr; gerade die Wärme, das warme, erhitzende Verfahren ist es, wodurch diese bösen Verwickelungen erzeugt werden. Der Scharlach wird bald den Ruf seiner Bösartigkeit verlieren, wenn ein kaltes Verhalten und die abkühlende Methode allgemein und gleich im Anfange seiner Entwickelung als erster Grundsatz der Praxis anerkannt seyn wird. Bei dem einfachen, regelmäßigen Scharlach wird man nichts weiter zur Heilung bedürfen als die Anordnung eines kalten Verhaltens, und man kann immer sicher den guten Ausgang erwarten. Die Kälte scheint das Element zu seyn, worin die thierigen Elemente, die Contagien sich regelmäßig zur organischen Form hinaufbilden, zur Identität mit den organischen Gebilden, und im einfachen Typus sich nur auf das Organ beschränken, was der ursprüngliche und wesentliche Heerd ihrer Metamorphose ist, auf die äußere Haut; die Wärme, besonders die trübe, feuchte und schwüle erscheint als das Element, worin die anorgischen Ansteckungsstoffe, die Miasmen, sich bilden, worin der Grund ihrer Genesis und ihrer Entwickelung enthalten ist, ungünstig und hemmend wirkt die Wärme dagegen auf die organische Ausbildung der thierigen Contagien, indem sie die Elemente derselben von dem wesentlichen Heerd ihrer Genesis und Entwickelung zurücktreibt, und die Bedingung derselben, die Entzündung auf die innern Organe wirft, auf die von der höhern Stufe der Thiermetamorphose, deren höher entwickelte Natur nicht günstig ist der elementarischen, infusorialen Bildung. Nur auf der pflanzlichen Stufe des Thierleibes sollen die Contagien reifen, weil diese Gebilde näher stehen der elementarischen Natur.

Zur Anordnung des Verhaltens im Scharlach gehört auch die Bestimmung des Getränks; um so mehr je stärker und dringender das Bedürfniß der Natur dieß in allen Entzündungen fordert, und vorzüglich in denen von der synochalen Natur, die ihren Sitz in den arteriösen Gebilden haben, weil bei dieser der Durst am heftigsten ist. Man darf es nicht allein, sondern man muß auch in den Fiebern dieß Bedürfniß befriedigen, man verstatte dem Kranken von einem zweckmäßigen Getränk so oft und so viel er mag. Dieß dringende Bedürfniß in seiner Befriedigung zu beschränken, heißt den Trieb der Natur verachten und ihren Wink verhöhnen. Aber man fröhnt lieber einer einfältigen Theorie und dem Vorurtheile, man läßt eher den Kranken in glühender Hitze verschmachten, als einem unseligen Wahne zu entsagen; die innere Glut und die brennende Hitze will man löschen durch warme, heiße, ekelhafte, widerliche Getränke, die Ekel und Abscheu erregen, statt das schmachtende, sich in der Gluth der Entzündung verzehrende Leben durch einen kalten, kühlenden Labetrunk zu erfrischen und zu erquicken. Es ist ein unglücklicher Wahn, gerade gegen die Natur und im Widerspruch mit dem Wesen der Entzündung, daß das warme und heiße Getränk, das warme Verhalten die Crisis befördere, das kalte dagegen sie unterdrücke und hemme, jenes heilsam, dieses schädlich sey. Dieser Wahn gilt als Regel bei der Behandlung aller Entzündungen; man quält und ängstigt den verschmachtenden Kranken mit den ekelhaften, warmen, thee- oder seymartigen Getränken, man ängstigt ihn mit Flieder- und Chamillenthee, mit Gerst-, Hafer-, Graupenschleim, und versagt ihm mit Strenge gerade das was Noth thut, das kühlende, erfrischende Getränk. Man bezweckt auf diese Art schneller die Crisis zu bewirken, den Schweiß und den Urin zu befördern, aber ein thörigtes Beginnen, die Crisis erfolgt von selbst, die Ausleerung des Schweißes und des Urins löset sich freiwillig, wenn die Krankheit den Punkt ihrer organischen Reife erreicht, wenn die Entzündung gehoben und das rohe Element wieder homogeneisirt ist der thierigen Materie. Ueberdem ist ja die Crisis nicht die Ursache der Genesung, sondern nur das Zeichen davon, die Folge der sich auflösenden Entzündung. Jede Crisis kann nur aus innerer Entwickelung kommen, und nur zu ihrer Zeit, durch organische Metamorphose des rohen elementarischen Saamens der Entzündung, durch Aneignung und Reifung desselben in den thierigen Gebilden; was aus innerer Entwickelung kommt und organische Kräfte zu Elementen seiner Bildung hat, das läßt sich von Aussen nicht zwingen und gewaltsam hervorbringen. Jedes organische Wesen, auch das elementarische des Contagiums hat bestimmte Perioden seiner Entwickelung seines Keimens, seines Wachsthums, seiner Reife, diese muß es durchgehen, wenn es zur organischen Form heraufsteigen soll; wird diese Entwickelung gehemmt, bleibt die Ausbildung des Contagiums und der Entzündung zurück und auf einer niedern Stufe, in einem frühern Zeitraume stehen, dann tritt diese gehemmte Bildung in krankhaften Metamorphosen und Verbildungen der organischen Materie hervor, was man so oft in den Nach und Folgekrankheiten der Entzündung und vorzüglich der Exantheme beobachtet, indem das Wesen dieser Nachkrankheiten meist in krankhaften Metamorphosen besteht, die in einer zu frühzeitigen Reifung, in einer gehemmten Entwickelung des Contagiums sich gründen.

Bei dem Verordnen der warmen und ekelhaften Getränke in der Hitze der Exantheme und der Entzündung verfällt die Praxis in einen auffallenden Widerspruch mit sich selbst. Am deutlichsten beweiset dieß die Behandlung der Lungenentzündung: während man den Kranken in warmen Betten eingräbt, ihn mit warmen Getränken, mit Thee und Haferschleim überschüttet, und dem brennenden Durst jede Erquickung durch ein kühlendes, erfrischendes Getränk streng versagt, verordnet man innerlich den so sehr kalten Salpeter, den in einem so hohen Grade kühlenden Salmiak, beide doch bedeutend kälter als das kalte Wasser. Das Versagen des kalten, kühlenden Getränks in den Entzündungen bringt immer nachtheilige Folgen, es verzögert die Crisis und ist oft, häufiger wie man glaubt, die Ursache eines bösen Ausgangs und vorzüglich schlimmer Nachkrankheiten; dieß gilt noch mehr von den Exanthemen als von den einfachen topischen Entzündungen. Ueberdem versagt man dem Kranken das einzigste, was ihn erfrischen und erquicken kann, das, wonach er sich vor allen am meisten sehnt, und **was ihm nicht bloß nicht schädlich, sondern im Gegentheil heilsam, ganz angemessen dem Wesen der Krankheit.**

In allen hitzigen Krankheiten, in allen Entzündungen und in allen Exanthemen, vor allen in denen von der synochalen Natur und in den blutreichen, arteriösen Gebilden **ist das kalte und kühlende Getränk durchaus als nothwendiges und wesentliches Mittel zur Heilung unbedingt gefordert.** Vorzüglich im Scharlach ist alles warme, erhitzende Getränk, wie auch das warme Verhalten, streng zu vermeiden, **nur das kalte, das abkühlende ist heilsam, gut und erfrischend.** Je brennender, glühender, heißer die Haut, je trockner der Mund, je größer und anhaltender der Durst, desto dringender ist das abkühlende Getränk gefordert, desto häufiger muß es gereicht, in desto größerer Menge muß es genossen werden. Das kalte Getränk paßt und ist gut in allen Zeiträumen, am sichersten bestimmt hier das Bedürfniß die Zeit seines Gebrauchs: man lasse so lange davon trinken und so viel als der Kranke Verlangen und Sehnsucht danach zeigt.

Durch das Zuviel wird man nicht schaden, man hat keine Ueberladung des Magens und keine Beschwerden davon zu fürchten: wenn man ein leichtes, den Unterleib nicht beschwerendes, dünn flüssiges Getränk auswählt. Das viele, leicht verdauliche, dünn flüssige, kühlende, säuerliche Getränk gehört mit zu den besten und kräftigen antiphlogistischen Mitteln: es kühlt die Hitze ab, es verhindert die Vermehrung des plastischen Stoffes im Blut, und entzieht so den Wachsthum der Entzündung und ihrer räumlichen Verbreitung die Nahrung. Nährende Bestandtheile, so wenig wie erhitzende darf das Getränk im Scharlach enthalten, auch darf es nicht warm getrunken werden, denn hiedurch wird die entzündliche Anlage genährt und der entzündliche Bildungstrieb stärker und weiter entwickelt. Ein erfrischendes, kühlendes, säuerliches Getränk, ohne ernährende oder erhitzende Theile, ist das zweckmäßigste, es muß angenehm seyn, damit es nicht Ueberdruß und Ekel erregt; kaltes, reines Wasser mit Citronensaft und Zucker, ein schwaches, gut ausgegohrnes, reines Bier, mit Citronensaft und Zucker vermischt, bis zum angenehmen Geschmack, oder Weinessig mit Wasser, sind die zweckmäßigsten Getränke; die andern erregen bald Ueberdruß und Widerwillen. Alles Hitzige und Warme ist mit Sorgfalt zu vermeiden, denn es ist hier nicht Aufgabe, auf die Haut zu wirken und den Schweiß zu treiben, sondern die Entzündung zu heben, zu mäßigen, ihr Wachsthum zu beschränken und die Erzeugung des Contagiums in den innern Organen zu verhüten.

Die Speisen bedürfen im Scharlach weniger Rücksicht, als das Getränk, weil der Appetit in der Regel fehlt, und das Getränk allein ausreicht. Alles was zu genießen erlaubt ist, muß, wie das Getränk, die entzündungswidrige Beschaffenheit haben, es muß kühlend, erfrischend seyn, nicht erhitzend und nährend, nicht reizend; säuerliche, kühlende Suppen, vorzüglich von Obst, von Pflaumen, Kirschen, Aepfel, mit Citronensaft und Zucker angenehm gemacht, sind das Zweckmäßigste, und fast das Einzigste, was man im Verlauf des Scharlachs gestatten darf. Wo die Aufgabe der Antiphlogosis zu lösen ist, da muß alles so eingerichtet werden, das ganze Verhalten, Speise und Trank, wie es angemessen ist und entsprechend ihrer Idee. Die Arznei für sich allein vermag nichts, auf einen Zweck muß Alles gerichtet, aus einem Grundsatz, nach einem Maaßstabe ist Alles zu ordnen und zu regeln.

Die Zeit für die Dauer des kalten Verhaltens im Scharlach erstreckt sich durch alle Perioden des Verlaufes, und ist nicht auf eine kurze Zeit eingeschränkt. Vom Anfange an, gleich bei der Entwickelung des Fiebers und des Exanthems, im Zeitraume des Ausbruchs, des Wachsthums, der Blüte ist das abkühlende Verfahren Regel und stehender Grundsatz der Praxis. Diese Regel ist fest und hat keine Ausnahme. Erst auf dem Wendepunkt der Krankheit, im Zeitraume der Crisis, wo durch die aufgedunsene, ödematöse Beschaffenheit der Haut, durch den beginnenden Hautungsprozeß, und durch die Veränderungen im Urin, die kritische Entscheidung sich zeigt, wo hiedurch das Zeichen gegeben ist von der Zertheilung und Lösung der Entzündung, von der Homogeneisirung des rohen Elementarischen mit dem Organischen, da tritt eine andre Regel der Behandlung ein, und mit ihr ein anderes Verhalten. Nur dem entzündeten, in roher, elementarischer Hitze glühendem Organismus, ist das Kalte und Kühlende heilsam und wohlthätig; nach aufgehobener Entzündung ist eine mäßige Wärme das Element, worin die Crisis sich vollkommen entwickelt und das durch den Sturm angegriffene Leben sich erholt. Die Beschaffenheit der Haut und des Exanthems giebt hier das sicherste Zeichen und den Maaßstab zur Abwiegung der Zeit wo das kalte Verhalten aufhören, und das Gegentheil davon, das warme, eintreten muß. Wenn die vorher hochrothe, brennende, heiße, trockne Haut anfängt blässer zu werden und feuchter, wenn das Exanthem blasser wird, und an einzelnen Stellen sich Spuren der Hautung zeigen, und vorzüglich wenn die Haut den aufgedunsenen, ödematösen, wassersüchtigen Habitus zeigt, wenn zugleich die Zeichen der Crisis im Urin erscheinen, und hiebei das Fieber abnimmt, mehr nachlassend und aussetzend wird, dann ist es Zeit das kalte Verhalten zu entfernen, und statt dessen ein warmes, eine mäßige Wärme anzuordnen. Aber auch hiebei muß man sich vor Uebertreibung hüten, denn ein zu warmes, zu heißes Verhalten, eine hitzige Diät ist von Nachtheil, häufiger als die so oft angeklagte Erkältung ist dieß zu heiße Verhalten die Ursache davon: daß die kritische, ödematöse Anlage der Haut sich zur wirklichen Wassersucht heraufbildet. Denn gerade bei einem zu warmen Verhalten ist die Erkältung am leichtesten, und dieses die erste Bedingung und die vorzüglichste Ursache derselben. Man verwahre jetzt den Kranken vor der freien Luft, aber man packe ihn nicht in heißen Betten, in bis zum Ersticken geheizten Zimmern ein, man vermeide auch hier noch alles Heiße und Erhitzende, indem sich bei der Anlage der Haut leicht eine neue Entzündung entwickelt, woraus oft schnell die Wassersucht entsteht. Eine mäßige Wärme des Zimmers und des Bettes, leichte, warme Getränke, am besten eine dünne, magere Fleischsuppe ohne Gewürz ist hier die zweckmäßigste Nahrung. Keine Entzündung verträgt das warme, heiße Verhalten, keine das Erhitzende, am allerwenigsten die Exantheme, weil hier alles zu fürchten ist von der Zusammensetzung mit den höhern Formen der Entzündung, von der Verbreitung derselben über innere Organe, worin allein die Bösartigkeit der Contagionen begründet ist.

Zwölftes Capitel.

Von dem Apparatus antiphlogisticus im Scharlach.

Der Scharlach ist eine Entzündung von eigenthümlicher Natur, denn sie hat den Sitz und den Heerd ihrer Erzeugung in einem besondern Organe, und entwickelt sich aus einem selbstständigen Wesen, aus dem Contagium, oder aus dem Saamen desselben, aus dem rohen, elementarischen Bildungstriebe im Gefäßnetze der Haut. Für den Scharlach wie für alle acute Exantheme und Contagien gilt das Gesetz der Antiphlogosis als stehender Grundsatz, als die wesentliche Norm der Heilung. Dieser Grundsatz gilt unbedingt für alle Formen, für alle Zeiträume im Verlaufe des Scharlachs, für alle evidemische Charaktere, unter denen das Exanthem erscheint; es kommt kein Fall und kein Umstand vor, der eine Ausnahme von dieser Regel bestimmt. Wie aber die Form und die Natur der Entzündung in den verschiedenen Gebilden und Organen sich ändert und verschieden ist, wie zu den verschiedenen Zeiten und bei dem Wechsel der Jahrsconstitutionen, der Diathesis annua, auch die Charaktere der Entzündungen verschieden sind, und der Status der Symptome, unter welchem sie hervortreten, so fordert auch hienach der Grundsatz der Antiphlogosis in der Praxis einen verschiedenen Apparat und verschiedene Mittel zu ihrer Erfüllung. Wie von jeder Entzündung, so gilt auch dieß um so mehr von den Exanthemen und vom Scharlach, weil ihr Organ eine allgemein verbreitete organische Grundbildung ist, die eingebildet und wiederholt auf allen Stufen des Organismus, und weil sie deswegen die verschiedenartigsten Formen und Charaktere in ihrer Entwickelung zeigen. Ueberdem hängt der Charakter und der Typus für die Form, worin der Scharlach sich bildet, wie bei jeder Entzündung, von der Beschaffenheit der Jahrszeit ab, von der Diathesis epidemica, annua, welche der Entzündung eine bestimmte Richtung auf besondere Organe giebt, und in ihnen die hervorstechende Anlage, den Saamen zur Entwickelung pflanzt. Wie die Bildungstriebe und Anlagen mit den Perioden in den Lebensaltern wechseln, so verändern sie sich auch im Laufe der Jahrszeit mit dem Wechsel derselben, indem sie zu der einen regsamer sind in der einen Organenreihe, und bei einer andern Jahrsconstitution in andern Gebilden. Wo die Bildungstriebe am regsten entwickelt, wo die Metamorphose am lebhaftesten geht, in dem Gebilde ist auch die Anlage zur Krankheit am größten, die Empfängniß für den elementarischen Saamen des Lebens wie der Krankheit. Dieß ist die Bedeutung der Diathesis annua, indem die Anlagen und die herrschenden Bildungstriebe im gleichen. Elemente sich auch im Organismus wiederholen, und der Metamorphose den gleichen Trieb und die gleiche Richtung geben.

In der Reihe des Apparatus antiphlogisticus gegen den Scharlach steht, wie es in der Natur und in dem Organ der Krankheit liegt, *die Kälte oben an; sie ist das erste und allgemeinste Mittel, das unbedingt, für alle Formen und Fälle, für alle Charaktere und Zeiträume Geltende und Geforderte.* Wenn die übrigen Arzneien aus dem Apparatus antiphlogisticus im Scharlach nur eine bedingte, beschränkte Anzeige finden, eine bestimmte Zeit für ihren Gebrauch, die abhängig ist von der Form der Entzündung, und von der Richtung, welche sie vorzüglich gegen gewisse Organe nimmt, so *hat die Kälte die unbedingte Anzeige* und ist das stehende Mittel gegen alle Formen des Contagiums, in allen Zeiten und Perioden seiner organischen Metamorphose. Diejenigen Antiphlogistica, welche bei den andern, einfachen Entzündungen, welche in dem organischen oder epidemischen Elemente die Wurzel ihrer Genesis haben, und nicht aus dem Contagium sich erzeugen, die erste Stelle behaupten und als die zuverläßigsten gelten, stehen im Scharlach nur auf einer niedern Stufe der Bedeutung, haben nur einen untergeordneten Rang und eine bedingte Rücksicht bei ihrem Gebrauch. Denn ihre Anzeige ist nicht begründet in der innern Natur der Krankheit, nicht in dem Wesen, sondern hängt von zufälligen Umständen ab, von der besondern Zusammensetzung des Scharlachs mit innern Entzündungen, und von der Entwickelung des Contagiums in den höhern Formen. Was das Allgemeine und Stehende ist, was dem Wesen entspricht, das hat auch die erste Stelle, was vom Zufalle abhängt und von eigenthümlichen Umständen, das ist nur von einer bedingten und untergeordneten Bedeutung.

Als das erste und zuverläßigste Antiphlogisticum gegen die Entzündung aus dem Contagium ist die Kälte in mehreren Arten und Formen anzuwenden, die verschieden sind in Rücksicht der Kraft ihrer Wirksamkeit, und des Grades ihrer Intensität, und deren jede ihre bestimmte

Zeit und Stelle haben, welches abhängt von dem räumlichen Umfang der Verbreitung, von der Form der Entzündung und von der Bedeutung des Organs in welchem zunächst der Heerd für die Genesis des Contagiums ist. In einem je weitern Umfange die Entzündung sich verbreitet hat, je deutlicher und heftiger dieselbe in den innern Organen sich entwickelt, je höher der Rang und die Stufe der Metamorphose dieser Organe ist, je bedeutsamer sie für den Organismus sind, desto dringender ist die Kälte angezeigt, desto nothwendiger ist ihre Anwendung in der Form und auf die Weise, worin sie am wirksamsten und kräftigsten sich zeigt. Die höhern Formen des Scharlachs erfordern daher die Anwendung der Kälte in den höhern Graden, der einfache zeigt nur die niedre Art ihrer Anwendung, den schwächsten Grad ihrer Wirksamkeit an. Die niederste Art für die Anwendung der Kälte ist das allgemeine kalte Verhalten und die abkühlende Diät, welches aber auch als stehende Regel der Behandlung in den höhern Formen gilt, nur daß hier diese Art der kühlenden Methode nicht ausreicht, sondern zugleich auch die stärkern Formen der Anwendung fordert. Bei dem ursprünglich einfachen Scharlach, der allein seine Entzündung oberflächlich auf der äußern Haut einschränkt, der sich nicht zusammensetzt mit den höhern Formen, reicht in der Regel das einfache, abkühlende Verhalten zur Heilung aus, und man bedarf selten andrer Arzneien. Das wiederholte Waschen mit kaltem Wasser, über den ganzen Umfang der äußern Haut angestellt, ist hier genügend, und reicht mit einem abkühlenden Getränke aus. Wo aber beim einfachen, regelmäßigen Scharlach die Entzündung lebhafter erscheint, wo die Haut sehr brennend ist und heiß, wo sie ganz trocken sich zeigt, und das Exanthem in hoher, lebhafter Röthe steht, wo das Drängen auf das Gehirn, und die Anhäufung des Bluts in demselben, die Anlage verrathen zu bösen Zusammensetzungen mit innern Entzündungen im Gehirn, da genügt es nicht, die Kälte in der niedern Form ihrer Wirksamkeit anzuwenden, man muß die kräftigere wählen, und dieß ist im Allgemeinen der Fall für die oft zu wiederholenden Waschungen mit Salmiak und

Salpeter in Weinessig aufgelöset, so wie für die kalten Umschläge aus Eis, Schnee oder aus Salmiak und Salpeter in Weinessig über den Kopf.

Wo sich im Verlaufe des ursprünglich einfachen Scharlachs ein starkes Drängen, Congestionen des Bluts auf das Gehirn zeigen, wo das Gesicht roth und aufgetrieben ist, der Kopf schwer, eingenommen, betäubt, verwirrt, mit einer vorübergehenden Neigung zum Sopor, bei starken Pulsationen der Kopfarterien, bei rothem, aufgeschwollenem, brennend heißem Gesicht — da ist die Anlage zu einer sich entwickelnden Hirnentzündung in sichern Zügen gezeichnet, und ihre wirkliche Ausbildung mit Gewißheit zu erwarten, wenn nicht eine kräftige Methode diese Entwickelung hemmt. Dieser Andrang des Bluts auf das Gehirn, die Anhäufung desselben in den Hirngefäßen, ist das Element woraus die Entzündung sich bildet, und das Contagium sich erzeugt. Diese Anlage zu unterdrücken, das Treiben des Bluts auf das Gehirn zu hemmen, hat man kein kräftigeres und sichereres Mittel als die ununterbrochene Anwendung der oft erneuerten Fomentationen um den Kopf, die man mit Salmiak-, Salpeter und Weinessig bereitet. Die Wirksamkeit dieses Mittels ist zuverläßig, sehr schnell und fast augenblicklich entscheidend: aber nicht bloß in den Exanthemen angezeigt, sondern in allen Fiebern und Entzündungen bei starkem Andrang des Bluts auf das Gehirn, bei schwerer Betäubung und Eingenommenheit des Kopfs, bei Neigung zum Sopor. Es ist zuverläßiger und besser, die Entzündung in ihrer Anlage, vor der Entwickelung zu hemmen und zu unterdrücken, als die erst ausgebildete zu entfernen. Wo eine wirkliche Hirnentzündung im Scharlach sich bereits ausgebildet hat, da findet zwar der Gebrauch dieser kalten Umschläge unausgesetzt noch statt, aber man darf ihnen allein nicht mehr trauen, noch kräftigere Arzneien haben hier neben ihnen ihre Stelle. Würde man im ursprünglich einfachen Scharlach früh und zur rechten Zeit, bei dem ersten sich einstellenden Zeichen von Blutcongestionen auf das Gehirn, zu diesen kalten Umschlägen greifen, und sie unausgesetzt in Anwendung bringen, würde man zugleich durch das kalte Waschen die glühende Hitze und Entzündung in der Haut zu mäßigen suchen, gewiß würde man selten die Umbildung des einfachen Scharlachs in die höhere Form der Encephalitis wahrnehmen, und die bösen Zusammensetzungen würden gewiß seltner vorkommen. Denn in dem warmen und hitzigen Verhalten, in der Vernachlässigung der kalten und abkühlenden Methode liegt vorzüglich der Grund von der Bösartigkeit des Scharlachs, keinesweges in der bösen Natur des Contagiums.

Die kräftigste Form und der höchste Grad für die Anwendung der Kälte sind die Uebergießungen des Kopfs und des ganz entblößten Körpers mit eiskaltem Wasser, die kalten Sturzbäder. Ohne allen Zweifel ist in diesem Mittel die kräftigste, sicherste Methode gefunden gegen die höhern Formen der Entzündung, deren Wesen das Contagium ist; es ist das größte und kräftigste Antiphlogisticum gegen alle exanthematische Entzündungen zu der Zeit, wo diese in den höhern Formen sich bilden, und wo das Contagium zunächst den Heerd seiner Genesis im Gehirn und in nervösen Gebilden hat. Wenn irgend ein Mittel es vermag, den Fortschritt der Entzündung in der Hirnsubstanz zu hemmen, und ihre Folge, die Zersetzung und Verwandlung derselben in die elementarische Natur, in das Contagium zu verhüten, so sind es die kalten Uebergießungen, und in den Formen des Gehirnscharlachs ist es einzig und allein dieses Mittel, von dem man im Zustande der Verzweiflung noch Heil und Rettung hoffen darf. Wo nur immer die exanthematische Entzündung und die contagiöse Metamorphose im Gehirn und in seiner Substanz sich entwickelt, in allen Fällen und Formen des Scharlachs mit dem Status encephaliticus oder nervosus, sind die kalten Uebergießungen das erste und zuverläßigste Mittel. Es ist gleichgültig, ob diese Hirnentzündung als die ursprüngliche Form des Scharlachs hervortritt, oder ob sie sich erst später durch Uebertragung des ursprünglich einfachen auf das Gehirn im spätern Verlaufe ausbildet, in beiden Fällen sind die kalten Uebergießungen das Hauptmittel, und das einzigste, um den bösen Ausgang, die Metamorphose der Ge-

Hirnsubstanz in die elementarische Natur zu verhüten. Es giebt keine Arznei, die mit mehr Sicherheit und Kraft es vermag, die Entzündung im Gehirn zu zertheilen, ihre Ausbreitung über die Nervenmasse zu hemmen, und die contagiöse Metamorphose von diesen Organen ab nach außen zu leiten, und auf die äußere Haut zu beschränken. Nichts ist wirksamer, die innere contagiöse Gluht, das wilde elementarische Feuer, durch die Entzündung angefacht und unterhalten, zu dämpfen, die brennend heiße Haut abzukühlen, die ganz verstopfte zu öffnen, als diese kalten Uebergießungen; es giebt auch kein Mittel, welches schneller und augenscheinlicher eine kräftige Erleichterung schafft, keins von einem so glänzenden Erfolg in dem Stande der Verzweiflung, keins von so großer und sicherer Kraft, um den Sturm zu beschwichtigen, den rasenden Ungestüm zu stillen, den die Entzündung und die Contagion im Gehirn erregt. Wo nur immer eine wirkliche Entzündung im Gehirn sich ausgebildet hat, wo der Status encephaliticus in seinen Zeichen entwickelt ist, da stehen die kalten Uebergießungen immer auf dem ersten Platz in der Reihe des Apparatus antiphlogisticus, aber vorzüglich gilt dieses von den contagiösen Hirnentzündungen, weil die Kälte das sicherste ist: um die Metamorphose der thierigen Materie auf den höhern Stufen ihrer Entwickelung, in der Substanz der Organe von dem höhern Range, in die elementarische Natur, in das Contagium zu hemmen. Bei den einfachen Hirnentzündungen, die ohne Contagium sich erzeugen, und nicht in der Genesis desselben das Wesen haben, reichen die kalten Umschläge mit dem Aderlaß in der Regel aus, und man kann oft der kalten Uebergießungen entbehren, aber nicht so in den contagiösen, bei diesen liegt in den Sturzbädern allein das Mittel des Heils, und es ist eine unverzeihliche Sünde der Praxis in den verhängnißvollen Augenblicken der Gefahr und der Verzweifelung, wo der tödtliche Ausgang gewiß und unvermeidlich ist bei Versäumung der hier so kostbaren Zeit und des rechten Verfahrens, halbe Maaßregeln zu nehmen, schwachen Mitteln zu vertrauen und die Anwendung des allein zuverläßigen, entscheidenden und kräftigsten zu versäumen. In dem Sturme der Gefahr, in der Noth des Lebens, soll man nur kräftigen und entscheidenden Mitteln vertrauen. Wer das Wesen dieses contagiösen Zustandes im Gehirn und seine Bedeutung begriffen hat, wer sein Streben erkennt und das was im Entwickeln ist, der wird es verstehen und wissen, wie kostbar hier jeder Augenblick ist, und wie unverzeihlich und sündhaft das Zögern. Im stürmischen Verlauf schreitet ungestüm die Entzündung im Gehirn vor, und bald unterliegt die zarte thierige Substanz dem wilden Triebe des fremden Elements, der Verwandlung in plastische Lymphe, wodurch zugleich der unvermeidliche Untergang begründet ist. Wo die thierige Materie in den Organen von dem höhern Range, von der thierigen Stufe ihrer Metamorphose zurückgeht in die elementarische Natur, da ist das Leben immer rettungslos verloren, und der Untergang um so schneller, wenn im Gehirn und in nervösen Gebilden diese krankhafte, zersetzende Metamorphose der thierigen Materie vor sich geht.

Wo der Scharlach gleich ursprünglich in den höhern Formen der Encephalitis hervortritt, oder wo der ursprünglich einfache sich mit einer Hirnentzündung zusammensetzt, da haben die kalten Uebergießungen immer und ohne Ausnahme ihre Zeit und ihre Stelle. Man hat aber hier wohl zu unterscheiden den Status encephaliticus, der in einem bloßen Andrängen und Anhäufen des Bluts im Gehirn begründet ist, von dem der in einer wirklich, materiell ausgebildeten Entzündung in den Gebilden des Gehirns sein Wesen hat; dieser letztere Zustand ist es, welcher in allen Contagionen unbedingt und ohne Ausnahme die kalten Uebergießungen erfordert. Der Grad der Heftigkeit des Status encephaliticus, vor allen sein mehr anhaltender oder vorübergehender, nachlassender Typus, entscheiden hier die Diagnosis. Ist die Betäubung, die Eingenommenheit des Kopfs anhaltend und stark, zeigt sie das Bild des tiefen Sopor's, Stupor's, einer Lähmung des sinnlichen und geistigen Lebens, ist die Bewußtlosigkeit anhaltend, ohne helle Zwischenräume, eben so das Delirium, so kann man eine über das Gehirn verbreitete wirkliche Entzündung als das Wesen dieses Zustandes annehmen, und die kalten Uebergießungen als dringend nothwendig annehmen. Wo das Wesen des Status encephaliticus bloß auf Congestionen des Bluts auf das Gehirn beruhet, da ist er nur in leichten Zügen gezeichnet, vorübergehend, nachlassend, ein leichter Sopor, aus dem der Kranke bald zur Besinnung zu bringen ist, kein Delirium, sondern mehr nur eine vorübergehende Verwirrung; hier haben die kalten Uebergießungen noch nicht ihren Platz, das kalte Waschen, die kalten Umschläge genügen. *Man muß kein Mittel anwenden vor seiner Zeit*, es stört dann als ein gewaltsamer Eingriff, als ein heterogener Reiz den Gang der Natur und die Entwickelung des Krankheitswesens, denn diese elementarische Natur, das Seminium des Contagiums soll sich die organische Form aneignen, und fortleben in Identität mit der thierigen Materie. *Was zu thun ist, das muß gethan werden zu seiner Zeit; dann aber mit Ausdauer und Kraft.* Das kräftigste Mittel in dreister Anwendung bringt in keinem Falle Nachtheil und Schaden, wenn es zu seiner Zeit und an seinem Platze ist. Mit Unrecht hat man sich vor den kalten Uebergießungen im Scharlach gefürchtet, das unglückliche Vorurtheil von einer möglichen Erkältung und Zurücktreten des Exanthems hat viel geschadet, indem man nicht bedachte: daß gerade die Kälte das rechte und sichere Mittel ist, die Entwickelung des Contagiums in die Materie innerer höherer Organe zu verhüten, seine Genesis auf die Haut einzuschränken, vor innern Entzündungen zu verwahren und das Contagium von innen nach außen abzuleiten. Die Kälte tödtet das Contagium und hemmt seine Entwickelung, indem sie das entwickelnde Element, die Entzündung aufhebt. Die Wärme befördert diese und somit das Wachsthum des Contagiums, seine Genesis in innern Organen.

Wenn die kalten Uebergießungen in allen den Fällen als das erste Mittel gelten, wo im Scharlach die Entzündung das Gehirn ergreift, wo der Status encephaliticus der herrschende Zufall ist, und wo das Contagium sich aus der Substanz nervöser Gebilde zu erzeugen strebt, so kommen doch Zusammensetzungen und Formen des Scharlachs vor, wo dieses Mittel selbst in der Zeit der höchsten Gefahr nicht passend und heilsam, sondern schädlich ist. Dieser Fall tritt ein, wenn die Contagion und die Entzündung die Organe der Respiration ergreift, wenn die Scarlatina zusammengesetzt ist mit einer Entzündung in der Trachea, in den Bronchien und in den Lungen. Aus Rücksicht auf die contagiöse Natur dieser Entzündungen im Scharlach ist zwar auch hier das kalte Verhalten an seinem Ort, aber die Kälte darf nur in den niedern Graden angewandt werden, und muß sich beschränken auf das kalte Waschen der Haut; das Verhalten muß auch hier abkühlend seyn, aber die Anwendung der Kälte in dem höhern Grade, in der Form der kalten Uebergießungen verträgt die Entzündung in den Respirationsorganen nicht, sie verschafft keine Linderung, vielmehr Nachtheil, indem sie die Brustbeschwerden, die Beklemmung, die Angst und Unruhe vermehrt, den Athem enger, beklommener macht, und leicht eine Ohnmacht verursacht. Nur wo die Entzündung im Scharlach das Gehirn und nervöse Gebilde ergriffen hat, wo in diesen der elementarische Bildungstrieb entwickelt ist und dahin strebt, auf dieser Stufe der thierigen Materie die Verwandlung derselben in die elementarische Natur, in das Contagium zu bewirken, nur da sind die kalten Uebergießungen an ihrem Platz, nicht früher und nicht später. Die Kunst hat das Bedürfniß der kranken Natur zu befriedigen, ihre gehemmte Kraft zu ergänzen auf die Art und durch die Mittel, welche angemessen sind der Natur des Organs, in welchem der Heerd der Krankheit und der Sitz ihrer Anlage ist.

Nächst der Kälte halten in dem Apparatus antiphlogisticus gegen den Scharlach die Blutausleerungen den ersten Platz. Das Aderlaß, das erste Antiphlogisticum gegen die einfachen Entzündungen, und das unentbehrlichste gegen die von der synochalen Natur und in blutreichen, arteriösen Organen, hat in den Exanthemen und in den contagiösen Entzündungen nur den zweiten Rang, die

Kälte steht vor ihm. Indem die Blutausleerungen vorzüglich angezeigt sind bei den Entzündungen von der synochalen Natur, so werden sie auch im Scharlach ihre Stelle haben, weil das Organ des Contagiums, das Gefäßnetz, das arteriöse, irritable Wesen hat, und die Entzündung in der Form der Synocha bildet. Aber bei allen Entzündungen, welche den elementarischen Saamen des Contagiums zu ihrem Wesen haben, leidet die Anwendung der Blutausleerungen Einschränkung; denn es kommt hier nicht sowohl darauf an, die Entzündung schnell zu unterdrücken, ihr Wachsthum zu hemmen, indem man ihr die Basis, das Blut, entzieht, als vielmehr darauf: die Entwickelung des elementarischen Saamens zu ziehen, richtig zu leiten, seine böse Richtung auf innere Organe zu verhüten, und seine thierige Ausbildung, die Aneignung der organischen Form zu bewirken. Die Exantheme vertragen die Blutausleerungen in der Masse, in dem Grade nicht, wie die einfachen, topischen Entzündungen, ihre Anwendung fordert eine strengere, eine genauere Umsicht, und eine sorgfältige Bestimmung der Zeit und des Falls. Zwar bieten der Scharlach und der Typhus contagiosus Fälle dar, wo das Blut in großen Massen, bis zur Ohnmacht vergossen, das einzigste Mittel der Rettung ist, aber diese Fälle können nicht als Regel der Praxis gelten. Eine strenge Sorgfalt, eine genaue Bestimmung der Zeit fordert das Aderlaß vorzüglich im Scharlach. Man erwäge genau das Streben und die Richtung, welche diese Entzündung zu nehmen geneigt ist, die Beschaffenheit ihrer Crisis, die Aushauchung und Anhäufung des thierigen Gases im Zellgewebe, und die Anlage zur Wassersucht, welche dieser eigenthümlich ist. Die Entwickelung dieser kritischen Anhäufung des thierigen Dunstes, dieser Anlage zur wirklichen Wassersucht wird gar zu leicht befördert und begünstigt durch unzeitige, übermäßige Blutausleerungen, indem man dadurch dem Blute den plastischen Stoff entzieht und die übermäßige Erzeugung des Serums, des wässerigten Bestandtheils, als des Stoffes für den Hydrops, begünstigt und fördert. Denn die Wiedererzeugung des Serums, des Blutwassers geht, vorzüglich im Zustande der Entzündung rascher und leichter von statten, als die des wesentlichen, plastischen Stoffes. Daher beobachtet man häufig im Scharlach nach unzeitigen und unmäßigen Blutausleerungen den Ausgang in die Wassersucht und schnelle Entwickelung des Hydrops, oft noch vor der Zeit der Crisis, mitten im Verlauf, im Stadio der vollen Blüte der Entzündung. So entsteht leicht und plötzlich im Scharlach nach einem unzeitigen Aderlaß ein Hydrothorax acutus, noch während der Blüte des Exanthems, auch wohl ein allgemeines Oedema, oder vorzüglich in der gastrischen Form, in der Scarlatina biliosa, hat man davon den plötzlichen Eintritt einer fauligten Colliquation und den Status putridus zu fürchten. Wenn im Allgemeinen bei der Behandlung der örtlichen, einfachen Entzündungen von der synochalen Natur für die Praxis der Grundsatz gilt: lieber zu viel als zu wenig Blut zu entleeren, indem man oft mehr Nachtheil bringt durch das Zuwenig, als durch das Zuviel, so machen die Exantheme eine Ausnahme von dieser praktischen Regel. Sorgfalt, strenge Unterscheidung des Falls, Behutsamkeit und Vorsicht müssen hier die Zeit und den Ort für die Blutausleerungen bestimmen.

Ohnerachtet dieser Vorsicht gehören doch die Blutausleerungen zu den nothwendigen, zu den unentbehrlichen Mitteln bei der Behandlung des Scharlachs. Es giebt keinen Fall von den höhern Formen des Scharlachs, der nicht unbedingt und nothwendig Blutausleerungen anzeigt; in allen Fällen der Formen des Hirnscharlachs, in allen denen, wo die Organe der Respiration, der Larynx, die Trachea, die Bronchien, der Heerd des Contagiums sind, stehen die Blutausleerungen als die unentbehrlichsten Mittel zur Heilung. Aber mit Vorsicht müssen sie unternommen werden, nicht zu unzeitig und zu unmäßig; in der Regel reichen die örtlichen Blutausleerungen durch Blutegel aus, man muß diese nur in gehöriger Menge anlegen und ihre Anwendung wiederholen, so wie das Nachbluten befördern. Man kann als Grundsatz der Praxis annehmen: daß in den Exanthemen und in den contagiösen Entzündungen die örtlichen Blutausleerungen zweckmäßiger, heilsamer und passender sind, als der allgemeine Aderlaß, weil man hier nicht sowohl die Entzündung in der allgemeinen Blutmasse dämpfen will, was bei den Contagien die Kälte sicherer bewirkt, als vielmehr die sich entwickelnde Entzündung in einem Organ und die Ableitung des Blutandrangs nach demselben der Hauptzweck ist. Die örtlichen Blutausleerungen kann man dreist in großen Massen anstellen, man schadet nicht dadurch, und hat auch selbst von ihrem Uebermaaße nichts zu fürchten, denn es macht einen großen Unterschied, ob das Blut aus Gefäßen von der peripherischen oder von der centralen Bedeutung ausfließt. Wo man im Scharlach Blutegel legt, da setze man sie immer in gehöriger Menge an, ein Paar können nichts nützen, und gehören zu den medizinischen Kleinigkeitskrämereien, worin sich die Praxis unserer Zeit so häufig gefällt! Man thue zur gehörigen Zeit das Rechte, und thue es ordentlich, oder besser gar nicht; halbe Maaßregeln nutzen zu nichts und sind der Tod alles guten Erfolgs. Von örtlichen Blutausleerungen hat man keinen Schaden zu fürchten, selbst von unzeitigen und unmäßigen nicht; so vorsichtig die Venaesection in den Exanthemen angestellt werden muß, so dreist kann man mit den örtlichen Blutausleerungen seyn. Das Gespenst der darauf folgenden Schwäche und Ermattung darf man nicht fürchten, denn die Zeit wird wohl allmählig zu der Einsicht gekommen seyn, daß eine Krankheit, deren Wesen in Schwäche sich gründet, ein Unding sey, und ihre Annahme eben so widersinnig als die Theorie, welche dieses Gespenst erschuf! Bei der Verordnung der örtlichen Blutausleerungen bedarf es keiner großen Vorsicht und Umsicht: sie haben als stehende Arznei ihren Platz und ihre Zeit in allen höhern Formen des Scharlachs, in allen Fällen, wo die Entzündung auf innere Eingeweide drängt, wo der Andrang und die Anhäufung des Bluts in innern Organen die Anlage zu einer sich entwickelnden Entzündung zeigt, oder wo diese schon sich ausgebildet hat. Der einfache Scharlach in seinem milden und gutartigen Verlauf bedarf zwar der örtlichen Blutausleerungen, wie über haupt der Arzneien nicht, aber jene sind angezeigt, sobald die Neigung zur Zusammensetzung mit Entzündung innerer Organe sich zeigt, die Anlage zu Umbildungen in die höhern Formen, sobald Congestionen auf das Gehirn, auf die Eingeweide der Brust und des Unterleibes sich entwikkeln, oder Zeichen von der Entzündung in diesen Organen. Bei vorwaltender Congestion auf ein Organ, bei dadurch gesetzter Anlage zur Entzündung thun die Blutegel Noth, um die Ausbildung derselben zu hemmen; bei schon entwickelter Entzündung haben sie das Vermögen, dieselbe aufzuheben und ihrer Verbreitung vorzubauen. Die örtlichen Blutausleerungen sind nebst der Kälte das sicherste Mittel, die Entzündung und die Congestion von den innern Organen abzuleiten, und so die Entwickelung des Contagiums und seine Metamorphose in ihrer Materie zu verhüten, und die Umbildung des Scharlachs in die höhern Formen zu verhindern. Daher darf man im Scharlach die örtlichen Blutausleerungen nicht versäumen, sondern gleich in Anwendung bringen, wo nur irgend die Entzündung eine böse Wendung nimmt, und mit ihren Zusammensetzungen mit der in innern Organen, oder mit der Anlage dazu drohet; wo Zeichen von Congestionen sich einstellen, welche diese Anlage bezeichnen, da ist es Zeit für die örtlichen Blutausleerungen. Wo der Scharlach ursprünglich mit den Zufällen der einen oder der andern seiner höhern Formen hervorbricht, als Entzündung in den Gebilden des Gehirns oder der Respirationsorgane, da müssen auch gleich im Anfange die örtlichen Blutausleerungen in Anwendung kommen.

Wenn in der Regel die allgemeinen Blutausleerungen nicht in den Apparatus antiphlogisticus gegen den Scharlach gehören, so kommen doch Fälle vor, wo der Aderlaß unentbehrlich und durchaus nothwendig wird, und wo man ohne ihn das Leben einer hohen Gefahr bloßstellt. Dieser Fall ist ein ganz bestimmter, und die Venaesection ist hier das größte Bedürfniß und das einzigste Mittel, um den schnellen tödtlichen Ausgang zu verhüten. Die erste Form des Hirnscharlachs, die Scarlatina phrenitica, menyngea, giebt den Fall, in welchem der Scharlach unbedingt die allgemeine Venaesection anzeigt und fordert. Ohne starke, allgemeine und örtliche Blutausleerungen giebt es in dieser Form kein Heil und keine Hülfe; durch ihre Unterlassung wird hier so oft ein schneller, plötzlicher tödtlicher Ausgang verschuldet, durch die Zerreißung eines Gefäßes im Gehirn, durch einen Blutausfluß und den dadurch begründeten Schlagfluß. Diesen Ausgang hat man um so mehr zu fürchten, je stärker der Andrang des Bluts auf das Gehirn ist, je größer die Ueberfüllung und Anspannung der Gefäße, je stärker daher die Stockung und Hemmung des Kreislaufs ist. Nur starke Blutausleerungen vermögen es, diese Stockung, die Ueberfüllung und Anspannung der Hirngefäße aufzuheben, und den gehemmten Kreislauf freier zu machen. In dieser Form des Scharlachs haben die kalten Uebergießungen nur erst den zweiten Platz, einen untergeordneten Rang, die allgemeinen und örtlichen Blutausleerungen stehen hier auf dem ersten, und müssen immer dem Gebrauche der kalten Sturzbäder vorausgehen, und erst nach dem Aderlaß kommt ihre Anwendung an die Reihe. Kein Fall von der Scarlatina phrenitica kommt vor, wo die allgemeinen Blutausleerungen nicht ihre Anzeige finden, um so weniger, da diese Form des Scharlachs sich selten in der zarten Kindheit, in den frühern Perioden des kindlichen Lebens ausbildet, sondern meist in den spätern, nach dem achten Lebensjahre und vorzüglich im Jünglingsalter. Daß man hier die Blutausleerungen versäumte, oder sie nicht dreist und entschlossen unternahm, ist der Grund von der Bösartigkeit und Tödtlichkeit, wodurch sich diese Form des Scharlachs so furchtbar und schreckhaft gemacht. Mehr die verkehrte und schwache Heilart als die Natur hat den bösen Ruf dieser Form des Scharlachs begründet und verschuldet. Starke Blutausleerungen sind hier die nothwendigste und einzigste Bedingung eines guten Erfolges, ohne sie kann man mit Gewißheit einen schnellen tödtlichen Ausgang voraussehen. Kleine Blutausleerungen nutzen hier nichts, wo einmal die Venaesection die Zeit und den Platz zu ihrer Anwendung hat, da muß sie dreist angestellt und das Blut in großen Massen entleert werden; kleine Aderlässe geben nur einen palliativen, vorübergehenden Erfolg. In der Behandlung der echten Entzündungen von der synochalen Natur und in blutreichen Organen sündigt die Praxis noch so oft durch das Ergreifen von halben Maaßregeln, durch Unentschlossenheit und Mangel an Kraft, sie fürchtet kühne, entscheidende Maaßregeln, von denen man doch nur allein in den Zeiten der Gefahr Heil und Hülfe erwarten kann. Dadurch daß man die rechte Zeit versäumt, und durch kleine Aderlässe den Augenblick nutzlos verstreichen läßt, sich über die vorübergehende Erleichterung freuend, legt man so häufig den Grund zu den Ausgängen der Entzündung in krankhafte Verbildungen und Metamorphosen in den Gebilden und zu den so oft vorkommenden chronischen Nachkrankheiten, die ihr Wesen darin haben. Wo die Venaesection einmal angezeigt ist, da muß sie auch stark angestellt und das Blut in großer Menge entleert werden; je dringender die Gefahr, je stürmischer und ungestümer der Status inflammatorius, je anhaltender sein Typus, desto stärker muß das Aderlaß seyn, in desto größerer Menge muß das Blut fließen, und oft ist es nothwendig und heilsam, wenn die Ausleerung bis zum Eintritt einer Ohnmacht fortgesetzt wird, indem diese Ohnmacht oft die Zeit und das Mittel ist, wodurch die heftigsten und gefahrvollsten Entzündungen sich glücklich entscheiden.

Dieß gilt vor allen auch von der Behandlung der Scarlatina phrenitica als Grundsatz der Praxis. Je heftiger der Status encephaliticus, je anhaltender, feststehender sein Typus, je größer der Sturm und der Andrang des Bluts auf das Gehirn, je anhaltender, wilder, wüthender die Rasereien, das tobende, wüthende Delirium, je größer die Verwirrung und Bewußtlosigkeit, je tiefer und anhaltender der Sopor und der Stupor, der mit den wilden Rasereien abwechselt oder auf einen heftigen Paroxismus eintritt, je wilder, feuriger, unsteter, lebhafter das Auge, desto dringender ist die allgemeine Venaesection gefordert, in desto größerer Menge soll man hier das Blut entleeren, und hier ist der Ort, wo man es dreist bis zur Ohnmacht darf fließen lassen, denn diese Ohnmacht ist das einzigste

Mittel den wilden Sturm zu stillen, und Ruhe zu schaffen; während dieser Ohnmacht zertheilt und entscheidet sich oft die Gehirnentzündung, die böse Zusammensetzung ist gehoben, und der Kranke erwacht daraus vollkommen beruhigt und mit zurückgekehrtem Bewußtseyn. Oft reicht ein bis zur Ohnmacht angestellter Aderlaß aus, um diese Zusammensetzung zu heben und die Gehirnentzündung zu entscheiden; immer tritt darauf eine Periode der Ruhe ein, ein Nachlaß des Sturms, des Status phreniticus, helle Zwischenräume von Ruhe und Bewußtseyn. Wo dieser Zustand aber nur vorübergehend ist, wo bald wieder ein neuer stürmischer Paroxismus, ein neuer Ausbruch des wilden Status phreniticus folgt, da ist die Wiederholung des Aderlasses dringend angezeigt, als das einzigste Mittel, von dem noch Heil zu erwarten ist. Für die Anzeige zur allgemeinen Venaesection in dieser Form des Hirnscharlachs ist es gleichgültig, ob sie ursprünglich in der Form der Phrenitis, der Menyngitis erscheint, oder ob der ursprünglich einfache Scharlach sich im Verlaufe in diese höhere Form umbildete; in beiden Fällen ist die allgemeine und starke Venaesection als gleich nothwendig gefordert.

Es kommt noch eine andre böse Zusammensetzung im Scharlach vor, welche die allgemeinen starken Blutausleerungen als nothwendig fordern. Vor allen gehört hieher die so furchtbare, so schnell tödtliche Uebertragung der Entzündung auf den Magen und auf das Zwergfell, die so plötzlich und unerwartet eintritt und so bald in einem so stürmischen und ungestümen Verlauf den tödtlichen Ausgang macht. Bei dieser Versetzung des Scharlachs sind in der Regel alle Mittel fruchtlos, der tödtliche Ausgang ist fast immer gewiß, und tritt in kurzer Zeit, meist in einigen Stunden ein. Die örtlichen Blutausleerungen können hier gar nichts nützen, denn ihre Wirksamkeit ist viel zu langsam bei dem stürmischen Verlauf; wenn in dieser bösen Form noch von irgend einem Mittel Hülfe zu erwarten ist, so ist dieß allein nur von der allgemeinen Venaesection, aber schnell unternommen und immer bis zum Eintritt einer vollkommenen Ohnmacht. Das Bild des furchtbaren und schreckhaften Leidens, die ungeheure, quälende Angst und Unruhe, der zerreißende, bohrende Schmerz in den Präcordien, der quälende Singultus, überhaupt der ganze Ungestüm der Krankheit fordern hier dringend zu schnellen und kühnen Maaßregeln auf, um so dringender, je kostbarer hier die Zeit zum Handeln ist, je schneller die Krankheit dem sichern Tode entgegen eilt. Die Venaesection bis zur Ohnmacht ist hier das einzigste Mittel, alles andre ist fruchtlos.

Als ein großes und nothwendiges Antiphlogisticum steht neben der Kälte und den Blutausleerungen das Calomel auf dem dritten Platz in der Nähe des Apparatus antiphlogisticus gegen den Scharlach. In allen Exanthemen, in allen Entzündungen, deren Wesen das Contagium ist, hat das Quecksilber als Heilmittel eine große Bedeutung, einen wichtigen Platz. Gegen die chronischen Contagien hat es eine directe, absolute Kraft, es wirkt unmittelbar als Gegengift gegen das thierische Contagium, indem es vergiftet und tödtet die belebten Wesen, die Infusorien, welche die Natur und das Wesen dieser Krankheiten bilden. Gegen die acuten Contagien hat es mehr eine mittelbare, indirecte Wirkung, indem es die Ausbildung der Entzündung, die Genesis des Contagiums in innern Eingeweiden, in den Organen von der höhern thierigen Stufe hemmt, und die sich hier entwickelnde Entzündung aufhebt. Daher ist das Calomel eine nothwendige, eine unentbehrliche Arznei in allen höhern Formen des Scharlachs, in allen den Fällen, wo die Krankheit sich zusammensetzt mit den innern Entzündungen in den höhern Organen von dem thierigen Charakter, oder wo die Scarlatina gleich ursprünglich in der Form dieser Entzündungen auftritt. In den beiden Formen des Hirnscharlachs, in der wo die Scarlatina als laryngea, unter der Maske des Croups oder der Laryngitis erscheint, ist das Calomel eine unentbehrliche Arznei, und durch keine andre zu ersetzen und zu vertreten. Es giebt in allen Entzündungen und vorzüglich in den Exanthemen eine Zeit und einen Punkt der Entwickelung, wo das Calomel das Hauptmittel ist, diese tritt da ein: wenn die Entzündung auf den Punkt gekommen ist, wo sie im Begriff steht ihren Ausgang zu machen, und in Metamorphosen, Verbildungen und Afterbildungen der thierigen Materie in den Organen überzugehen, und es giebt kein Mittel, welches kräftiger dieser verbildenden und öfter gestaltenden Metamorphose entgegenwirkt, als das Quecksilber. Daher hat das Calomel auch vorzugsweise seinen Platz in den Entzündungen, die, vermöge der Natur ihres Organs, besonders zu solchen Afterbildungen geneigt sind, die drüsigten Gebilde, die serösen und fibrösen Häute. Weniger paßt das Calomel in den Entzündungen arteriöser, blutreicher Organe, und so lange noch das Fieber den echten Charakter der Synocha zeigt, sobald aber dieser gemäßigt, das Feuer der Entzündung in der Masse des Bluts gedämpft ist, und sobald die Entzündung die Richtung nimmt zu desorganisirenden, verbildenden Metamorphosen der Materie, oder zu neuen Afterbildungen, ist die Zeit und der Ort für den dreisten und kräftigen Gebrauch des Calomels, und in gehöriger, zweckmäßiger Anwendung wird es immer den bösen Ausgang verhüten, und die Crisis bewirken.

In den höhern Formen des Scharlachs hat das Calomel immer seinen unbedingten Platz; nächst und neben den Blutausleerungen und der Kälte steht hier das Hydrargyr. muriatic. mite oben an, und in der Regel bedarf man keines andern Mittels außer diesen dreien. Alles andre fruchtet nichts und ist zwecklos. Man soll nicht mit praktischen Kindereien und ohnmächtigen Arzneien die hier so kostbare Zeit verschleudern, sondern eifrig dieselbe zu dem Gebrauch kräftiger Mittel benutzen. Man bedenke nur, daß immer in den höhern Formen des Scharlachs die Gefahr stürmisch drohet, und daß es kräftiger Mittel bedarf, um die Metamorphose der thierigen Materie in den Organen des höhern Rangs in das Contagium zu verhüten, um so mehr, je leichter in diesen Organen dieser Uebergang geschieht, je schneller hier die Materie dem heterogenen Element und der elementarischen Zersetzung unterliegt. Wo einmal in diesen höhern Formen des Scharlachs das Calomel den Ort und die Zeit seiner Anzeige hat, da ist es zugleich nothwendig, es dreist und in starken Gaben zu reichen; die Gefahr ist nahe, der Zustand bedeutungsvoll und drohend, und was hier helfen und retten soll, muß schnell und entscheidend wirken. Die Zeit der Noth und der Gefahr fordert kühne Entwürfe, raschen Entschluß und kräftige Mittel. Kleine Gaben des Calomels nutzen zu gar nichts, sie schaden, indem sie die Versäumniß der rechten Zeit veranlassen; nur starke Dosen wirken entscheidend und schnell. Man hat das Vorurtheil und die Furcht, durch starke Gaben des Calomels zu schaden, aber dieß ist falsch und grundlos. Wo das Calomel einmal seine Zeit und seine Anzeige hat, da wird es auch ohne allen Nachtheil in starken Gaben vertragen. Im Gegentheil bringen kleine Dosen immer Schaden, denn diese bleiben unzersetzt im Körper zurück, große Gaben haben aber ihre zersetzende Crisis in den Durchfällen und in dem Speichelfluß, den sie erregen. Gegen die Merkurialkrankheit, die Folge von kleinen Dosen des Quecksilbers, giebt es kein andres Mittel als den erneuerten Gebrauch des Merkurs in starken Gaben bis zur starken Salivation, um dadurch den Merkur kritisch zu zersetzen und aus dem Körper zu entfernen. Wo im Scharlach auf den Gebrauch des Calomels wässerigte Durchfälle oder Spuren von Salivation sich zeigen, da ist auch immer seine Zeit vorüber, und seine Anwendung unpassend, oder nicht mehr nöthig, indem diese Zufälle oft Zeichen der sich entwickelnden Crisis sind. Der kindliche Organismus verträgt überhaupt viel größere Gaben des Calomels, als der erwachsene und alternde, daher fordern die Krankheiten in dieser Lebensperiode auch größere Dosen des Quecksilbers. Mit Unrecht klagt man über den Mißbrauch des Calomels in unsrer Zeit, man sollte vielmehr das Gegentheil anklagen; durch Versäumung des Calomels zu seiner Zeit und an seinem Ort, durch die Anwendung desselben in kleinen Dosen, durch das kindische Spielen mit dem kostbaren Mittel hat man gewiß vielmehr und öfter geschadet, als durch seinen zu dreisten Gebrauch. Das Furchtsame, das Unentschlossene, das Zuwenigthun, bringt überhaupt mehr Nachtheil in der Praxis als das Zuviel und ein kühner, rascher Entschluß. In den Gehirnentzündungen des kindlichen Alters, in ihren Pneumonien und in dem Croup und Keuchhusten wird das Calomel in starken Gaben immer vertragen, und selbst ein lange Zeit fortgesetzter Gebrauch desselben erregt weder Durchfall noch Speichelfluß, oder sonst den geringsten Nachtheil Man bedenke nur, daß die Stimmung des Lebens eine ganz andre ist in der Krankheit, als im normalen Zustande.

Die Zeit für den Gebrauch des Calomels im Scharlach ist in allen den Fällen, wo die Contagion sich in den höhern Formen ausbildet, und wo die Entzündung das Gehirn oder die Organe der Respiration, den Kehlkopf, die Luftröhre, die Bronchien ergreift, und die Scarlatina in dem Bilde der Encephalitis oder des Croup erscheint. Hier ist das Calomel unbedingt nothwendig, und gleich im Anfange gefordert, weil bei dem stürmischen Verlauf der Entzündung in diesen Gebilden und bei ihrem schnellen Uebergang in desorganisirende Metamorphosen, in Ausschwitzung plastischer Lymphe, in die Verwandlung der thierigen Materie in dieß organische Element, oder in neue Afterbildungen, keine Zeit zu verlieren ist. Aus eben dieser Rücksicht ist auch zugleich das Calomel in starken Gaben angezeigt, denn nur auf diese Art kann es entscheidend wirken, und die hier schnell zu bewirkende Crisis hervorbringen. Bei Bestimmung der Dosis des Calomels giebt das Alter keinen sichern Maaßstab, in der Encephalitis wie im Croup vertragen ganz kleine Kinder eben solche starke Gaben ohne Nachtheil als die schon mehr erwachsenen. Es versteht sich von selbst, daß man neben dem Calomel die Blutausleerungen und die Kälte nicht versäumen muß.

Dieß sind die drei Mittel aus dem Apparatus antiphlogisticus, welche nothwendig sind zur Behandlung der höhern Formen des Scharlachs und welche genügen zur Erreichung eines guten Erfolgs bei dreister und kräftiger Anwendung; unter dieser Bedingung und zur rechten Zeit in Gebrauch gezogen, bevor noch die Entzündung in die bösen Metamorphosen den Ausgang gemacht hat, darf man ihrer kräftigen Anwendung sicher vertrauen. Bei dem hohen Grade der Gefahr, bei der bösen Bedeutung, welche den höhern Formen des Scharlachs wesentlich ist, und bei ihrem stürmischen Verlauf, muß es als Regel gelten: gleich im Anfange die rechten, die kräftigsten und sichersten Mittel in Anwendung zu bringen, und nicht erst durch schwache und durch halbe Maaßregeln die durch nichts zu ersetzende Zeit nutzlos und unthätig zu verschleudern. Man soll nicht erst mit dem Salmiak, mit den Salivationen, mit dem essigsauren Ammonium spielen, wo die Zufälle des Status encephaliticus oder des Croups sich entwickeln, man soll keinen Augenblick versäumen und zögern, um das Rechte und Kräftige zu thun. Denn von diesem Entschluß, von der schnellen und kräftigen Ausführung der rechten Maaßregeln hängt in diesen gefahrvollen Fällen allein der Erfolg und das Glück der Praxis ab.

Außer diesen drei Hauptarzneien zur Behandlung des Scharlachs giebt es noch ein viertes Glied in der Reihe des Apparatus antiphlogisticus gegen die Exantheme und gegen den Scharlach. Dieß ist das Acidum muriaticum oxygenisatum, aber es hat nur einen untergeordneten Rang und Bedeutung. Jedoch kommen Umstände vor und Verwickelungen im Verlauf des Scharlachs, wo die Salzsäure angezeigt ist, die Aufgabe der Antiphlogosis löset und die Ausbildung der höhern Formen verhütet; wo diese aber bereits ausgebildet sind und in voller Entwickelung ihrer Symptome stehen, da darf man diesem Mittel nicht mehr vertrauen, sondern zu dem kräftigen Calomel greifen. Wo im ursprünglich einfachen Scharlachfieber die Entzündung heftig ist, allgemein verbreitet, das Fieber anhaltend und lebhaft, wo das Drängen des Bluts auf das Gehirn stark sich zeigt, wo die Zeichen sich entwickeln von Congestionen, Anhäufungen und Stockungen des Bluts im Gehirn, wo aber noch nicht eine wirkliche Entzündung ausgebildet ist, sondern nur erst die Anlage dazu, da ist die Zeit zum Gebrauch des Calomels noch nicht, es ist noch zu früh dazu, sondern hier ist der Platz für das

Acidum muriaticum oxygenisatum. Vorzüglich aber hat sie ihre Anzeige im gastrischen, galligten Scharlach, in der Periode seines Verlaufs, wo der Zustand ein gemischter ist, wo der Status und Charakter der Symptome in der Mitte steht zwischen dem Inflammatorius und dem Putridus, wo der entzündliche Habitus zwar noch fortdauert, wo aber neben ihm schon die Spuren der Colliquation sich zu entwickeln anfangen. Für die Arzneien gegen die vegetative Colliquation der thierigen Materie, für den Apparatus antisepticus ist es hier noch zu früh, für den strengen Antiphlogisticus und Antigastricus ist es schon zu spät, und hier ist die rechte Zeit für das Acidum muriaticum oxygenisatum. Ueberhaupt hat dieses Mittel vorzüglich seinen Platz bei den Entzündungen im gastrischen System und in dem der Pfortader, zu der Zeit in den Gallenfiebern: wo die Entwickelung der Krankheit in ihrem Wendepunkt steht, in der Mitte schwebend zwischen dem Charakter der Entzündung und dem der putriden Colliquation, wo der Methodus antigastrica nicht mehr gilt, und wo es noch zu früh ist, zu der Antiseptica. Die wirkliche Ausbildung des Status putridus zu verhüten, die weitere Verbreitung der Entzündung zu beschränken, und ihren Ausgang in die Colliquation zu verhindern, so wie die wilde, innere, brennende Hitze, dem sich entwickelnden Calor mordax zu stillen und zu dämpfen, ist hier nichts zweckmäßiger und kräftiger als die Anwendung des Acidum muriaticum oxygenisatum in starken und fortgesetzten Gaben. Es versteht sich von selbst, daß im ersten Zeitraume der Biliosa und der Entzündung im gastrischen System diese Arznei noch nicht passend ist, sondern daß der Apparatus antiphlogisticus in seiner antigastrischen, antibiliösen Form ihrer Anwendung vorausgehen muß. Es kommt in der Praxis alles darauf an: die rechte Zeit und den Punkt für das Mittel zu treffen, wo es angemessen ist dem Charakter der Krankheit und der Natur der Gebilde und Organe, in welchem gerade das Wesen, das Element der Krankheit sich entwickelt und sich der organischen Form anzueignen strebt.

Der Salpeter, das Kali nitricum, ist zwar ein wichtiges und kräftiges Mittel aus der Reihe des Apparatus antiphlogisticus, aber es paßt nicht in den Exanthemen und contagiösen Entzündungen; es hat mehr seine Stelle in den Fällen, wo die ganze Masse des Bluts entzündet ist in der Synocha, und wo der Heerd der Entzündung in arteriösen, blutreichen Organen von dem höhern, thierigen Range, von der parenchymatösen Natur ist; gegen die Entzündungen aber, die ihren Sitz haben in den mehr elementarischen Gebilden, in dem rohern und von der niedern thierigen Form, in den häutigen und fibrösen, paßt das Kali nitricum nicht. Daher finden wir in den Exanthemen und im Scharlach keine Stelle zu seiner Anzeige, auch nicht in den höhern Formen; es ist nicht angemessen der exanthematischen Natur der Entzündung und ihres Organs, überdem wirkt es viel zu langsam bei dem stürmischen Verlauf dieser Entzündung. Was das Kali nitricum bei der Synocha und bei den Entzündungen in parenchymatösen, arteriösen, blutreichen Organen, z. B. bei der Pneumonie, das ist das Calomel bei den Exanthemen und beim Scharlach — das zuverläßigste und kräftigste Antiphlogisticum. Nur zum äußerlichen Gebrauch, in Verbindung mit dem Salmiak und Weinessig kommt der Salpeter als das beste Abkühlungsmittel beim Scharlach im Gebrauch.

Wie das Kali nitricum in dem Apparatus antiphlogisticus gegen den Scharlach keine Stelle hat, so gilt dasselbe von den andern Arzneien, denen die antiphlogistische Bedeutung zukommt: von dem Salmiak, von dem essigsauren Ammonium, von den Sättigungen des Kali u. s. w. Man soll sich hüten, mit diesen Arzneien die Zeit zu vertändeln, sondern immer auf ein ernstes und kräftiges Handeln bedacht seyn. Wer die Kälte anzuwenden weiß, wer es versteht, die Blutausleerungen und das Calomel gehörig und zur rechten Zeit zu handhaben, der bedarf weiter keiner Mittel zur Behandlung des Scharlachs, denn er wird nichts Unnützes thun, und mit Kleinigkeitskrämereien die Zeit versäumen. Der Heilapparat gegen die Entzündung und Contagion ist, selbst bei den verschiedenen Charakteren und Formen, sehr einfach; die Unsicherheit der Empirie hat ihn so sehr und so nutzlos vervielfältigt und so verwirrt; freilich wo man das Wesen verkennt und die Richtung der krankhaften Metamorphose, da muß die Praxis unsicher und ungewiß seyn, weil sie von Ideen und Grundsätzen verlassen dem Zufalle blind vertrauet, und bei ihrer Unzuverläßigkeit versuchend von einem Mittel zum andern greift, das eine verläßt, wenn es nicht helfen will, und ein andres versucht.

Daß von dem Gebrauch der hitzigen, reizenden, stärkenden Nervenmittel in keiner Form des Scharlachs die Rede seyn kann, daß sie unter allen Umständen dem Wesen der Krankheit, die Entzündung, geradezu widersprechen, bedarf wohl keines weitern Beweises. Wo als Ausgang der Entzündung im gastrischen und Pfortadersystem im galligten Scharlach die Colliquation mit ihrem Status putridus hervortritt, da hat die Krankheit eine ganz andre Bedeutung, ein der Entzündung entgegengesetztes Wesen; das Element der Entzündung, das arteriöse Leben ist in den Gebilden erloschen, und umgewendet in seinem Gegenpol, in das Venöse, Pflanzliche verwandelt, die Materie ist zurückgebildet von der höhern thierigen Form auf die pflanzliche, organische Stufe, aus der thierigen Natur zurückgegangen in die organisch-elementarische. Hier ist die Zeit und der Ort nicht mehr für die Arzneien, welche die Bedeutung der Antiphlogosis haben, sondern es müssen solche in Anwendung kommen, welche die sich entwickelnde Colliquation hemmen, beschränken, das venöse Leben in seinen elementarischen, verzehrenden Trieben hemmen, und das thierige wieder anfachen und erregen. Hier ist die Zeit für den Apparatus antiphlogisticus. In keiner Form, in keiner Zeit im Verlaufe des Scharlachs findet die Anwendung des sogenannten Alexipharmacums, oder des Cordiacums statt; ein kaltes, erfrischendes Getränk, eine abkühlende Arznei ist im Verlaufe der Entzündungen die beste Herzstärkung, und das kalte Waschen meist das am vorzüglichsten Erfrischende und Erquickende. Alles Hitzige und Reizende bringt Unglück und Unheil, und ist vom Uebel, nur das Kalte und Kühlende ist gut.

Eine andre Bedeutung als die übrigen sogenannten Nervenmittel hat in der Behandlung der Exantheme und des Scharlachs der Moschus. Der Bisam gehört nicht zu den hitzigen, reizenden Nervinis, sondern er hat die Bedeutung der Antiphlogosis, wo die Entzündung in Nervengebilden sich entwickelt, wo sie ihren Heerd nicht in der harten Hirnhaut hat, in der arteriösen und blutreichen, sondern wo sie eingedrungen ist in die Substanz des Gehirns und anderer wichtiger Nervengebilde, da hat der Moschus seine Zeit und gilt hier als das kräftigste Antiphlogisticum. Wo im Verlaufe der Entzündung der Status encephaliticus und nervosus sich in der Form entwickelt, welche den Sitz der Krankheit im Innern der Gehirnsubstanz oder eines andern nervösen Gebildes, und deren allgemeine Verbreitung über den Nervenorganismus anzeigt, wo der Blick etwas Scheues, Stieres, Aengstliches, Convulsivisches, Zitterndes zeigt, wo der Puls sinkt, klein, sehr schnell wird und fadenartig hart, gespannt, wo das Zittern der Glieder und der Zunge sich einfindet, mit Sehnenhüpfen und Convulsionen, wo dabei die Haut trokken ist und brennend heiß, mit Sopor und stillen, sanften Delirien, da ist es Zeit den Moschus zu geben, und in diesem Falle giebt es keine zweckmäßigere Verbindung des Hauptmittels, des Calomels, als die mit dem Moschus. Wo die Entzündung in das Innere der Gehirn- und Nervensubstanz eingedrungen, wo der Status nervosus in seiner höhern Form, in der convulsivischen und zitternden entwickelt ist, da ist die Zeit und der Ort für den kräftigen Gebrauch des Moschus. Aber man muß in den Exanthemen auch in dieser höhern Form des Status nervosus die Rücksicht auf das Wesen nicht verlieren, auf die Entzündung und neben dem Moschus nicht den Gebrauch der Kälte und des Calomels versäumen. Vorzüglich zweckmäßig ist der Moschus in den Entzündungszuständen des kindlichen Alters, indem hier die Entzündung so sehr geneigt ist, im Gehirn und in den nervösen Gebilden den Sitz zu nehmen und krankhafte Metamorphosen darin zu erzeugen. Der Moschus hat das feiner entwickelte thierische Wesen, und ist daher von allen Arzneien dem Nervenwesen analog, daher hat er vorzüglich das Vermögen, die von einem fremden Elemente getrübte, in ihrer Bewegung gehemmte, unterdrückte Nervenkraft zu beleben, zu ergänzen; denn das Gleiche sieht immer sein Gleiches und setzt sich fort in ihm. So hat der Moschus nicht die Bedeutung des Nervinums, der krampfstillenden Arznei, sondern des Antiphlogisticums, auf der nervösen Entwickelungsstufe der Entzündung.

Dreizehntes Capitel.

Von der speciellen Behandlung des Scharlachs.

Die Idee und der Grundsatz der Heilart im Scharlach, so wie die Arzneien womit die Aufgabe der Heilung zu lösen ist, war Gegenstand des vorigen; die nähere Entwickelung der Art der Behandlung der speciellen Formen ist hier der Zweck. Wie die Krankheit in den verschiedenen Gliedern, Gebilden und Organen des Organismus sich vielartig gestaltet, und in verschiedenen Charakteren und Formen zur Erscheinung kommt, so hat auch der Heilgrundsatz verschiedene Formen und Arten seiner Ausführung. Man muß vor allen die Richtung der organischen Metamorphose erwägen, welche das Wesen der Krankheit nimmt, die Organe, welche die größere Anlage zur Empfängniß des Elements der Krankheit, ihres Seminiums hat, den Charakter den sie zeigt, und wie dieser abhängig ist von dem epidemischen, klimatischen Element, von der Diathesis annua, von innern, speciellen, oder individuellen Bedingungen und Bildungstrieben. Wie ein und dasselbe Element, Wesen der Krankheit vielgestaltig erscheint, unter mannigfaltigen Formen in den verschiedenen Gebilden und Organen, so ist auch die Art verschieden, die Aufgabe der Heilung zu lösen. Zur Ausführung der Heilanzeige, welche

welche immer von dem Wesen der Krankheit, von dem Elemente ihrer Genesis abhängt, fordert die Praxis specielle Regeln, weil das Wesen sich verändert in den verschiedenen Formen der Metamorphose. Vom Elemente ist das Wesen der Krankheit begründet, von dem Gebilde der Charakter, von dem Organe die Form.

1) Heilmethode in dem einfachen, regelmäßigen Scharlach.

Die Behandlung dieser Form ist sehr einfach, und so leicht wie ihr Charakter. Die Entzündung ist hier oberflächlich auf der äußern Haut eingeschränkt, und der Heerd für die Genesis des Contagiums verbreitet sich über keinen weitern Kreis, daher ist sie bedeutungslos, weil die thierige Materie nur auf der untern, vegetativen Stufe ihrer Entwickelung zurückgeht in die elementarische Natur, sich in das Contagium verwandelt, und nicht auf der höhern, in den Organen von dem thierigen Wesen, woher allein die Gefahr und die Noth in den Contagionen kommt. Vorzüglich kommt es bei der Behandlung dieser Form darauf an: die Entwickelung des Contagiums und der Entzündung auf ihren ursprünglichen Heerd, auf die äußere Haut einzuschränken, die Ausbildung der höhern Formen und die Uebertragung auf die höhern, innern Eingeweide zu verhüten. Der eigentlichen Arzneien bedarf es in dieser Form nicht, sie fordert kein Mittel aus der Reihe des starken Apparatus antiphlogisticus; *die Kälte in ihrem niedern, mäßigen Grade angewandt, ein kaltes Verhalten, die mäßig abkühlende Methode ist hier genügend.* Man lasse den Kranken öfter am Tage die ganze Haut mit kaltem Wasser oder Essig waschen, man reiche ihm ein kühlendes, erfrischendes Getränk, und höchstens eine leichte entzündungswidrige Arznei, ein mildes, kühlendes Antiphlogisticum, etwa eine Dosis des essigsauren Ammoniums, oder einer Sättigung des Kali carbonicum mit Citronensaft.

Dieß abkühlende Verfahren beobachte man in allen Zeiträumen des Verlaufs, der Blüte und der Entwickelung des Exanthems. Zur Zeit der Crisis, wenn die Haut den kritischen, aufgedunsenen Habitus zeigt, und wenn der Urin die kritische Beschaffenheit hat, stelle man dem kalten Verfahren Grenzen, und vertausche es mit einem leichten, mäßig warmen Verhalten. Man gebe dem Kranken ein warmes, erwärmendes, aber nicht hitziges und reizendes Getränk, um so mehr, da die Sehnsucht und der Appetit nach dem Kalten sich jetzt verloren hat, Thee aus Chamillen-, Fliederblüten, aus Hb. Melissae, Menthae pp. etc. In diesem Zeitraum ist auch Arznei nothwendiger, und angezeigt in der Idee: die kritischen Secretionen zu befördern, und die Nachkrankheiten zu verhüten, vorzüglich die Wassersucht, wozu in diesem Zeitraume die Anlage dem Scharlach so wesentlich und eigenthümlich ist. Man meide aber auch hier mit Strenge alles Erhitzende und Reizende, weil dieß gern und leicht von neuem die Entzündung anfacht und die Ausbildung des Hydrops begünstigt. Man wirke mit leichten und milden Mitteln auf die Urinabsonderung, am besten durch eine Saturation des Kali carbonic. mit frischem Citronensaft und mit dem Zusatz des Kali tartaric. Vorzüglich zweckmäßig ist in dem Zeitraume der Crisis aller Exantheme und besonders des Scharlachs der Gebrauch eines leichten, milden Abführungsmittels, weil dieses am besten dazu wirkt, die Nachkrankheiten und organischen Ausgänge des contagiösen Prozesses zu verhüten und ihre Ausbildung zu hemmen. Zu diesem Zweck paßt vorzüglich der Wiener Laxirtrank, das Infusum Sennae composit., allein oder in Verbindung mit der Tinctur. Rhei aquosa, oder auch diese allein mit dem Kali tartaric. geschärft. Vorzüglich angezeigt und nothwendig ist das Purgans im kritischen Zeitraum des Scharlachs, wegen der eigenthümlichen Anlage zur Wassersucht, deren Entwickelung von allen Arzneien das Laxirmittel am zuverläßigsten und sichersten hemmt.

Die Hauptrücksicht bei der Behandlung des einfachen Scharlachs muß aber immer dahin gehen: die bösen Zusammensetzungen, die Uebertragungen der Entzündung auf die höhern Organe und die Ausbildung der höhern Formen zu verhüten. Strenge

Aufmerksamkeit und genaue Sorgfalt ist immer nothwendig, indem der Scharlach so sehr zu diesen Zusammensetzungen geneigt ist, indem er einen heimlichen, tückischen Charakter hat, und oft sich aus dem besten, gutartigsten Anschein in die böseste Form verwandelt, um so mehr, je plötzlicher, schneller und unerwarteter diese Umwandlung vor sich geht. Man beachte genau die Richtung, zu welcher die Entzündung sich hinneigt, und die Organe, in denen vorzüglich die Bildungstriebe aufgeregt und die Anlage für die Empfängniß des Elements der Entzündung vorherrschend ist. Das Treiben und Drängen des Bluts auf gewisse Organe, vorzüglich auf das Gehirn, die Anhäufung und Stockungen desselben in den Gefäßen eines Theils, geben hier die leitende Norm und den Maaßstab zur Beurtheilung dessen, was im Entwickeln ist und was man zu fürchten hat. Alle die Zufälle, welche diese Congestionen anzeigen, sind genau zu beachten: die hohe Röthe des Gesichts, die Reizbarkeit des Auges, die Schwere, Betäubung und Eingenommenheit des Kopfs, die leichte, vorübergehende Verwirrung, der Hang zum Sopor, fordern die genaueste Beachtung und mahnen zu einem kräftigern Heilverfahren an. Hier ist die Zeit, lieber zu viel als zu wenig zu thun, und frühzeitig kräftige Mittel anzuwenden, um die weitere Entwickelung zu hemmen. Es ist immer besser und sicherer, die böse Form in der Anlage zu unterdrücken, als die bereits entwickelte aufzuheben. Die Voraussicht dessen, was da kommen kann und wird, zu dessen Entwickelung die Anlage vorhanden ist, macht einen Hauptgrundsatz aus in der Praxis. Wo diese Zufälle sich zeigen, da wende man die Kälte im höhern Grade an, wie das Nähere bei der Behandlung des Hirnscharlachs angegeben ist; man lege Blutegel an den Kopf und mache die kalten Umschläge. Vor allen beachte man die Zeichen, welche die sich ausbildende Hirnentzündung begleiten und andeuten: das unruhigere, heftigere, lebhaftere Wesen des Kranken, die große bis zur Lichtscheu gestiegene Reizbarkeit des Auges, der aufgeregte, feurige, heftige, wilde, stiere, unruhige Blick des Auges, die Unruhe in der Physiognomie, die größere, unruhigere Lebhaftigkeit und Heftigkeit. Diese Zeichen sind bedeutsam und wichtig, sie bedeuten eine sich ausbildende Hirnentzündung, und mahnen zum raschen und dreisten Gebrauch des kräftigen Apparatus antiphlogisticus, zu den Blutausleerungen, den kalten Uebergießungen und den Calomel. Wo diese Zufälle sich entwickeln, da ist die Zeit des Zögerns vorüber und die Behandlung des einfachen Scharlachs, man hat mit einer höhern Form, mit einer bösen Zusammensetzung zu thun.

Eine andre Zusammensetzung des ursprünglich einfachen Scharlachs, eine plötzliche Uebertragung der Entzündung auf den Magen und das Zwerchfell oder auf die Gedärme, die plötzliche Entwickelung einer Gastritis oder Enteritis ist schwerer vorauszusehen, und hat nicht so deutliche Vorzeichen als die Encephalitis.. Das unerwartet entstehende Gefühl einer innern Angst, einer Beklemmung in den Präcordien, einer eignen Unruhe des Kranken, das Erbrechen und der Singultus, die colliquativen Diarrhöen, der heftige Schmerz im Unterleibe, und vor allen das Trocken- und Dürrewerden der vorher feuchten Zunge sind hier die sichersten Zeichen. Vorzüglich bedeutsam ist die trockne Beschaffenheit der Zunge, indem diese Trockenheit das erste Zeichen ist, was diese böse Zusammensetzung andeutet und anzeigt. Daher versäume man selbst im einfachen Scharlach, bei dem gelindesten und gutartigsten Anschein nicht die Untersuchung der Zunge. Wo diese Form sich ausbildet, da ist die Gefahr groß und dringend, und ist sie schnell in allen ihren Zeichen entwickelt, da ist der Untergang gewiß und nichts mehr zu hoffen. Das Einzigste was hier retten kann sind starke, allgemeine und örtliche Blutausleerungen bis zur Ohnmacht angestellt, alles Andre ist fruchtlos. Diese Form des Scharlachs hat ganz die Bedeutung und das Wesen von der sich plötzlich ausbildenden Gastritis und Diaphragmitis, die man zuweilen im Wochenbett beobachtet, aus einer sogenannten Milchversetzung auf den Magen, das Zwerchfell; wo sich plötzlich eine ungeheure Angst in den Präcordien, eine lebhafte Unruhe zeigt, mit einem zerreißenden, bohrenden Schmerz, mit dem Erbrechen und dem Singultus, ein Zustand, der oft binnen wenigen Stunden den tödtlichen Ausgang macht.

Vor allen beachte man selbst im einfachsten Scharlach den Charakter und die Anlage der herrschenden epidemischen Constitution, der Diathesis annua, in wiefern dieselbe die Entwickelung der Entzündung und des Contagiums in den Organen von dem höhern Range mehr oder weniger begünstigt. Im Winter und im Frühling, bei heiterer, trockner Kälte, bei Nord- und Ostwinden ist vorzüglich die Diathesis inflammatoria herrschend, und wo die Synocha häufig vorkommt, wo die Entzündungen in den blutreichen, irritablen Organen die stehenden Krankheiten sind, da hat auch der Scharlach eine vorzügliche Neigung, mit seiner Entzündung und Contagium sich in den höhern Organen zu erzeugen, vorzüglich das Gehirn und die Gebilde der Respiration zu ergreifen. Der Uebergangspunkt zwischen dem Frühling und Sommer, der April und der Mai, scheint vorzüglich die Zeit zu seyn, wo im Gehirn die größere Anlage zur Entwickelung der Entzündung ruhet, vorzüglich gilt dieß von der Lebensperiode des kindlichen Alters; daher beobachtet man in dieser Zeit die hitzige Gehirnentzündung der Kinder, die mehr schleichende Entzündung der Spinnwebenhaut des Hirns, die Arachnoideitis in der Form der nervosa lenta, mit ihrem Ausgang in den Hydrops cerebri, mit ihren Krämpfen und Convulsionen so häufig, daher entwickelt sich das Contagium des Scharlachs in dieser Jahrszeit so häufig und so leicht im Gehirn, in der Form der Encephalitis. Wo in dieser Jahrszeit der Scharlach herrscht, und ursprünglich in seiner einfachen, gutartigen Form auftritt, da sey man immer auf genauer Hut, und beachte genau die Zeichen von einer sich entwickelnden Encephalitis, da hiezu die Diathesis annua die Anlage hat. Alle Contagionen haben für das kindliche Alter in diesen Frühlingsmonaten die höchste Bedeutung, und sind zu dieser Zeit am meisten zur nervösen Form und zur Bösartigkeit geneigt; der Zahnprozeß, das ursprünglich ganz einfache und leichte Catharrhalfieber sieht man hier oft und schnell zur Form einer Encephalitis sich steigern. Aus dieser Rücksicht sind im kindlichen Alter alle fieberhafte Krankheitszustände, die in dieser Jahrszeit entstehen, bedeutungsvoll, und verdienen die genaueste Beachtung. Weniger scheint diese Diathesis annua über die Fieber und Entzündungen in den spätern Perioden des Lebens zu vermögen, jedoch kommen auch in dieser Jahrszeit unter den Erwachsenen die Gehirnentzündungen häufiger vor, auch oft in ihrer schleichenden, heimlichen Form, und sich dann plötzlich zeigend und hervorbrechend in ihren Ausgang als Schlagfluß, in den sogenannten Nervenschlag.

Die Diathesis annua im Spätsommer und Herbst bedingt vorzüglich die Anlage zur Empfängniß des Saamens der Entzündung in den Gebilden des gastrischen Systems, in denen der Pfortader und der Leber. Daher hat das Contagium des Scharlachs in dieser Jahrszeit so sehr die Anlage zur gastrischen Form und den Heerd seiner Genesis in den Organen des gastrischen Systems. Wo der Scharlach in der Form der putrida und biliosa erscheint, da wird dieß immer bei dieser Jahrsconstitution der Fall seyn, und deswegen hat man hier die gastrische Zusammensetzung, die Richtung auf die gastrischen Organe und den Ausgang in den Status putridus vor allen zu fürchten. Der Spätsommer ist die Jahrszeit für die Anlage zu der Colliquation, die Constitution für die Entzündungen in den venösen Gebilden und in den Organen des Gallensystems. Wo daher in dieser Jahrszeit ein Contagium sich epidemisch verbreitet, da wird es die Anlage zur putrida haben und seine Entzündung die Neigung zu dem colliquativen Charakter.

In den Fällen, wo der ursprünglich einfache, gutartige Scharlach eine höhere Wendung nimmt, wo wenigstens die Anlage zu einer der höhern Formen deutlich entwickelt ist, da genügt die einfache Heilart nicht, sondern es sind kräftigere Maaßregeln erfordert, um die wirkliche Ausbildung der höhern Form zu verhüten. Meist ist diese höhere Wendung des einfachen Scharlachs auf das Gehirn gerichtet, in keinem Falle auf die Organe der Respiration, der Trachea oder des Larynx, da der Scharlach unter der Form des Croups gleich ursprünglich in dieser erscheint. Wo im Verlaufe des einfachen Scharlachs ein starkes Drängen des Bluts auf den Kopf sich zeigt, wo Congestionen auf das Gehirn und Stockungen in dessen Gefäßen hervortreten, wo der Kopf eingenommen erscheint, betäubt, mit leichten, vorübergehenden Verwirrungen, mit Neigung zum Sopor, mit rothem, aufgetriebenem Gesicht, gerötheten, empfindlichen Augen, wo die Hitze anhaltend ist, glühend, brennend mit ganz trockner Haut, da ist es Zeit, kräftigere Maaßregeln zu nehmen, um die sich hier entwickelnde Encephalitis in der Anlage zu unterdrücken und ihre gefahrvolle Ausbildung zurückzuhalten. Vor allen Noth thut hier das Anlegen von Blutegeln an den Kopf, in den Nacken, an den Schläfen, an die Stirn; man sey aber nicht sparsam damit und bedenke wohl, daß man hier öfter fehlt durch das Zuwenig als durch das Zuviel; 20, 25, 30 Blutegel zur Zeit, mit Beförderung des Nachblutens, und nach Umständen wiederholt, kann man in der Regel als Maaßstab nehmen, es kommt nichts darauf an, wenn auch ein wenig mehr Blut vergossen wird als es Noth that. Daneben wende man die Kälte in dem höhern Grade an; man wasche, oft wiederholt, den ganzen Körper mit kaltem Essig, und erhöhe den Grad der Kälte desselben durch den Zusatz des Salmiaks und des Salpeters; vor allen versäume man nicht die kalten Fomentationen des Kopfes mit Essig, Salmiak und Salpeter, aber man erneuere diese Umschläge oft, indem bei der großen brennenden Glühhitze die Kälte bald verschwindet; wenigstens mache man alle zehn Minuten einen neuen Umschlag. Diese öftere Erneuerung erhöhet die Wirksamkeit dieses Mittels sehr. Zu den kalten Uebergießungen ist es hier noch zu früh, wie auch zu dem Calomel; diese Mittel haben dann erst ihre Zeit: wenn diese Anlage sich zur wirklichen Encephalitis gesteigert hat, und wenn das veränderte Wesen des Kranken, das ungewöhnlich Aufgeregte, Heftige, Ungestüme, Rasche, Lebhafte, die aufgeregte, heftige, wilde Physiognomie ꝛc die sich wirklich ausbildende Hirnentzündung anzeigt.

Als innere Arznei hat in diesem Zustande allein das Acidum muriaticum oxygenisatum seinen Platz; alles andre paßt hier nicht. Bei allen hitzigen Fiebern des kindlichen Alters, die auch ohne Contagium und ohne eine örtliche Entzündung sich bilden, in denen aber immer die Anlage zu einer Gehirnentzündung vorgebildet ist, behauptet die oxygenisirte Salzsäure in dem höhern Grade dieser Fieber, bei starken Congestionen auf das Gehirn, bei Stokkungen in dessen Gefäßen, bei Eingenommenheit, Betäubung, Verwirrung des Kopfs; bei Neigung zum Sopor, oder leichten, vorübergehenden, soporösen Anfällen, bei starker, anhaltender, brennender, trockner Hitze, bei harten, schnellen Pulsen, immer den ersten Platz und ist nebst den Blutegeln das sicherste Mittel, die Ausbildung der Hirnentzündung zu hemmen, wozu alle Fieber in dem kindlichen Lebensalter die Anlage und Richtung haben. Was das Calomel ist und vermag bei wirklich ausgebildeten innern Entzündungen des kindlichen Alters, vorzüglich des Gehirns, dasselbe bedeutet das Acidum muriaticum oxygenisatum in den spätern Zeiträumen der hitzigen Fieber, als deren Blüte und höchste Entwickelung diese Encephalitis erscheint. Die Anlage und die sich entwickelnde Form fordert andre Mittel, als die schon ausgebildete und vollendete. Wie die Encephalitis in dem spätern Zeitraume dieser Fieber als diese in ihrer vollendeten Form erscheint, so geht in der Behandlung das Acidum muriaticum oxygenisatum dem Calomel voraus. Man muß genau die Zeiten und Charaktere der krankhaften Metamorphose erwägen, um für die einzelnen Arzneien die rechte Zeit und den Ort ihrer Anzeige zu bestimmen. Wie die kalten Fomentationen früher ihre Anwendung finden, als die kalten Uebergießungen, so die Salzsäure früher als das Calomel. Den streng gesetzlichen Rhytmus, den die Natur im Verlaufe der Krankheit verfolgt, in welchem sie die Metamorphosen des Wesens der Krankheit vollendet, denselben muß auch die Heilmethode aufnehmen und mit Umsicht verfolgen. Nach den Zeiten und Charakteren der Krankheit soll die Behandlung sich richten, nach den Gesetzen und dem sichern Gange der Natur, nicht nach den todten Formeln und Regeln des beschränkten Verstandes. Das Acidum muriaticum oxygenisatum ist in diesem Zustande in starken Gaben angezeigt, und wird ohne Nachtheil vertragen. Dreist kann man, selbst noch zarten Kindern, innerhalb 24 Stunden vier Unzen geben, am besten in einer Mischung mit Quittenschleim mit Rosenwasser bereitet:

R. Acid. muriatic. oxygenisat. Unc. jv.
Mucilag. Semin. Cydonior. c. Aqua Rosar. parat. Unc. iij.
Syrup Rub. Id. Unc. j.
M. S. Alle Stunden $1\frac{1}{2}$ bis 2 Eßlöffel voll.

Die Zeit und der Ort, wo eine bestimmte Arznei ihre Anzeige hat, sind durch zuverläßige Zeichen, in lebendigen Zügen ausgedrückt, die zwar dem geübten Blick nicht entgehen, aber in Worten nicht zu binden sind. Das ganze Wesen des Kranken, der Stand der Krankheit, der Charakter, die Haltung in den Zufällen sprechen es in einem deutlichen Bilde aus: hier paßt diese Arznei und keine andre. Wer den Zustand der Eingenommenheit und Betäubung des Kopfes, den leichten, vorübergehenden, nachlassenden Status encephaliticus, der in Congestionen auf das Gehirn und in den Stockungen in seinen Gefäßen das Wesen hat, von der anhaltenden, lähmungsartigen, hinfälligen Betäubung, von der gefühllosen Reizlosigkeit, von dem tiefen Sopor, worin die ausgebildete Gehirnentzündung sich darstellt, zu unterscheiden weiß, dem kann es auch nicht schwer seyn, die Zeit zu bestimmen, wo das Acidum muriaticum oxygenisatum, oder wo das Calomel die Anzeige hat, und als das sicherste Mittel gilt.

Wo der ursprünglich einfache Scharlach eine andre böse Wendung nimmt, und sich im Zeitraum seiner Blüte in die höhere Form der Gastritis und der Enteritis umbildet, da ist weniger zu thun, theils weil diese Zusammensetzung meist plötzlich, unerwartet, ohne sichere Vorzeichen entsteht, theils weil ihr Verlauf so stürmisch und ungestüm geht, und der tödtliche Ausgang meist binnen einigen Stunden erfolgt. Bei diesem Sturm der Krankheit, bei diesem Andrängen der höchsten Gefahr vermag die Kunst so wenig, und die kräftigste Arznei bleibt ohne Wirkung, weil die Entwickelung des Contagiums so schnell den Plexus coeliacus lähmt, und die Entzündung in seinem Gefäßnetz, in dem seiner Nervenzweige, und in dem des Magens leicht in die Metamorphose und in die Ausschwitzung plastischer Lymphe übergeht. Wo die Natur in Gebilden von diesem Range ganz verwandelt wird durch den elementarischen, contagiösen Prozeß, da kann das Leben nicht bestehen, und die Kunst kein Mittel der Rettung weiter haben. Wo die Erzeugung des Contagiums in den Gebilden von dem höhern, thierigen Range, vorzüglich von der nervösen Natur, wirklich vor sich gegangen ist, d. h. wo die Materie derselben zurückgesetzt und aufgelöset ist in die elementarische, infusoriale Natur, in Contagionen verwandelt, da ist das Leben rettungslos verloren, und die Bedeutung jener Bösartigkeit gegenwärtig, unter deren Zufällen der Organismus sicher untergeht. Die Vorzeichen dieser bösen Zusammensetzung mit der Gastro-Diaphragmatis sind ausgedrückt in einem unruhigen, lebhaften, heftigen, ängstlichen Wesen des Kranken, in einer aufgeregten Veränderung seines Habitus, in einer Angst und Unruhe in den Präcordien, in einer aufgeregten, lebhaften Physiognomie, und vorzüglich in der trocknen Zunge. Wo im Verlaufe des ursprünglich einfachen Scharlachs daher diese Zeichen sich einstellen, da hat man immer das Böseste zu fürchten, und nur die kräftigsten Arzneien vermögen es, wenn auch nur selten, den unglücklichen Ausgang zu verhüten. Ein starker Aderlaß bis zur Ohnmacht angestellt, Blutegel in Menge an die Herzgrube, an das Rückgrath gelegt, Aufgießungen, Auftröpfelungen von Aether aceticus in die Präcordialgegend, oft erneuerte, anhaltend fortgebrauchte kalte Fomentationen mit Essigäther in die Herzgrube — dieß sind hier die einzigsten Mittel, von denen man in diesem bösem Zustande der Verzweiflung allein noch Rettung und Hülfe erwarten darf.

2) Heilverfahren in dem galligten, gastrischen Scharlach.

Man hat in der neuesten Zeit die Methodus antigastrica im Scharlach zu allgemein und mit großer Befangenheit verworfen, man hatte sich festgerennt in die Idee der strengen Antiphlogosis, indem man nicht erwog und zu unterscheiden vermochte: daß das Wesen der Contagion, die Entzündung, sich eben so gut in den venösen Organen des gastrischen und Gallensystems erzeugen und entwickeln könne als in den Gebilden von den andern Entwickelungsstufen im Thierleibe, wenn die Diathesis annua in jenen Organen die Anlage der Entzündung und den Heerd des Contagiums gesetzt. So gewiß es ist, daß es Jahrsconstitutionen giebt und ganze Epidemien, wo der Scharlach den gastrischen Charakter als das Bezeichnende seiner Form trägt, wo der Heerd der Entzündung und des Contagiums ursprünglich und zunächst in den Organen des gastrischen und Gallensystems ist, eben so gewiß ist es auch: daß die Methodus antigastrica in manchen Scharlachepidemien als der erste und oberste Grundsatz für die Praxis gilt, und für die Form, in welcher das Gesetz der Antiphlogosis zur Ausführung zu bringen ist. Die Methodus antigastrica ist gleich mit der antiphlogistica, als die Idee der Antiphlogosis gegen die Entzündung in den venösen Gebilden des gastrischen Systems. Wie die Entzündungen in diesen Gebilden, in den venösen, pflanzlichen, lymphatischen, eine andre Natur und Bedeutung haben, als die in den Organen von dem höhern arteriösen oder nervösen Range, so fordert auch die Antiphlogosis hier eine andre Methode und Mittel.

Das Verhalten und die Diät ist im gastrischen Scharlach auf gleiche Art zu ordnen, als in dem einfachen, wie es die ursprüngliche Natur der Entzündung, die contagiöse, exanthematische fordert: man hat das Erwärmende, Erhitzende, das Heiße und Reizende streng zu vermeiden, und das Kalte, das Abkühlende und Erfrischende zu verordnen. Die allgemeinen oft erneuerten Abwaschungen des Körpers mit kaltem Weinessig sind hier um so dringender gefordert, je brennender, glühender, wilder die Hitze ist; die kalten Fomentationen des Kopfs um so mehr, je stärker das Drängen des Bluts auf das Gehirn geht, vorzüglich in dem spätern

Zeitraum der Scarlatina gastrica, weil hier die Congestionen auf das Gehirn meist stärker, anhaltender werden, Betäubung, Sopor erregen, mit einer glühenden, brennenden, stechenden Hitze im Gesicht. Auf der Höhe des gastrischen Scharlachs, in der Zeit des Wende- und Durchgangspunkts von der Entzündung in den Status putridus, in die venöse Colliquation, sind die kalten Fomentationen des Kopfs, die oft erneuerten allgemeinen kalten Waschungen unentbehrlich, weil die als rohe, elementarische Hitze entfesselte Wärme in dem Calor mordax den höchsten Grad erreicht hat. In diesem Wendepunkt fordert auch die Scarlatina gastrica die kalten Uebergießungen, als das kräftigste Abkühlungs- und Linderungsmittel gegen die innere, stechende Gluth, gegen die brennende, trockne Hitze. Kein Mittel wirkt hier kräftiger, auf dem Wendepunkt die weitere Entwickelung der Krankheit stille zu stellen, und die vollkommne Ausbildung der Colliquation und des Status putridus zu verhüten, als diese kalten Uebergießungen, indem sie die Erzeugung des Contagiums und die Entzündung aus den innern Gebilden des gastrischen Systems ableiten und die Metamorphose oberflächlich auf die äußere Haut einschränken.

Wo der Status gastricus in seinen eigenthümlichen Zügen den ursprünglichen Heerd der Entzündung und des sich entwickelnden contagiösen Prozesses in den Gebilden des gastrischen und Gallensystems bedeutet und anzeigt, da ist die Antiphlogosis in der Form und in die Richtung zu ordnen, wie die Entzündungen in den venösen Gebilden des Unterleibs den Apparatus antiphlogisticus erfordern; es ist nicht der strenge, wie die Synocha und die Entzündung in den arteriösen, blutreichen, parenchymatösen Organen dessen bedarf, sondern es ist der Apparatus antigastricus. Nicht unbedingt sind die Blutausleerungen angezeigt gegen die Entzündung in den venösen Organen des gastrischen Systems, sondern ihre Anwendung leidet hier große Einschränkungen, und hängt mehr ab von dem äußern epidemischen, klimatischen Element, als von der innern Natur der Krankheit; noch beschränkter ist ihre Anzeige in den Fällen, wo diese Entzündungen in einem Contagium ihr

Wesen und den Keim ihrer Genesis haben. Die Scarlatina gastrica zeigt in keinem Falle die allgemeinen Blutausleerungen an, und läßt sie nicht zu: indem dadurch so leicht der Uebergang, die Umbildung der Entzündung in den Status putridus, in die Colliquation befördert wird, und weil man diesen Ausgang immer zu fürchten hat, da jede Entzündung, vor allen die contagiöse und miasmatische, in den venösen Organen des Unterleibs die Anlage und den Keim zu der colliquativen, putriden Metamorphose zu ihrem Wesen hat. Nur örtliche Blutausleerungen durch Blutegel sind mit Vorsicht zu gestatten und nur in den Fällen: wenn eine örtliche, topische Entzündung sich im Verlauf dieses Scharlachs ausbildet und festsetzt, wenn an einer begrenzten Stelle im Unterleibe, in der Leber, in der Präcordialgegend oder tiefer ein empfindlicher, festsitzender Schmerz sich zeigt, der anhaltend ist, empfindlich, stechend, reißend, bohrend, unverträglich gegen eine äußere Berührung; wenn eine topische Hepatitis sich ausbildet, mit ihrem Icterus, mit einem festen Schmerz, mit dem Gefühl eines schmerzhaften Drucks, Schwere in der Lebergegend, mit einer Aufgetriebenheit, Härte, Anspannen darin; oder wenn ein örtlicher Schmerz im Magen sich festsetzt, mit Angst, Unruhe, Würgen, Erbrechen ꝛc. Hier thun die Blutegel Noth, und fordern oft die wiederholte Anwendung. Dieser Fall tritt ein, wo der gastrische Scharlach im Spätherbst, in dem Uebergange zum Winter erscheint, bei schon herrschender Diathesis inflammatoria, bei kräftigen, arteriösen, vollsäftigen Subjekten, oder wo im Winter bei gleicher epidemischer Constitution der gastrische Scharlach in einzelnen sporadischen Fällen vorkommt.

Das erste Mittel aus dem Apparatus antigastricus gegen die Entzündungen im gastrischen System, vorzüglich gegen die contagiösen, ist das Emeticum, desto mehr wo der Sitz und Heerd der Entzündung in den venösen, lymphatischen Theilen des Magens und des obern Darmkanals, der kleinen Därme ist, wo nicht die arteriösen Gebilde dieser Theile ergriffen sind, und das Fieber nicht die Form der Synocha hat.

Mit Unrecht hat man in der neuern Zeit das Brechmittel im Scharlach gänzlich verworfen, da es doch, wie ganze Epidemien beweisen, hier sowohl wie gegen den Typhus contagiosus in vielen Fällen unentbehrlich und das sicherste Mittel ist, um die Entwickelung des Keims in den Status putridus zu verhüten. Es ist ein Unglück für die Praxis: daß, hat man einmal, nach langem Kampf und nach hartnäckiger Verwirrung, das Wesen und die Idee einer Krankheit im Allgemeinen erkannt und begriffen, man gleich wieder in einer starren Einseitigkeit festrennt, und die verschiedenen Metamorphosen, welchen das Element der Krankheit in den verschiedenen Gebilden und Entwickelungsstufen des Thierleibes unterworfen wird, verkennt, und nicht begreift, wie eng die Entwickelung der Krankheit verbunden und abhängig ist von dem epidemischen Element und der Diathesis annua. Die Erfahrungen der Jahrhunderte, die Geschichten der Seuchen geben die Lehren praktischer Weisheit, nicht die Vorurtheile des Tages, nicht die Meinungen einer bethörten Zeit. Die Nothwendigkeit des Brechmittels in manchen Fällen und Epidemien des Scharlachs, hat die Erfahrung aller Zeiten gelehrt, und dieselbe ist auch gegründet in dem Wesen der Krankheit, deren Organ ein allgemeines Grundgebilde im Thierleibe ist, und welches die Contagion und die Entzündung in allen Gebilden, in den Organen von jedem Range ergreifen kann. Deswegen kann der Heerd der Entzündung und des Contagiums zu Zeiten eben so gut in den venösen Gebilden des Unterleibs, als in denen von einer höhern Entwickelungsstufe seyn. Wo im Scharlach der Status gastricus gleich ursprünglich entwickelt hervortritt, wo der Gastrizismus und die galligten Symptome die herrschenden und am meisten ausgezeichneten sind, wo die Zunge unrein sich zeigt, schmutzig, schleimigt, grau, gelblicht belegt ist, mit bitterem Geschmack im Munde, bitterem Aufstoßen, Würgen, Ekel, Neigung zum Erbrechen und mit dem Ausbrechen eines bittern, grünen, schmutzigen Schleims, mit Aufgetriebenheit, Gespanntheit in den Präcordien, wo das Exanthem eine schmutzige, gelblichte Farbe zeigt, und wo das Fieber nicht die Form und den Typus der Synocha zeigt, sondern mehr den nachlassenden, die Form der Remittens, da ist das Brechmittel an seinem Platz und an seiner Zeit. Ohne Bedenken muß man es hier geben, um böse Verwickelungen zu verhüten, und der Entwickelung der Colliquation vorzubauen. Höchst einseitig und beschränkt ist die Ansicht von der Wirksamkeit des Emeticum, als habe es nur den Zweck und die mechanische Kraft, stockende und verdorbene Stoffe zu entleeren, und als leiste es nichts als dieses. Seine Bedeutung ist eine ganz andre und höhere; es gilt als das sicherste und zweckmäßigste Antiphlogisticum gegen die sich ausbildende Entzündung in den lymphatischen Gebilden, in den Schleimhäuten des Magens und des obern Theils des Darmkanals. Das Wesen des sogenannten pituitösen, schleimigten Gastrizismus beruhet auf einer solchen Entzündung, und der Status gastricus pituitosus zeigt unbedingt das Emeticum an. Was der Salpeter bedeutet gegen die Entzündung in den arteriösen, parenchymatösen blutreichen Organen, dasselbe gilt das Brechmittel gegen die in den lymphatischen Gebilden des Magens und Dünndarms.

Aber nicht unbedingt und überall im gastrischen Scharlach hat das Emeticum seinen Platz; es giebt eine Beschaffenheit des Status gastricus, einen Charakter des Gastrizismus, der seinen Gebrauch verbietet. Dieß ist der Status gastrico-inflammatorius, wo der Heerd der Entzündung mehr in den arteriösen, fibrösen Gebilden des Magens und des Darmkanals ist, wo das Fieber mehr den Charakter der Synocha trägt, und wo die Form einer örtlich festsitzenden topischen Entzündung im Magen oder in der Leber in deutlichen Zügen ausgedrückt ist, wo das Blut im starken Drängen und heftigen Wallungen ist, wo die Congestionen auf das Gehirn bedeutend sind. In diesem Zustande hat man das Brechmittel zu vermeiden, es würde die Entzündung erhöhen, ihr räumliches Wachsthum verbreiten, die Wallungen und Congestionen auf das Gehirn vermehren, und so leicht die Zusammensetzung mit einer bösen Encephalitis bewirken. Der höchst empfindliche, festsitzende Schmerz, die Anspannung in der Präcordial-

und Lebergegend, die große Empfindlichkeit und Unerträglichkeit einer äußern Berührung, die Wallungen und Congestionen des Bluts, der anhaltende Typus und die synochale Natur des Fiebers, die hochrothe, glühende, brennende, trockne Haut, der enge, kurze, schwere, beklommene Athem, das eigenthümliche Symptom jeder Synocha auch ohne örtliche Entzündung in den Respirationsorganen, sind die Zufälle, welche hier die Gegenanzeige des Brechmittels bestimmen. Bei dieser synochalen Natur des Status gastricus ist die Luftsäure die zweckmäßigste Arznei; das Luftpulver aus der Magnesia mit dem Acidum tartaricum, oder das Kali carbonicum mit dem Tartar. depurat., oder eine Auflösung des Kali carbonicum mit gleich darauf zu nehmendem frischen Citronensaft. Es versteht sich von selbst, daß man dabei aber die gleichzeitige Anlegung der Blutegel in die Herzgrube, so wie das kalte Verhalten nicht versäumen darf.

Sehr zweckmäßig ist es immer, wenn man bald nach dem Brechmittel, nach seiner vollendeten Wirkung die Kohlensäure anwendet, oder eine Sättigung des Kali carbonicum mit Citronensaft, in Verbindung mit dem Brechweinstein oder Vin. stibiat. in kleinen, gebrochenen Gaben, da diese Arznei vor allen geschickt und zweckmäßig ist bei den Entzündungen im Magen und im Dünndarm, und nach dem Brechmittel zur Dämpfung der Reizbarkeit und entzündungsartigen Empfindlichkeit dieser Theile. Außer der Kohlensäure und den Saturationen paßt im gastrischen Scharlach vorzüglich auch der Salmiak, als das zweckmäßigste Antiphlogisticum bei allen venösen Entzündungen im gastrischen System, mit kleinen gebrochenen Gaben des Tartar. stibiat. vermischt. Wo in den Exanthemen der Salmiak überhaupt seine Anzeige hat, da ist es in der gastrischen Form, wo der Gastrizismus das ursprüngliche und herrschende Symptom der Krankheit ist. Er ist das für das gastrische und Gallensystem, was der Salpeter für das Arteriöse, und für die blutreichen, parenchymatösen Organe.

In

Im spätern Verlaufe des gastrischen Scharlachs nach dem Gebrauch des Brechmittels, und wenn der Heerd des contagiösen Prozesses einen tiefern Sitz im System der Pfortader vorzüglich hat, sind gelinde, salzigte, entzündungswidrige Laxirmittel an ihrem Platze. Vorzüglich sind sie angezeigt bei einer gelblichten Farbe der Haut und des Exanthems, bei mehr langsamen, zögernden, als heftigen und stürmischen Fieberreactionen, bei hartnäkkigen, zögernden Stuhlausleerungen, vorzüglich wenn die Zeit der Crisis nahe ist, da diese Form des Scharlachs in den häufigen, galligten, gekochten Stühlen ihre kritische Entscheidung hat. Die Umbildung des gastrischen Scharlachs in dem Status putridus, colliquativus, würde man gewiß seltener beobachten, wenn man den Gebrauch des Purgans nicht so oft versäumte, sondern zur rechten Zeit es anwendete. Die Versäumung des Brechmittels und des Purgans ist meist die Ursache davon, daß eine ursprünglich einfache gastrica oder biliosa in die putrida übergeht und den Charakter der Colliquation entwickelt. Es versteht sich von selbst, daß das Laxirmittel, was im fieberhaften und entzündlichen Zustande des gastrischen Systems passend und zweckmäßig seyn soll, auch die antiphlogistische Beschaffenheit haben muß, durchaus milde, sanft, gar nicht reizend und anregend; das Infus. Sennae composit., eine Auflösung des englischen Salzes mit Tamarinden und Manna sind die zweckmäßigsten. Bei allen Entzündungen in den venösen Gebilden des gastrischen Systems, besonders in dem Centralheerde derselben, in dem System der Pfortader, sind die milden, salzigten, Laxirmittel die sichersten Antiphlogistica, und auch in dieser Form und auf dieser Stufe des gastrischen Scharlachs unbedingt nothwendig und unentbehrlich, um so mehr, da so leicht eine chronische, schleichende, verborgene Entzündung in diesen Theilen zurückbleibt und mit gleichzeitigen Stockungen, polypösen, häutigen Entartungen der Säfte, mit Verhärtungen der Drüsen sich ausbildet, woraus, bei der dem Scharlach so eigenthümlichen Anlage zur Wassersucht, sich leicht ein Ascites oder allgemeiner Hydrops entwickelt. Denn gegen diese chronischen, langsamen, verborgenen Entzündungen in den venösen Gebilden des gastrischen, vorzüglich des Pfortadersystems, mit ihren Aftermetamorphosen, Stockungen und Verbildungen, mit ihren polypösen und membranösen Auswüchsen und Concrementen, hat die Praxis kein zuverläßigeres Mittel, als den anhaltenden, lang fortgesetzten Gebrauch der auflösenden, zertheilenden, salzigten Abführungsmittel. Man giebt das Abführungsmittel im Scharlach nicht in der mechanischen Idee, die stockenden und entarteten Darmsäfte auszuleeren, sondern in der der Antiphlogosis, die Entzündung in diesen venösen Gebilden des gastrischen Systems aufzuheben, und den Zustand zu beseitigen, welcher den Grund und das Wesen enthält von den Stockungen und krankhaften Metamorphosen der venösen Produkte im gastrischen System: die Entzündung in diesen Gebilden, den contagiösen Prozeß darin aufzuheben, zu beschränken, die dadurch gehemmten eigenthümlichen Secretionen zu lösen und wieder herzustellen, das ist die Aufgabe und Zweck des Laxirmittels. Denn in der Entzündung dieser venösen Gebilde, in der contagiös-elementarischen Rohheit der Säfte, und in den rohen Metamorphosen, Stockungen und Verbildungen der venösen Secretionen, ist der Keim und die Anlage zu dem Status putridus enthalten, welcher sich im spätern Verlauf sicher entwickelt; dieß zu verhüten ist das Purgans das sicherste Mittel.

Nicht bloß in einzelnen, sporadischen Fällen des Scharlachs ist das Laxans unentbehrlich und nothwendig, sondern die Jahrbücher der Praxis zeigen uns auch die Geschichten ganzer Epidemien auf, wo das Laxirmittel vor allen nothwendig und die erste und Hauptarznei war. Wo der Scharlach im Spätsommer herrscht und in der galligten, gastrischen Form, da hat immer das Purgans seinen Platz und seine Anzeige Dauern nach der Wirkung des Brechmittels die Zeichen der Saburra fort, die dick schleimigt belegte, schmutzige Zunge, der ekelhafte, böse, bittere Geschmack, die Anhäufung eines zähen, dicken Schleims im Munde, der böse Geruch, das bittere

Aufstoßen, der Ekel, das freiwillige Erbrechen, das Gefühl von Spannung, von Druck, von Schwere in den Präcordien und tiefer in dem Unterleib, hat das Exanthem und die Haut überhaupt die gelblichte, schmutzige, icterische Farbe, sondert sich bei der Halsentzündung ein döser, zäher, dicker Schleim im Halse und im Rachen ab, dann ist es Zeit das Purgans zu verordnen, und es mehrere Tage hindurch fort zu gebrauchen. Die einmalige Anwendung desselben, und die baldige Wiederaussetzung nützt zu nichts, man muß es wenigstens einige Tage unausgesetzt fortnehmen lassen. Denn man will ja nicht bloß ausleeren, sondern dadurch als das eigenthümliche Antiphlogisticum gegen die Entzündung in diesen venösen Gebilden den contagiösen, elementarischen Bildungstrieb aufheben und die krankhaften Secretionen und Metamorphosen entfernen. Es giebt eine Form des Scharlachs und eine Jahrsconstitution, wo das Laxirmittel die Hauptsache macht und in der Reihe des Apparatus antiphlogisticus unbedingt den ersten Platz behauptet. Den Gebrauch der Laxirmittel hat überhaupt die Praxis in der neuern Zeit ganz verlernt, und diese Hauptarzneien und ohne alle Frage ersten Mittel zur Heilung hartnäckiger, langwieriger Krankheiten so sehr versäumt. Das Wesen aller langwierigen, mannigfaltigen, so proteusartigen Krankheitszufällen, die sich in den spätern Jahren des männlichen Alters entwickeln, besteht immer in einer chronischen, verborgenen Entzündung in den venösen Gebilden des gastrischen Systems, und in der Pfortader, so wie in den Folgen und Ausgängen derselben: in den krankhaften Secretionen und Metamorphosen, in den venösen, entarteten, polypösen Schleimmassen und Concrementen — und der anhaltende Gebrauch der auflösenden Laxantia ist hier die erste und allein zuverläßige Arznei. Wie für unsre Zeit die Antiphlogosis mit dem Antiphlogisticum das herrscheude Heilgesetz und die Grundarznei zur Behandlung der acuten Krankheiten und der Fieber ist, so gilt die Methodus antigastrica mit ihrem Purgans als das Grundgesetz für die mannigfaltigen Formen der chronischen Krankheit. (S. hierüber eine ausführliche Abhandlung vom Verfasser in Hufeland's Journal)

Hat der gastrische Scharlach die Zeit seiner Höhe erreicht, steht die Entwickelung der Entzündung in dem Wendepunkt, und der Charakter der Zufälle in der Mitte zwischen dem Status inflammatorio-gastricus und dem putrido gastricus, und ist die Krankheit dahin gekommen, daß sie zur Colliquation die Wendung nimmt, so ist die Zeit gekommen, wo andre Arzneien ihre Anzeige finden. In diesem Zeitraum der Höhe und der Blüte ist das Fieber heftig, das Drängen des Bluts auf das Gehirn stark, die Hitze groß, anhaltend, glühend, empfindlich, stechend, brennend, trocken, das Exanthem tief, dunkelroth gefärbt, oder fängt schon an theilweise mißfarbig zu werden, aschgrau, blaulicht, es entwickeln sich einzelne Petechien dazwischen, die Brust ist beengt, der Athem beklommen, kurz, heiß, der Kopf eingenommen, betäubt, verwirrt, die Zunge in der Mitte trocken, schmutzig, dunkelgrau, braun, schwarz belegt, auch die Lippen, die Gesichtsfarbe schmutzig, aschgrau, dunkelgelb, die Röthe im Halse ist dunkler, mißfarbig, ein dicker, zäher, brauner, schwarzer Schleim, von bösem Geruch und Geschmack, sondert sich in Massen im Rachen ab, und später entstehen aus ihm die bösen, fressenden, fauligten, brandigten Geschwüre und Schwämme. D e r P u l s g e h t j e t z t g e s u n k e n, k l e i n, s e h r s c h n e l l, h ä r t l i c h, g e s p a n n t. In diesem Wendepunkt des gastrischen Scharlachs kann von dem strengen Apparatus antiphlogisticus nicht die Rede mehr seyn. Aber das kalte Waschen, die kalten Fomentationen um den Kopf werden fortgesetzt, weil die wilde, elementarische Hitze die Abkühlung fordert. Auch die kalten Uebergießungen haben hier ihre Stelle, und oft wirken sie hier, auf diesem Wendepunkt, schnell und entscheidend und die Krankheit in die Richtung der Crisis und der Genesung umwendend. Außer dem Status encephaliticus giebt es wohl kein Symptom, was zweckmäßiger und dringender die kalten Uebergießungen anzeigte als d i e s e i n n e r e G l u h t, d i e s e b r e n n e n d e u n d s t e c h e n d e H i t z e, der Calor mordax, wie sie uns in diesem Wendepunkt des gastrischen Scharlachs vorkommt. Die Erleichterung, die große Erquickung und Erfrischung des fast verschmachtenden Kranken ist die augenblickliche Folge dieses großen Mittels zur Beschränkung des contagiösen Prozesses auf den höhern Stufen der thierigen Materie.

Zum innerlichen Gebrauch paßt auf diesem Wendepunkt des gastrischen Scharlachs vor allen das Acidum muriaticum oxygenisatum in starken, anhaltenden Gaben, wenigstens 4 — 6 Unzen innerhalb 24 Stunden. Fangen die Zeichen einer fauligten Colliquation, einer venösen Zersetzung an, sich in den Organen des Unterleibs zu entwikkeln, wird die Zunge trockner, schwärzer, schmutziger, dunkelbraun, quält den Kranken unausgesetzt eine innere Angst und Unruhe um die Präcordien, mit dem Gefühl von Spannung in denselben, zeigt sich Meteorismus mit colliquativen, fauligten, stinkenden Stühlen, mit den Ausleerungen einer dünnflüßigen, schmutzigen, braunen, blaulichten, schwarzen Materie; ist der Puls gesunken, schnell und hart bei seiner Kleinheit, ist dabei der Kopf sehr eingenommen und betäubt, dann ist die Zeit und der Ort wo die Radix Arnicae ihre Stelle und ihre Anzeige hat. In den spätern Zeiträumen der Fieber und der Entzündungen, wo der Plexus coeliacus, der Nervus sympathicus in ihren Verzweigungen Theil an der Krankheit nehmen und mit davon ergriffen sind, wo sich Zeichen einer lähmungsartigen Schwäche oder fauligter Colliquation im gastrischen System entwickeln, bei fortdauernder brennender Hitze und aufgereiztem Gefäßsystem, da ist die Arnica, die Radix und die Flores, die zweckmäßigste und sicherste Arznei, ganz angemessen dem aufgereizten, entzündlichen Zustande, und vor allen geschickt, die entzündungsartigen Stockungen in den venösen Gebilden des gastrischen Systems aufzuheben, und die entarteten, zersetzten Säfte zu verbessern und von neuem zu organisiren. Für die China, für die Serpentaria ist es in diesem Zeitraum noch zu früh, die Entzündung dauert noch fort, und ihre Wirkung ist zu reizend, zu aufregend für das noch in wilden Bildungstrieben ausschweifende Leben. Die Arnica wirkt milder und sanfter, wird vertragen, und sagt vorzüglich den venösen Gebilden des gastrischen Systems in dem Zustande ihrer colliquativen Entzündung zu. Man giebt die Arnica gleichzeitig und neben dem Acid. muriatic. oxygenisat., am besten in der Abkochung; aber in starker und anhaltender Gabe. In dem Zeitraume der Contagionen und Entzündungen, wo die venösen Gebilde im gastrischen System den nächsten Heerd der Entwickelung bilden, wo der Charakter der Krankheit in dem Wendepunkt steht, in der Mitte zwischen dem Status gastrico-inflammatorius, oder gastrico-putridus, wo der Plexus coeliacus und der Nervus sympathicus mit ergriffen sind, und eine lähmungsartige Affection des gastrischen Systems die Folge davon ist, da hat die Arnica ihren Platz. Man meide aber hier noch jeden reizenden, hitzigen Zusatz, denn das Wesen der Colliquation ist zwar im Entwickeln, aber noch nicht in der Form vollendet. Zweckmäßig aber ist hier die Verbindung mit dem Liquor Ammon. succinic. oder dem Ammon. carbonic. pyro-oleos, weil diese Arzneien dem Nervenleben im Plexus coeliacus und Nervus sympathicus vorzüglich zusagen, und vor allen zweckmäßig bei jenem Status nervosus sind, der sich aus dieser Wurzel, aus diesen Nervengebilden zunächst entwickelt:

Rp. Rad. Arnicae Unc. j.
Flor. Arnicae Unc. ß.
Fiat. decoct. aquos. ad. colat. Unc. viij.
Colat. adm.
Extract. Arnicae Unc. ß.
Liquor. Ammon. succ. Unc. ß — Drachm. vj.
M. D.

Mit Rücksicht auf das Alter läßt man hievon stündlich 1 bis 2 Theelöffel, oder 1 bis 2 Eßlöffel voll nehmen. Wo die Arnica die Zeit der Anzeige, wo sie zweckmäßig ist und angemessen dem Stande der Krankheit, da wird sie immer in starker Gabe vertragen, und man hat nicht zu fürchten, daß sie Ekel, Uebelkeit oder gar Erbrechen errege. Dieß ist nur dann die Folge, wenn man sie zur unrechten Zeit und zu früh in Gebrauch nimmt bei einem zu hohen gereizten Stande des Lebens, bei noch fortdauernder entzündlicher Spannung in den Nerven des gastrischen Systems und vor dem Eintritt des Status nervosus und der lähmungsartigen Schwäche in diesen Gebilden. In jeder gastrica, biliosa giebt es einen Zeitraum, wo die Arnica den ersten Platz unter den Arzneien behauptet, und vor allen die Anzeige hat; dieß ist die Zeit der Mitte und Schwebe zwischen dem Status gastrico-inflammatorius und dem putridus, oder die Zeit des Uebergangs, der Verwandlung der Entzündung in das Wesen der Colliquation.

Wo im gastrischen Scharlach diese Metamorphose vor sich gegangen, wo die Entzündung sich verwandelt hat in die Colliquation, wo der Status putridus in seinen Zeichen vollendet ist, das hat die Krankheit und das Heilverfahren auch eine ganz andre Bedeutung. Hier ist nicht bloß die Form und der Charakter, oder die organische Entwickelungsstufe des Contagiums und der Entzündung, die Organe ihrer Genesis, verändert, sondern das Wesen selbst; denn hier kann nicht mehr von Entzündung die Rede seyn, indem das Element derselben erloschen und das Gegentheil, die Colliquation, eingetreten ist. Das Venöse hat hier das Uebergewicht über das Arteriöse, der thierige Charakter ist zurückgesunken auf die pflanzliche Stufe, durch Metamorphose des Arteriösen in das Venöse. Die Colliquation hat das Wesen und die Bedeutung: von dem Rückgang der thierigen Materie in die elementarische Natur, in die infusoriale, chaotische Form des venösen, vegetativen Lebens. Verwandlung des arteriösen Bluts in das Venöse, in das Elementarisch-Pflanzliche, der thierigen Materie in die vegetative, infusoriale, dieß ist das Wesen der Colliquation und die Bedeutung des Status putridus. Der unmittelbare Heerd der Genesis dieser Colliquation ist immer in den venösen Gebilden des Unterleibs, in dem System der Pfortader, weil hier das venöse Leben das Ueberwiegende, die Form und den Charakter Bestimmende ist; von hier aus schreitet die colliquative Metamorphose im weitern Verlauf auch über die höhern Gebilde und Organe fort. Die venösen Gebilde des gastrischen Systems sind immer die Wurzel des Status putridus, Entzündung in ihnen das Element, aus welchem die Colliquation sich entwickelt.

Die Heilart hat hier die Idee der Antiphlogosis nicht mehr, sondern ihre unmittelbare Aufgabe ist: das erlöschende, absterbende thierige Wesen in seinen Bildungstrieben zu wecken, zu beleben, zu ergänzen, die sich entwickelnde Verwandlung des Arteriellen in das Venöse zurückzuhalten, und das Elementarische wieder in der organischen Form zu binden, das Infusoriale mit dem Thierigen zu homogeneisiren. Belebend, begeistigend, polarisirend ist hier einzuwirken auf die organische Materie, und ihr die aufstrebende Richtung zu geben von dem elementarischen Zustand hinauf zu dem thierigen. Verwandlung der Säfte, Verbesserung ihrer rohen, elementarischen Natur, und ihre Veredelung, dieß ist hier Aufgabe und Zweck der Praxis. Dieß ist die Zeit und der Ort, wo im Verlaufe der Entzündungen und der Contagien das Restaurans und das Antisepticum die Anzeige hat, und in dreisten Gaben, in den edelsten und kräftigsten Formen so anhaltend als dringend gefordert und das erste Bedürfniß des sich auflösenden Lebens ist. Die Zufälle welche diesen Uebergang der Entzündung in die Colliquation bezeichnen, und die Veränderung in dem Heilverfahren bedingen, haben die Form des Status putridus, colliquativus. Zuerst entwickeln sie sich im gastrischen System: die meteoristische Auftreibung, Anspannung des Unterleibs, die colliquativen, häufigen, dünnflüssigen, aschgrauen, braunen, sehr stinkenden, schwarzen Stuhlausleerungen, die Angst, Beklemmung, Spannung in den Präcordien, das öftere Seufzen, der Singultus; der kurze, schnelle, beklommene Athem, die trockne, dick, braun, schwarz belegte Zunge, die Schwämme und fauligten, fressenden Geschwüre im Halse; der Calor mordax, und die trockne, brennende, glühende Haut, oft mit zähen, klebrigten, partiellen Schweißen; das mißfarbige, tief dunkelrothe, aschgraue, blaulichte, schwarze Exanthem, die großen dunkelrothen, blaulichten Petechien und Sugillationen dazwischen, die schmutzige, entstellte, verwirrte, dumme, einfältige, wilde, stiere Physiognomie, das matte, dumme, wilde Auge, der sehr gesunkene, sehr schnelle, sehr kleine, harte, saitenartig gespannte, convulsivische, zitternde Puls, die Debilitas vitalis mit der eigenthümlichen Schwere des Körpers, dem Zusammenfallen, die stillen, murmelnden Delirien, die anhaltende Verwirrung, der Sopor und Stupor — dieß sind die Zeichen, welche dringend zu einem raschen, ernsten Heilverfahren mahnen, und zu dem dreisten Gebrauch der zweckmäßigen, belebenden Arzneien in den kräftigsten Formen. Die hier passenden Mittel müssen die belebende Bedeutung haben, das Vermögen der Ergänzung und Belebung der gesunkenen, der absterbenden thierigen Kraft, der Veredelung und Homogeneisirung der zersetzten, aufgelöseten Lebensäfte, die sich in einem wilden, heterogenen Bildungstriebe verzehren; sie müssen homogen dem thierigen Wesen seyn, und auf einer Entwickelungsstufe, in die Reihe der Metamorphose stehen, wo die pflanzliche, vegetative Natur zu ihrer höhern Entwickelung gekommen, in ihre zartere Form ausgebildet ist und zunächst analog und angrenzend dem thierigen Wesen, es sind die edlern, höhern Erzeugnisse des pflanzlichen Lebens, wo die geistige Natur in den ätherisch'en Produkten entwickelt schon dem Thierwesen nahe steht.

Die Arzneien dieser Reihe, von dieser Bedeutung und der edlern Form, der höhern Entwickelung der Pflanzennatur sind: die China, die Serpentaria, die Phosphorsäure, der Campher, die ätherischen Oele, der **Balsamus indicus**, und die feinste und zarteste, dem höhern Thierwesen am meisten identische, homologe Arznei — der Moschus. Wer diese Arzneien zur rechten Zeit und mit entschlossener Kraft, in den zweckmäßigsten Formen und Verbindungen zu handhaben versteht, der wird selbst dann noch das Glück zu fesseln wissen, wenn das ganze bösartige Bild der Krankheit in allen seinen schreckhaften Zügen und Zeichen, und die bösartigsten Zufälle den nahen Untergang drohen. Den ersten Platz hat hier vor allen die China, als das vorzüglichste und größte Mittel in allen den Fällen, wo eine Colliquation in den thierigen Säften und in der Materie, vorzüglich auf den vegetativen Stufen ihrer Metamorphose entwickelt ist. Gegen die elementarische, verzehrende Schärfe, gegen den heterogenen, entzündlichen Bildungstrieb in den vegetativen Gebilden und Säften hat die China die mildernde, veredelnde Kraft; gegen die elementarische Zersetzung in den venösen Gebilden, gegen die Auflösung des Thierigen in das Pflanzliche, in das Infusoriale, gegen die Colliquation und das verwesende, verfaulende Streben vermag unter allen Arzneien die China das Erste und Meiste. Das ätherische, sonnigte Wesen in der Arznei hat für die organische Materie auch die belebende, polarisirende Kraft und das Vermögen: in derselben die höhern Analogien zu erwecken und die thierige Form zu entwickeln. Gegen die fauligte, colliquative Entzündung ist die China vor allen gefordert als das sicherste Mittel, die organische Metamorphose aus ihrer elementarischen, infusorialen, zersetzenden Richtung zurückzuleiten in die organisirende, assimilirende, in die zu dem thierigen Wesen und der höhern organischen Form. Man muß hier die Säfte verbessern, verjüngen, die Materie veredeln, wenn man der auflösenden, verwesenden Metamorphose Grenzen stellen will. Die China veredelt, verbessert die Materie, indem sie die höhern, thierigen Bildungstriebe weckt und entwickelt, sie beschränkt das elementarische Streben der rohen Pflanzennatur, indem sie die thierige hebt und belebt. Wo die Contagion oder eine Entzündung im gastrischen System den Charakter der putrida annimmt und die Richtung der venösen Colliquation verfolgt, da ist immer die China an ihrem Platz, und in kräftiger Anwendung gefordert; denn sie ist das Mittel, welches die rohen Anlagen und Bildungstriebe, die heterogen und ausschweifend auf der untern Stufe der Thiermaterie, auf der pflanzlichen, erwachen, zu beschränken vermag, indem sie den höhern thierigen Charakter, die animalischen Anlagen darin weckt und entwickelt.

In den andern Arzneien dieser Reihe, in der des Apparatus antisepticus, stehen neben der China noch die Rad. Serpentar., die ätherischen Oele, der Campher, der Moschus. Noch feiner, noch ätherischer, noch höher als in der China ist in diesen das Pflanzenwesen ausgebildet und bis zur Grenze an das Thierige, bis zur Homogeneität mit diesem, in seinem krankhaften, getrübten Zustande, gesteigert. Das Gleiche ruft überall sein Gleiches hervor, und das Homogene setzt sich fort in sein Homogenes. Daher vermögen diese Arzneien es auch, das thierige Wesen zu ergänzen und zu ersetzen, wenn und wo es getrübt und gebunden ist von der Herrschaft eines fremden Elements. Neben der China im gleichzeitigen oder abwechselnden Gebrauch mit ihr haben daher auch diese Arzneien ihre Zeit und ihre Stelle im Stande des Status putridus und der Colliquation. Es versteht sich aber von selbst, daß von der Anwendung dieser Arzneien im Scharlach die Rede nicht seyn darf: so lange sich noch Zeichen einer örtlichen Entzündung zeigen, so lange der Habitus der Krankheit noch Züge aus dem Bilde des Status inflammatorius zeigt; nur der vollendete Status putridus, colliquativus fordert den Apparatus antisepticus. Den Uebergang in den Heilapparat von der oxygenisirten Salzsäure und der Arnica zu dem eigentlichen Apparatus antisepticus macht man am zweckmäßigsten mit der Phosphorsäure und geht dann, wenn der Status putridus sich immer stärker und deutlicher entwickelt, zu den stärkern Antisepticis, der China ꝛc. über. Die Phosphorsäure wirkt milde, und sagt vorzüglich dem Nervenwesen freundlich zu, sie hat überdem die antiphlogistische Bedeutung gegen die Entzündung in Nervengebilden, sie ist nicht zu roh reizend, und wird auch dann sehr leicht vertragen, wenn bei dem sich ausbildenden Status putridus noch irgend wo eine örtliche Entzündung statt hat. Sie hat ihre Stelle neben der oxygenisirten Salzsäure und Arnica, nur etwas später, wenn die Krankheit schon mehr die höhere Form angenommen und das Wesen der Colliquation deutlicher entwickelt ist. Es giebt hier so feine und zarte Schattirungen in den Uebergängen des einen Krankheitscharakters in den andern, daß es unmöglich ist, sie in Worten zu zeichnen, so eigenthümlich auch die Zeichen davon in lebendigen Zügen sich darstellen. Wo, wie bei vollsäftigen, arteriösen, jugendlichen, kräftigen Subjekten der gastrische Scharlach die colliquative Richtung nimmt, wo der Status putridus sich vorzüglich und zunächst im Blutsystem zeigt, in colliquativen Blutflüssen, in dem unerträglichen, anhaltenden Calor mordax, in den großen Petechien und Colliquationen, in Bluthusten und Blutbrechen, in der hohen, dunkelrothen Farbe der Haut, in dem sehr gesunkenen, aber dabei doch harten, gespannten Pulse, in dem kurzen, engen, schnellen, beklommenen Athem, da hat vorzüglich die Phosphorsäure ihre Stelle, und bildet den besten Uebergang zu dem Apparatus antisepticus der strengern Art.

Die China gebe man in der kräftigsten Form und in starker Dosis; am besten wählt man die warme Infusion mit der Serpentaria, mit dem Campher oder Moschus und mit dem Chinaextract in Verbindung:

Rp. Cort. Chinae fusc.
Rad. Serpentar. virg. ana Unc. j.
Infund. c. Aq. commun. fervid. s. q. stent in digest. calid. vase bene-clauso p. hor. ij. ad colat. Unc. x.
Colat. adm.
Mosch. oriental. Drachm. j.
Balsam. indic. (c. Aether. acetic. Drachm. iij. solut.) Drachm. j.
Syrup. indic. Unc. j.
M. D. Hievon läßt man jede Stunde ½ — 1 — 2 Eßlöffel voll nehmen.

Wird die China in dieser Form nicht vertragen, ist sie zu roh, macht sie Beklemmung, Angst, Spannung in den Präcordien, oder Ekel und Erbrechen, oder Würgen mit Brennen und Zusammenschnürungen im Halse, oder ertragen die fauligten Geschwüre und die Schwämme im Rachen diese Art nicht, so verordnet man sie in einer feinern Form und in einer mildern, einhüllenden Mischung:

R. Extract. Chinae fusc. frigid. parat. Unc. ß.
Mosch. oriental. Scrup. ij.
Kal. carbonic. Scrup. j.
Solv. c.
Infus. Rad. Serpentar. virgin. Unc. j.
Mucil. Semin. Cydonior. c. Aq. Rosar. parat. Unc. jv.
M. D. Hievon läßt man stündlich ½ – 1 Eßlöffel voll nehmen.

Auch kann man die China allein verordnen für sich, in einer Abkochung mit der Serpentaria und Chinaextract, und nebenher abwechselnd den Moschus und den Campher anwenden in Pulver mit einem ätherischen Oel, aber besser beide in einer Mandel- oder Mohnsaamen-Emulsion. Alles kommt in diesem bösen Zustande darauf an, rasch und kräftig zu wirken, und der Krankheit schnell eine andre, eine gute Wendung zu geben; daher darf man keinen Augenblick versäumen und unentschlossen zögern. Man gebe die China so reichlich und so kräftig, als sie nur immer vertragen wird, und versäume dabei nicht den gleichzeitigen Gebrauch der andern Mittel. Von den ätherischen Oelen ist das Oleum Cajeput, die Mixtura oleoso-balsamica, das Oleum Florum Aurant., das Oleum animale aether. die zweckmäßigsten; man giebt sie am besten in einer Auflösung mit Schwefel- oder Essigäther, und läßt von dieser Auflösung jedesmal eine Dosis zu einem Eßlöffel voll der China- und Serpentaria-Solution zu tröpfeln. Auch den Campher kann man mit dieser ätherischen Auflösung verbinden.

Zu den äußern Arzneien passen in der Form der Scarlatina putrida vorzüglich die oft erneuerten Waschungen des Körpers mit einer Mischung aus Weinessig und Rum oder Branntwein; Klystiere von China in Weinessig gekocht; spirituöse Fomentationen des Unterleibs mit aromatischen Kräutern in Rum oder Branntwein heiß aufgegossen; bei großer Angst, Spannung in den Präcordien, bei einem convulsivischen Würgen, Aufstoßen, bei anhaltendem Singultus, ein Sinapismus als Rubefaciens in die Herzgrube gelegt, oder noch besser das Auftröpfeln von

Aether. aceticus oder sulphuric. mit Liquor Ammon. caustic. geschärft in die Präcordialgegend; bei großer Eingenommenheit, lähmungsartiger Betäubung des Kopfs, Aufgießen von Essig oder Schwefeläther auf den abgeschornen Kopf, Fomentationen davon über die Stirn und Schläfen kalt aufgegossen und übergeschlagen, Sinapismen an die Waden, warme Fußbäder mit Salz, Senfpulver, Meerrettig ꝛc.

Vorzüglich in dem gastrischen Scharlach und seiner höhern Entwickelung, in dem colliquativen, fauligten, verdient die Entzündung im Halse und im Rachen eine genaue Beachtung. Die Behandlung desselben geht gleich und entsprechend dem allgemeinen Heilverfahren, dem Charakter und den Zeiträumen der Entzündung überhaupt. Im ersten Zeitraum der Scarlatina gastrica hat die Halsentzündung den echt entzündlichen, synochalen Charakter, wegen der blutreichen, muskulösen Natur des Organs: der Schmerz ist anhaltend, lebhaft, empfindlich, das Schlucken sehr erschwert und schmerzhaft, die Theile im Innern hoch, lebhaft roth, angeschwollen, aufgetrieben. Hier fordert das Heilverfahren den strengen Apparatus antiphlogisticus; das Anlegen vieler Blutegel, 20—30 Stück an den Hals, die Wiederholung derselben und die Beförderung des Nachblutens. Ist das Subjekt sehr vollblütig, von kräftiger, arteriöser Constitution, und schon jenseits der Jahre des kindlichen Alters, im jugendlichen oder männlichen, begünstigt die Diathesis annua die synochale Natur der Entzündung, dann wird hier das allgemeine Aderlaß nothwendig und unbedingt gefordert; um so mehr und um so dringender, je heftiger und bedeutender das Drängen des Bluts und die Congestionen auf das Gehirn gehen, je stärker die Stockungen in dessen Gefäßen sind, was leicht zu erkennen ist: aus der Betäubung und Verwirrung, aus dem Hange zum Sopor, aus der Röthe und Aufgetriebenheit und brennender Hitze des Gesichts, aus dem heftigen Klopfen der Carotiden und Schlafarterien. Wird in diesem Falle die Venaesection versäumt, so bildet sich der gastrische Scharlach leicht in eine Encephalitis um, und wird um so bedeutsamer und verwickelter,

Nicht bloß das Gegenwärtige und der Charakter des bereits vollendeten Zustandes ist in der Praxis die leitende Norm, sie muß auch das Zukünftige beachten, das wozu die Anlage da, und was im Entwickeln und im Werden begriffen ist, um dieß zu verhüten und seiner Ausbildung Grenzen zu setzen. Die Zufälle und Zeichen, welche erst in rohen, undeutlichen Umrissen, in der Anlage noch verschlossen gezeichnet sind, geben oft den Maaßstab zur Voraussicht dessen, was da kommen wird, und die rechte Norm zum Entwerfen des zweckmäßigen Heilverfahrens. Das was im Werden ist voraus zu wissen, ist eine Hauptsache, es giebt die Einsicht in das was Noth thut, und was zu thun ist, die weitere Entwickelung einzuschränken, und das fernere um sich greifende Wachsthum, woraus die Gefahr kommen kann, im voraus zu begrenzen. Das Heilverfahren ist einseitig und kurzsichtig, was sich mit dem Gegenwärtigen begnügt, und in dem Wahne steht, genug gethan zu haben, wenn es sich nur bemühet, das gegenwärtige Symptom abzuthun.

Neben den Blutausleerungen fordert diese synochale Halsentzündung noch andre Mittel, vorzüglich entzündungswidrige, kühlende Arzneien zum Gurgeln oder zum langsamen Hinunterschlucken. Hiezu schicken sich am besten der Salmiak, der Salpeter, der Liquor Ammon. acetic. in einem schleimigten, einhüllenden Vehikel, in einer Abkochung der Flor. Malvae, der Rad. Althaeae, oder in einem Feigendecoct:

Rp. Kal. nitric. dep.
Ammon. muriat. depur. ana Drachm. ij.
Decoct. Rad. Alth. Unc. jv.
Liquor. Ammon. acet. Unc. ij.

M. D.

Hievon nimmt man zu Zeit 1 — 2 Eßlöffel voll, in Chamillenaufguß erwärmt, läßt damit gurgeln, und auch ab und an einem Eßlöffel davon langsam herunterschlucken. Zweckmäßig sind auch gegen diese Halsentzündung die Einreibungen der Quecksilbersalbe in den Nacken.

Nimmt die Halsentzündung mit der Verwandlung des gastrischen Scharlachs einen andern Charakter und eine höhere Form an, geht sie mit auf den Wendepunkt der Krankheit über, wo sie in der Mitte und Schwebe steht zwischen dem Charakter des Status inflammatorius und putridus, so muß auch das Heilverfahren eine andre Wendung nehmen und zu andern Arzneien übergehen. Die Farbe im Halse und Rachen wird verändert, mißfarbig, die Röthe tief, dunkel, blaulicht, der Schmerz weniger lebhaft und empfindlich, mehr stumpf, drückend, beängstigend, das Gefühl einer lähmungsartigen Schwere im Halse, es zeigen sich Schwämme. Die Zeit zu den Blutausleerungen ist jetzt vorüber, der erste Grad des Apparatus antisepticus hat jetzt seinen Platz. Zu der Zeit, wo im gastrischen Scharlach das Acidum muriatic. oxygenisat. neben der Arnica die Stelle der Anwendung hat, da sind zugleich antiseptische Gurgelwasser angezeigt. Am zweckmäßigsten ist hier das Gurgeln mit dem Liquor Ammon. acetic. mit Quittenschleim versetzt, oder mit einer Abkochung der China in Weinessig mit Chinaextract versetzt. Auch Pinselsäfte von kühlender Eigenschaft sind hier passend: z. B. Extr. Chinae, Extr. Rad. Rub. T. mit Liquor. Ammon. acet. und Quittenschleim, oder Borax mit Mel Rosar. etc.

Geht die Krankheit noch weiter, bildet sie sich in einer noch höhern Form aus, ist die Colliquation und der Status putridus vollkommen entwickelt, so zeigt sich dieß auch in dem Charakter der Halsentzündung: auch sie wird colliquativ, fauligt, brandigt. Es bilden sich größere oder kleinere fauligte, schwammigte, bösartige Geschwüre, die um sich und tiefer greifen, indem sie eine scharfe, fressende, stinkende Jauche erzeugen und absondern; sie haben ein böses, schmutziges, schwammigtes, krebsartiges Ansehen, sind blaulicht, braun, schwarz, oft werden durch den Mund ganze Stücke einer schwarzen, fauligten, aufgelöseten, verdorbenen sehr stinkenden Haut- oder Muskelsubstanz ausgeleert. Bei diesem Stande der Dinge muß der Apparatus antisepticus auch äußerlich in seinen kräftigsten Mitteln zur Anwendung kommen. Wenn auch der starke und anhaltende innere Gebrauch der China in Verbindung mit den andern Antisepticis die Hauptsache bleibt, so darf man doch auch nicht die äußern Arzneien ver-

versäumen. Am zweckmäßigsten ist auch hier die China in der kräftigsten Form und Mischung als Gurgelwasser oder als Einspritzung angewandt; eine Abkochung der China mit Weinessig mit Chinaextract und Myrrhentinctur, mit dem Balsam. indicus versetzt; Pinselsäfte aus Chinadecoct mit Chinaextract und Borax. Hier ist auch die concentrirte Schwefelsäure an ihrem Platz; man gebraucht sie in der Form als Pinselsaft mit Quittenschleim oder Rosenhonig. Diese Mittel sind am besten dazu geeignet, die bösen Geschwüre zu reinigen, die Jauche zu verbessern, das Umsichfressen zu verhüten, und durch Beförderung einer guten Eitersecretion die endliche Heilung zu bewirken. Daß zu diesem Zweck die innere Arznei das Wesentliche bleibt, versteht sich von selbst, doch darf man bei einem so bösen und gefahrvollen Stande der Dinge auch in der äußern Anwendung nichts versäumen. Die China ist hier vor allen die Hauptarznei: welche es vermag, die Säfte zu verjüngen, die absterbenden von neuem zu beleben, indem sie in dem elementarischen, pflanzlichen Chaos das thierige Wesen entwickelt, anbildet, und die zu einer untern Stufe ihrer Metamorphose herabgesunkene Materie wieder auf die höhere zu erheben.

3) Heilverfahren im Luftröhren-Scharlach, in der Scarlatina laryngea, trachealis.

Das Wesen dieser höhern Form des Scharlachs besteht darin: daß die Entzündung und das Contagium den nächsten und ursprünglichen Heerd, das Organ ihrer Entwickelung hat im Gefäßnetz des Trachealsystems, des Larynx, der Trachea und der Bronchien. Diese Form hat im Allgemeinen das identische, gleichartige Wesen, die gleiche Form mit den Entzündungen dieser Gebilde überhaupt, mit dem Croup, der Laryngitis, Tracheitis und Bronchitis; daher ist auch das Heilverfahren ganz entsprechend, nur mit der unterscheidenden Rücksicht auf die contagiöse Natur der Entzündung, auf das Wesen derselben, was hier das Scharlachcontagium ist. Aus dieser Rücksicht ist wenigstens das Verhalten hier anders einzurichten und zu ordnen, als bei den einfachen Entzündungen dieser Gebilde. Die Entzündungen der Respirationsorgane fordern in der Regel ein wärmeres Verhalten, wie die in andern Gebilden, wenigstens vertragen sie die Kälte nicht in ihrer rohen Gestalt, in dem höhern und stärkern Grade ihrer Anwendung. Aber der Scharlach, der in der Form der Entzündung dieser Theile erscheint, macht von dieser allgemeinen Regel eine Ausnahme. Sein Wesen, das Contagium, die contagiöse Natur der Entzündung, fordert unbedingt die Kälte, das kühlende Verfahren, und wenn gleich diese Form des Scharlachs die Anwendung der Kälte in den höhern Graden und Formen nicht verträgt, wie dieselbe bei dem Gehirnscharlach unbedingt und als das Hauptmittel angezeigt und nothwendig ist, so darf man doch auch hier das kalte, abkühlende Verhalten nicht versäumen, und mit strenger Sorgfalt alles Hitzige, alles Erwärmende und Erhitzende vermeiden. Wenn auch die kalten Uebergießungen, die kalten, eisigten Fomentationen in dieser Form des Scharlachs nicht angezeigt sind, so ist doch ein allgemeines abkühlendes Verhalten nothwendig, so wie die Waschungen des Körpers mit kaltem Wasser oder Weinessig. Man vergrabe nicht den Kranken in warmen Betten, man lege ihn auf Matratzen und bedecke ihn mit einer leichten, nicht erhitzenden Decke, man erneuere und erfrische ohne Furcht die Luft in dem Krankenzimmer, man quäle den Kranken nicht mit den warmen, erhitzenden, widerlichen, ekelhaften sehm- und theeartigen Getränken; man versage ihm nicht das Kalte, Kühlende, Erfrischende.

Diese Form des Scharlachs ist bedeutsam und gefahrvoll; der Verlauf geht rasch, stürmisch, in ungestümer Eile macht die Entzündung in diesen Gebilden den Ausgang in die desorganisirende, elementarische Metamorphose. Diese tritt um so leichter und schneller ein wegen der noch rohen, häutigen, elementarischen Natur des Organs, worin jede Entzündung, vorzüglich die contagiöse, so leicht und so schnell Aftermetamorphosen und neue krankhafte Bildungen, elementarische Zersetzungen erzeugt. Daher muß das Heilverfahren hier kräftig seyn, entschlossen und rasch; das Schwankende, Ungewisse und Zögernde hat hier den sichern Untergang zur Folge. Auch stehen hier in dem Heilapparat die Blutausleerungen auf dem ersten Platz; die allgemeine Venaesection paßt hier nur unter sehr dringenden, bösen Umständen, in dem spätern Zeitraum der Krankheit, wenn sie bereits in voller Entwickelung steht, wenn der Kranke schon in den spätern Jahren des kindlichen Alters, im 8 — 12ten ist, wenn er vollsäftig ist, arteriös und stark, wenn im Anfange das Wesen der Krankheit verkannt, die frühern Blutausleerungen versäumt sind, oder wenn erst spät die Hülfe angesprochen wird. Je häufiger und anhaltender die Erstickungsanfälle, je größer die Angst und Unruhe, je röchelnder, rasselnder, enger, kleiner, kürzer, beklommener der Athem, desto dringender sind die Blutausleerungen gefordert, desto dreister sind sie in Anwendung zu ziehen. Gleich im Anfange der Entwickelung, und in den frühern, zartern Perioden des kindlichen Alters reicht man mit den örtlichen Blutausleerungen, mit den Blutegeln aus; aber immer muß hier als fester Grundsatz der Praxis gelten, der in keinem Falle, mit keiner Rücksicht versäumt werden darf: man muß diese örtlichen Blutausleerungen dreist, in großen Massen anstellen, man muß an den Hals, in den Nacken Blutegel in Menge ansetzen, zu 20 – 40 Stück zu Zeit, und man muß das Nachbluten in dem Grade befördern, bis sich Zeichen einer bedeutenden Erschöpfung, einer eintretenden Ohnmacht, eine Blässe im Gesicht zeigt. Oft gelingt es, durch eine solche starke Blutausleerung diese böse Zusammensetzung zu entfernen, die Entzündung in diesen Gebilden aufzuheben und ihre weitere Entwickelung zu beschränken. Immer bringen aber diese Blutausleerungen eine bedeutende Erleichterung, einen Nachlaß der dringenden Symptome, eine freiere Brust, einen leichtern Athem hervor, und während dieser Remission thut das Calomel das übrige, die Entzündung gründlich aufhebend und ihre Anlage unterdrückend. Folgt auf diese Remission ein neuer Anfall von Erstickung, von großer Angst und Beklemmung, von sehr kurzen, engen, schnellen, beklommenen Athem, dann muß man ohne Zeitverlust die Blutausleerungen wiederholen, und von neuem die Blutegel anlegen. In Rücksicht der Blutausleerungen gilt hier die Regel: lieber zu viel als zu wenig zu thun.

Neben den Blutegeln und zum gleichzeitigen und damit abwechselnden Gebrauch steht im Luftröhren-Scharlach in der Reihe des Apparatus antiphlogisticus das Calomel auf dem ersten Platz. Das Hydrargyr. muriatic. mite ist das erste und vorzüglichste Mittel in allen Entzündungen in den Organen von der fibrös-häutigen, wie von der nervösen Natur, die theils auf einer niedern, theils auf einer höhern Stufe der Organisation stehen als die arteriösen, parenchymatösen. Es ist vor allen das Hauptmittel in den Entzündungskrankheiten des kindlichen Alters, weil in dieser Lebensperiode die Entzündungen sich vorzüglich und am leichtesten in den lymphatischen, häutigen und in den nervösen Gebilden entwickeln. Für die Krankheiten des kindlichen Alters, für die Entzündungen und Fieber, ist ohne Frage und unbedingt das Calomel die erste und die unentbehrlichste Arznei. Wer mit dem Calomel umzugehen versteht, wer es zur rechten Zeit und in starken Gaben zu verordnen weiß, der wird das Glück in der Kinderpraxis fesseln. In dem Luftröhren-Scharlach gebe man das Calomel sogleich, als diese Form in ihren grellen, eigenthümlichen Zeichen hervortritt, gleich im Anfange mit den Blutegeln muß es zur Anwendung kommen; es giebt in diesem Falle keine Arznei, die hier das Calomel zu ersetzen vermag, überhaupt keine die hier zweckmäßig ist. Gegen alle Entzündungen im kindlichen Alter, die ihren Sitz und ihr Organ in diesen Gebilden des Respirationssystems haben, und von der Natur des Croups sich zeigen, sind außer dem Calomel und den Blutegeln mit dem Brechmittel alle andern Arzneien zwecklos und schädlich, in sofern man damit die kostbare Zeit fruchtlos verschleudert und den Gebrauch des rechten und zuverläßigen Mittels versäumt. Es ist ein widersinniges Bemühen der Empirie, gegen die croupartigen Entzündungen noch neue Mittel zu suchen, da wir so zuverläßige und sichere haben, wenn wir sie nur anzuwenden verstehen. Was soll wohl das so langsam wirkende Kali sulphurat. leisten gegen eine Entzündung von dieser acuten Natur, von diesem so raschen und stürmischen Verlauf? Es wird einmal Zeit, daß die Praxis die Bahn des empirischen Schlendrians verläßt, und sich einfacher einrichtet, auf festen Grundsätzen, auf lebendigen Ideen, auf zuverläßigen Arzneien sich gründet. Die Unsicherheit in den Grundsätzen, der Mangel an lebendigen Ideen, das Schwanken im Handeln, sind die bösen Elemente, woraus so viel Unheil gekommen.

Wie überhaupt in den Entzündungskrankheiten des kindlichen Alters, so wird vorzüglich in denen von der Natur des Croups das Calomel nicht allein in starken Gaben vertragen, sondern diese und sein dreister, anhaltender Gebrauch sind unbedingt nothwendig, und die sichern Bürgen eines glücklichen Erfolgs. Wer beim Croup und beim Luftröhren-Scharlach die Blutegel und das Calomel zur rechten Zeit, vor der wirklichen Ausbildung der Aftermetamorphose, und in starken Gaben anwendet, der darf diese sonst so furchtbaren und ängstigenden Krankheitsformen nicht fürchten. Hier mit kleinen, zu nichts nützenden, ja nachtheiligen Gaben zu spielen, ist eine unverzeihliche und grobe Sünde der Praxis. Bei dem stürmischen Verlaufe, bei dem schnell sich entwickelnden Ausgange in die Aftermetamorphosen und in die Desorganisation des Gebildes müssen die Arzneien schnell und entscheidend wirken, dieß ist die nothwendige Bedingung des Erfolgs. Man gebe das Calomel von Gr. iij — vj. alle Stunden, und fahre damit so lange fort, bis der Zweck erreicht und die Entzündung in den Luftröhrengebilden aufgehoben ist. Man hat weder Speichelfluß noch Durchfall zu fürchten. Wo auf den Gebrauch des Calomels rohe, flüssige, grasgrüne, sehr stinkende Stuhlausleerungen erfolgen, wo zugleich die vorher gehemmte, unterdrückte Harnexcretion häufig und reichlich erfolgt, da kann man mit Sicherheit darauf rechnen: daß die Entzündung im Kehlkopf oder in der Trachea gehoben und zur glücklichen Entscheidung gebracht ist. Zugleich wird alsdann der Athem freier, das

Rasselnde, Hohle, Röchelnde verschwindet, der Husten wird freier, feucht, nicht mehr so hohl und so dumpf, der Auswurf löset sich in großen, zähen, häutigen, polypösen Schleimklumpen und Massen, und der Scharlach ist in die einfache, regelmäßige Form zurückgewendet und setzt als solche seinen fernern Verlauf fort. Je weiter die Entzündung räumlich ausgebreitet ist über diese Theile des Athmungssystems, je weiter sie sich vom Kehlkopf aus bis in die Luftröhre und das Bronchialsystem erstreckt, je stürmischer und dringender die Symptome, je häufiger und anhaltender die Erstickungsanfälle, je kürzer, schneller, enger, beklommener, je rasselnder und röchelnder der Athem, desto nothwendiger sind die starken Blutausleerungen, desto größer müssen die Gaben des Calomels seyn, desto schneller, in desto kürzern Zwischenräumen hat man ihn zu reichen. Unter diesen stürmischen Symptomen muß man jede halbe Stunde Gr. jv—vj—viij. das Hydrargyr. muriatic. mite verordnen, wenn man Erfolg davon haben will. Bei sehr reizbaren, zarten Kindern, bei solchen von der nervösen Constitution, von dem empfindlichen, leicht beweglichen Nervensystem, die zu Krämpfen und Convulsionen geneigt sind, und wo sich auf der Höhe des Luftröhren-Scharlachs krampfhafte Zufälle oder convulsivische zeigen, z. B. Anfälle von Brustkrämpfen mit sehr starker Beklemmung, da ist es sehr gut, den Calomel mit dem Moschus zu verbinden:

Rp. Hydrargyr. muriatic. mit. Gr. jv—vj.
Mosch. orient. Gr. iij.
Sacchar. alb. Gr. vj.
f. p. disponent. dos. etc.

Ein solches Pulver läßt man jede Stunde nehmen.

Im Verlaufe des Luftröhren-Scharlachs, wie überhaupt bei jeder croupartigen Entzündung, ist das Brechmittel eine unentbehrliche Arznei. Wenn es auch nicht die Kraft der Antiphlogosis hat gegen die Entzündung in diesen Gebilden, und das Wesen der Krankheit nicht zu heben vermag, so hat es doch eine wichtige symptomatische Heilkraft, und die mehr mechanische Wirksamkeit. Es mäßigt und beseitigt ein dringendes, beunruhigendes Symptom, das Schleimrasseln, den röchelnden, rasselnden Athem, indem es die Ausleerung der zähen, membranösen, polypösen Schleimmassen, die sich als Folge der Entzündung in der Luftröhre und im Kehlkopf abgesondert und angesammelt haben, befördert. Aber immer bedenke man: daß das Emeticum nur ein Nebenmittel, keinesweges Hauptsache ist, daß es nicht die wesentliche, sondern nur die palliative und symptomatische Bedeutung hat, und man versäume ja über seine Anwendung nicht die Hauptmittel, die Blutegel und das Calomel. Man giebt das Brechmittel zwischen dem Calomel, zur Zeit, wenn das anhaltende und heftige Schleimrasseln, der sehr röchelnde und beklommene Athem, die Anhäufung dieser häutigen, polypösen Concremente anzeigt; und gleich nach seiner beendigten Wirkung fahre man im Gebrauche des Calomels ohne Zeitverlust fort. Dringende Zufälle fordern zu Zeiten die Rücksicht in der Praxis, aber immer sollen sie nur Nebensache bleiben, und den Gebrauch der wesentlichen Arzneien nicht verzögern und stören. Man muß vor allem in der Praxis den empirischen Schlendrian und die Verwirrung vermeiden, man muß einfachen Grundsätzen und den wesentlichen Arzneien vertrauen, und nicht in buntem Gemisch und eins durch das andre Mittel auf Mittel häufen. So verwirrt man den Heilplan und den Gang der Natur. Die Wiederholung des Brechmittels wird zuweilen im Luftröhren-Scharlach nothwendig, wenn sich die Schleimmassen im Kehlkopf und in der Luftröhre von neuem erzeugen und anhäufen.

Mit diesen Mitteln und ihrer richtigen Anwendung reicht man bei der Behandlung des Luftröhren-Scharlachs aus, man bedarf keiner andern. Der Gebrauch der sogenannten Expectorantia, der Antimonialmittel, der Senega, der Brustsäfte, ist völlig unnütz, fruchtlos und von Nachtheil, indem man darüber die Zeit versäumt. Die Empfehlung der Schwefelleber, des Kali sulphuratum gegen die croupartigen Entzündungen gehört mit zu den blödsinnigen Albernheiten, wovon die geistlose Empirie so viele aufzuweisen hat. Denn man hat ja hier nicht mit einer chronischen, venösen, schleichenden, verborgenen Entzündung in venösen Gebilden, nicht mit einer venösen Plethora abdominalis, nicht mit entzündungsartigen, venösen Stokkungen im Pfortadersystem zu thun, sondern mit einer sehr hitzigen und stürmischen Entzündung in arteriösen, fibrösen Gebilden, in Organen von dem höhern Range, von der thierigen Organisation. Das Expectorans ist nutzlos, die Ausleerung, der Auswurf der polypösen, häutigen Schleimmassen findet sich von selbst, wenn die Entzündung entschieden ist, und die unterdrückte, gehemmte Secretion durch die Crisis wieder frei und gelöset ist. Die kritischen Ausleerungen zu befördern, oder gar hervorbringen zu wollen, ist ein widersinniges Vornehmen, sie entwickeln sich von selbst wenn es Zeit dazu ist, und die Entzündung sich kritisch gelöset hat. In dringenden Fällen, bei stürmender Gefahr wendet man neben dem innern Gebrauch auch äußerlich das Quecksilber an, in Einreibungen des Unguent. Hydrargyr. ciner. in den Nacken und in den Hals; so daß man alle 2 Stunden eine Drachme der Quecksilbersalbe einreiben läßt. Die Anwendung der Vesicatorien nutzt hier nichts, sie wirken zu langsam, und passen überhaupt nicht gegen die Entzündung in den arteriösen, fibrösen Gebilden, in denen von der synochalen Natur, sie haben mehr ihren Platz in den serösen, lymphatischen Entzündungen, in denen von der rheumatischen, catharrhalischen Natur, oder die den Sitz in den Schleimhäuten und in den muskulösen Gebilden haben. Auch die Sinapismen leisten hier nichts, das Quecksilber und die Blutausleerungen allein vermögen es, die Entzündung zu heben und zu lösen. Die exanthematische, contagiöse Natur der Entzündung fordert eigenthümliche Mittel, und im Allgemeinen scheint das Calomel hier in dem Apparatus antiphlogisticus den ersten Platz zu haben, wie überhaupt das Quecksilber das Antidotum ist gegen die chronischen Entzündungen, die in dem Contagium ihr Wesen und das Element ihrer Genesis haben.

4) Heilverfahren im Gehirnscharlach, in der Scarlatina encephalitica.

Unter den höhern Formen des Scharlachs ist der Hirnscharlach der bedeutsamste, und diejenige Zusammensetzung, welche am häufigsten vorkommt. Wo das Contagium des Scharlachs und seine Entzündung die Richtung auf das Gehirn nimmt, oder ursprünglich sich in der Form der Encephalitis bildet, im Gehirn das erste Organ seiner Genesis hat, da ist der Zustand immer bedeutsam und gefahrvoll, und nur die kräftigste Heilmethode, die stärkste Arznei vermag allein es, hier einen glücklichen Erfolg hervorzubringen. Wie in den Zeiten der Gefahr, in den Stürmen der Krankheit, in der Noth des Lebens nur kräftige, entscheidende Maaßregeln helfen und retten, wie Kühnheit im Entschluß hier an der Stelle ist, so gilt dieß auch als Grundsatz in der medizinischen Praxis. Bei allen Entzündungen im Gehirn und in nervösen Gebilden muß dieser Grundsatz das Heilverfahren leiten und ordnen; der Verlauf derselben ist stürmisch und ungestüm, das Element der Entzündung heterogen dem Nervenwesen, wegen der höhern Stufe seiner thierigen Entwickelung, wegen seiner ätherischen Natur, wegen der Zartheit seiner Organisation. Daher unterliegt die Gehirn- und Nervenmaterie oft so leicht und so schnell der Entzündung, und den elementarischen, zersetzenden Metamorphosen. In dieser Fortsetzung der Entzündung auf das Gehirn, oder in der ursprünglichen Entwickelung der Contagien darin, liegt am meisten der Grund von der Bösartigkeit des Scharlachs, wodurch ganze Epidemien desselben bezeichnet sind. Der Hirnscharlach, die Scarlatina mit dem Status encephaliticus und nervosus, ist diejenige Form, worunter die Contagion am häufigsten tödtet, und welche von den höhern Formen des Scharlachs am öftersten vorkommt. Vorzüglich in den Frühlingsmonaten, in dem Wendepunkt zwischen dem Winter und Frühling, in der Zwischenconstitution, nimmt der Scharlach gern den nervösen, encephalitischen Charakter an; daher ist auch in dieser Zeit einer Epidemie die Tödtlichkeit am größten, und daher erfordert die Behandlung hier die strengste Sorgfalt und die genaueste Aufmerksamkeit. Bei dieser Jahrsconstitution erscheint die Scarlatina sehr oft gleich bei ihrer ursprünglichen Entwickelung in der Form der Encephalitis, oder der einfache Scharlach nimmt im spätern Verlauf unerwartet und plötzlich die Richtung auf das Gehirn. In beiden Fällen ist die schnellste und kräftigste Heilmethode nothwendig, denn das unentschlossene Zögern und Zaudern, das Spielen mit unwirksamen, leichten und kindischen Mitteln bringt hier einen sichern Untergang.

A) Behandlung der ersten Form des Hirnscharlachs, der Scarlatina phrenitica.

Das Wesen dieser Form ist in dem Heerde der Entzündung, in dem der Genesis des Contagiums begründet, in der harten Hirnhaut. Dieß Organ hat die arteriöse, fibröse, blutreiche Natur und den höher entwickelten thierigen Charakter. Daher hat dieser Hirnscharlach das Wesen der echten Entzündung, der Synocha, und fordert als solche die strenge Antiphlogosis als Grundsatz für das Heilverfahren. Unter allen Entzündungen fordern die im Gehirn vorzüglich den Gebrauch der Kälte, sie vertragen nicht nur unbedingt und in allen Fällen die Kälte in dem höhern Grade, sondern fordern sie als unbedingt nothwendig. In allen Hirnentzündungen, und besonders in den contagiösen, ist die Kälte in strenger Anwendung und in ihren höhern Graden unbedingt das erste und das unentbehrlichste Mittel; der Kälte darf man in diesen Entzündungen am meisten und mit fester Zuversicht trauen, und sie wirkt zuverläßig und sicher einen glücklichen Erfolg, wenn sie zur rechten Zeit und in gehöriger Form angewandt wird. Wie die Kälte in ihrem höhern Grade das erste und sicherste Heilmittel ist in dem spätern Zeitraum und in der höhern Entwickelung des Typhus contagiosus, so hat sie auch dieselbe Bedeutung im Scharlach zu der Zeit, wenn eine Entzündung im Gehirn sich ausgebildet hat und in dem Status encephaliticus hervortritt. Wo daher der Scharlach entweder ursprünglich oder in der Form der Encephalitis erscheint, oder wo er im spätern Verlauf diese böse Wendung nimmt, da ist die Kälte an ihrem Platz und an der Zeit. Wo nur immer ein Status encephaliticus im Verlauf der Fieber sich entwickelt und der nervöse Charakter erscheint, da ist die Anzeige zur Anwendung der Kälte im ganzen Umfange, in ihrer niedern wie in der höhern Form gegeben. Die Betäubung, die Eingenommenheit des Kopfs, die anhaltende, tiefe Verwirrung, der anhaltende Sopor, das wilde, wüthende, anhaltende Delirium, das Toben und Rasen, der Status phreniticus fordert unbedingt den strengen und starken Gebrauch der Kälte, als des sichersten und fast einzigsten Mittels, diese böse Hirnentzündung aufzuheben. Die Entwickelung der Gehirnentzündung hat im Scharlach eigenthümliche Vorzeichen, die mit Gewißheit die kommende Ausbildung anzeigen. Das aufgeregte, sehr lebhafte, heftige, unruhige, wilde Wesen des Kranken, seine heftige, unruhige Haltung, das Wilde, ungewöhnlich Lebhafte, Heftige, Unruhige in der Physiognomie, und im Auge, der feurige, scharfe, wilde, lebhafte Blick, das Stürmen und Drängen des Bluts auf das Gehirn, das Klopfen der Carotiden, das feurigrothe, aufgetriebene Gesicht, die anhaltende brennende, glühende, trockne Hitze, die trockne Zunge, der stockende, sehr sparsam ausfließende feuerrothe, brennende Urin ꝛc. sind die Zufälle, welche die sich entwickelnde Hirnentzündung andeuten, und die bald in dem vollendeten Status phreniticus, in das Delirium ferox übergehen. Unter diesen Umständen ist die Anwendung der Kälte unbedingt gefordert, ihr schneller und starker Gebrauch das erste und unentbehrlichste Mittel. M a n w e n d e t h i e r d i e K ä l t e i m g a n z e n U m f a n g e, i n a l l e n F o r m e n u n d G r a d e n a n; das Verhalten sey im strengsten Sinne kalt, abkühlend, man wasche oft den ganzen Körper mit kaltem Essig, durch Salmiak und Salpeter geschärft, u n d v o r a l l e m b e d i e n e m a n s i c h d e r k a l t e n F o m e n t a t i o n e n i n a n h a l t e n d e m u n d o f t e r n e u e r t e m G e b r a u c h ü b e r d e n a b g e s c h o r n e n K o p f, s o w i e d i e k a l t e n U e b e r g i e ß u n g e n. Dieß ist die Form des Scharlachs und dieß sind die Umstände, wo die kalten Uebergießungen durchaus nothwendig, unentbehrlich sind, wo sie ohne alle Frage die Bedeutung des ersten, des größten und sichersten Heilmittels haben. Oft wirken die kalten Uebergießungen schnell und entscheidend, eine starke Blutausleerung, eine angewandte kalte Uebergießung, hebt mit einem Male die heftige Hirnentzündung auf, beseitigt den Status encephaliticus und wendet den Scharlach in seine einfache Form, in seinen gutartigen Charakter um. Immer und in jedem Falle verschaffen die kalten Uebergießungen Erleichterung und einen Nachlaß des Sturms und der drohenden Zufälle, es tritt ein Zwischenraum von Ruhe ein, von Freiheit des Gehirns und von Bewußtseyn. Tritt in einem neuen Anfalle der Status encephaliticus von neuem hervor und bricht in einen neuen furchtbaren Sturm aus, so versteht es sich von selbst, daß man ungesäumt die kalten Uebergießungen von neuem anstellen und wiederholen muß. Man muß in dem Heilverfahren gegen diese Form des Scharlachs immer den Grundsatz festhalten: daß die Kälte überhaupt und die kalten Uebergießungen zunächst den ersten Rang einnehmen in dem Apparatus antiphlogisticus gegen die Gehirnentzündungen, vorzüglich gegen die contagiösen.

Aus einem unglückseligen Vorurtheil hat man sich vor der kalten, abkühlenden Methode, vorzüglich vor den kalten Uebergießungen im Scharlach gefürchtet, und gerade das Gegentheil, das warme und hitzige Verfahren empfohlen. Durch dieses glaubte man das sogenannte Zurücktreten des Exanthems, die Versetzung der Entzündung auf innere, edle Organe zu verhüten, und seine Entwickelung auf die Haut zu bannen; die Kälte wähnte man als das böse Element, was dieses so gefürchtete Zurücktreten befördere und vor allem bewirke. So hat die Voraussetzung eines Undings, des Zurücktretens des Exanthems, das Gespenst des Vorurtheils und einer trüben Phantasie die Aerzte zu dem Unrechten und Verkehrten verführt, sie abgeleitet aus der Bahn der Natur in die Irrwege des Wahns und sie verhindert, das Rechte und Zuverläßige zu versäumen! Die Kälte wirkt gerade das Gegentheil von dem, was man davon fürchtet: sie verhütet die Entwickelung des Contagiums in den innern Organen, auf den höhern Stufen der Organisation der thierigen Materie, und beschränkt die Metamorphose in der niedern pflanzlichen Sphäre, in den Gebilden von der untern organischen, vegetativ-thierigen Natur. Wo eine Uebertragung der Entzündung auf innere Organe erfolgt, oder wo in diesen ursprünglich der Heerd gegeben ist für die Entwickelung der Entzündung und der Genesis des Contagiums, da ist die Kälte das erste und sicherste Mittel, diese Entzündung aufzuheben, und den Scharlach in seiner einfachen Form herzustellen. Wo der Status encephaliticus im Scharlach das erste, das ursprüngliche Symptom war, wo auf der Haut noch keine Spur der Entzündung sichtbar war, da sieht man oft nach den kalten Uebergießungen unmittelbar auf ihren Gebrauch das Exanthem in schönster Blüte, in allgemeiner Verbreitung hervorbrechen, und sich üppig in schöner hoher Röthe entwickeln. Wo sich secundair im spätern Verlauf des ursprünglichen einfachen Scharlachs eine Uebertragung auf das Gehirn und der Status encephaliticus ausbildet, wo hier unterdeß das Exanthem mißfarbig, grau, blaulicht, gelblicht geworden, wo es in einzelnen, partiellen, schmutzigen Flecken besteht, da sieht man es nach den kalten Uebergießungen gleich die lebhafte, gutartige Röthe annehmen, und statt der einzelnen, getrennten Flecken in allgemeiner Verbreitung hervorbrechen.

Die kalten Uebergießungen werden nach Umständen wiederholt, und bei stürmender Gefahr oft innerhalb 24 Stunden 3 — 4 Mal angewandt. Wenn auf die erste Anwendung dauernde Ruhe und Entscheidung der Hirnentzündung folgt, und der Scharlach in seiner einfachen Form fortläuft, dann ist die Wiederholung nicht nothwendig; ist aber diese Ruhe nur vorübergehend, bricht der Status encephaliticus in neuen Anfällen hervor, dann ist die Wiederholung nothwendig und das einzigste, sicherste Mittel der Rettung. Außer den kalten Uebergießungen ist es nothwendig, die kalten Fomentationen um den abgeschornen Kopf anhaltend und ununterbrochen anzuwenden, und sie oft zu erneuern, weil, wegen der großen, brennenden Hitze, sie sich bald und leicht erwärmen und die Lappen austrocknen. Verhindert die Jahrszeit die Anwendung der natürlichen Kälte, der Umschläge von Eis oder Schnee, so muß man zu der künstlichen greifen, zu einer concentrirten Auflösung des Salmiaks und Salpeters in Weinessig, welcher Mischung man sich auch zu den allgemeinen

Waschungen sehr zweckmäßig bedient. Die kalten Fomentationen und Uebergießungen haben in all den Fällen, wo eine Entzündung im Gehirn, vorzüglich aus dem Element des Contagiums sich gebildet hat, wo der Status encephaliticus, phreniticus, soporosus, paralyticus aufgestellt ist und in anhaltender Form, in allen Zeichen vollendet erscheint, keine Gegenanzeige, es giebt keinen Umstand und kein Zeichen, was ihren Gebrauch verbietet. Wo bei großer, habitueller Plethora, bei starkem Drängen und Stürmen des Bluts auf das Gehirn, bei Ueberfüllung seiner Gefäße die Zerreißung einer Ader, eine Hirnblutung, und daher ein plötzlicher Tod durch Schlagfluß zu fürchten ist, da darf man nicht unmittelbar und ohne Umsicht die kalten Uebergießungen anwenden, sondern man muß erst einen starken allgemeinen Aderlaß und örtliche Blutausleerungen anstellen, um diese Plethora des Gehirns aufzuheben, den stockenden Kreislauf freier zu machen, und die Ueberfüllung des Bluts abzuleiten. Der Status encephaliticus, vorzüglich der aus dem contagiösen Element, entscheidet unbedingt für die Anwendung der kalten Uebergießungen; die allgemein verbreitete, anhaltende, brennende, trockne Hitze, die glühende Haut, fordern desto dringender dazu auf. Immer hat die Haut im Scharlach und in den contagiösen Entzündungen diese heiße, trockne Beschaffenheit, sobald eine Entzündung im Gehirn sich ausgebildet hat. Wenn im weitern Verlauf die Haut feucht wird, ausdünstet, allgemeinen, gelinden Schweiß hervorbringt, dann ist auch schon die Krankheit entschieden, die Hirnentzündung gehoben, und man bedarf der Kälte nicht mehr, da in dem ganzen Habitus der Krankheit und in den übrigen Ausleerungen zugleich oder schon früher die Zeichen der kritischen Entscheidung sich zeigen. Zuweilen brechen im weitern Verlaufe partielle, klebrigte Schweiße aus, mit Einsinken, Blaßwerden der Haut, mit einer mißfarbigen, blaulichten Farbe des Exanthems, der Status encephaliticus dauert fort, nimmt Zeichen aus dem Status paralyticus in sich auf, der Puls fällt, wird klein, drathartig, sehr schnell, hier nimmt die Krankheit die böse Wendung in die Lähmung, und die

Hirnentzündung macht den Ausgang in die elementarische Metamorphose der Hirnmaterie. Aber diese partiellen klebrigten Schweiße geben keine Gegenanzeige zu den kalten Uebergießungen, denn wenn auch dieß Symptom mit den andern Zeichen des Status paralyticus die sehr böse Bedeutung hat, und in der Regel mit Sicherheit den nahen tödtlichen Ausgang anzeigt, so sind zuweilen die kalten Uebergießungen noch das einzigste Rettungsmittel; freilich hat man unter diesen Umständen wenig mehr zu hoffen. Aber die Kunst hat die Pflicht, selbst in den verzweifeltsten Fällen das Aeußerste zu wagen, um so mehr, da es unter die mannigfaltigen Zusammensetzungen der Symptome selbst dem geübtesten und schärfsten Blick nicht immer vergönnt ist, mit gewisser Zuverläßigkeit den Ausgang im voraus zu sehen, und es sehr schwer ist, alle Richtungen, welche die Natur nehmen kann, mit Gewißheit zu berechnen. Dieser Status paralyticus, perniciosus, der oft unmittelbar auf den heftigen Sturm folgt, den der Status encephaliticus erregt, ist nicht immer Zeichen von dem Ausgange der Entzündung in die Zersetzung des Hirnmaterie, sondern oft der Wendepunkt, die Höhe der Krankheit, wo sie sich kritisch entscheidet. Aus seinem tiefen, todtenartigen Sopor, aus dem gefühllosen Stupor erwacht bei Hirnentzündungen der Kranke oft plötzlich und unerwartet, mit heiterem, vollem Bewußtseyn, mit wieder natürlich gewordener Physiognomie und freiem Auge. Daher darf man selbst bei dem schon äußerlich entwickelten Bilde des nahen Todes in allen bedeutsamen Zügen noch nicht verzagen und die Mittel versäumen, welche dem Wesen der Krankheit angemessen sind und von denen noch Rettung zu hoffen ist.

Man wendet im Gehirnscharlach die kalten Uebergießungen nicht allein in der Idee der symptomatischen Heilart an, indem man dem ausgezeichneten Symptom, der trocknen, brennenden Hitze das Gegentheil, die Kälte, entgegensetzte, sondern dieses Mittel ist unmittelbar gegen das Wesen der Krankheit gerichtet, und gegen die Entzündung und die contagiöse Metamorphose im Gehirn und in der Nervenmaterie. Aber auch symptomatisch und palliativ ist ihre Wirksamkeit, indem sie unmittelbar die brennende Hitze mäßigen, die glühende Haut abkühlen, und die in innern Theilen und im Innern der Haut sich entwickelnde Entzündung mehr nach außen und auf die Oberfläche leiten. In der Scarlatina phrenitica haben die kalten Uebergießungen und Fomentationen in allen Zeiträumen des Verlaufes ihren Platz, gleich im Anfange, im Stadium der Entwickelung und der Blüte, bis dahin wo die Gehirnentzündung aufgehoben, der Status encephaliticus entfernt, das Gehirn und Bewußtseyn frei, die Physiognomie und das Auge natürlich und heiter, und der Scharlach in seiner einfachen Form hergestellt ist. So lange die Zeichen der Hirnentzündung, der Status encephaliticus andauert, darf man den Gebrauch der Kälte und das abkühlende Verfahren nicht weglassen. Wo sich die Crisis entwickelt, der Urin, die Haut die kritische Beschaffenheit zeigen, da ist die Zeit für die Kälte und das kalte Verfahren vorüber, und hier folgt die Praxis andern Grundsätzen. Wenn das Exanthem blaß wird, sich zu häuten anfängt, wenn die Haut aufgedunsen, wassersüchtig, ödematös sich zeigt, und dabei feucht, wenn der Urin frei und häufig fließt, und die kritische Beschaffenheit hat, dann ist die Entzündung entschieden und die Zeit für die strenge Antiphlogosis und für die Kälte vorüber.

Das Alter macht bei der Anwendung der Kälte keinen Unterschied; je anhaltender und heftiger der Status encephaliticus ist, desto nothwendiger sind die kalten Uebergießungen. Im Gehirnscharlach wende man sie unbedingt, ohne kleinliche Rücksichten an, selbst in dem zartern Alter des kindlichen Lebens. Man muß das Vorurtheil besiegen, wo es das Leben gilt; wo allein in einer kräftigen Arznei und in einem kühnen Entschluß das Mittel der Rettung liegt. I n d e r B e h a n d l u n g d e r f i e b e r h a f t e n K r a n k h e i t u n d d e r i n n e r n E n t z ü n d u n g e n d e s k i n d l i c h e n A l t e r s w ü r d e d i e P r a x i s v i e l g l ü c k l i c h e r s e y n, w e n n m a n d e n G e b r a u c h d e r K ä l t e u n d d a s a b k ü h l e n d e V e r f a h r e n a l s l e i t e n d e n G r u n d s a t z a l l g e m e i n a n e r k e n n e n w o l l t e. Aber bei sehr starken, vollblütigen, arteriösen Naturen müssen

Blut-

Blutausleerungen, allgemeine und örtliche den kalten Uebergießungen vorangehen.

Neben den kalten Uebergießungen und Fomentationen haben in dem Heilapparat gegen den Hirnscharlach die Blutausleerungen den ersten Platz und die Bedeutung einer unbedingt nothwendigen Arznei. Wo man diese versäumt, oder zu spät sich dazu entschließt, da ist das Leben ohne Rettung verloren. Das Organ der Entzündung in dieser Form hat die arteriöse, blutreiche Natur, viele und große Arterienzweige, im Zustande seiner Entzündung ist das Drängen und Stürmen des Bluts auf die Gefäße der harten Hirnhaut groß, sie sind strotzend mit Blut überfüllt, es entstehen Anhäufungen, Stockungen im Gehirn, gehemmter Kreislauf, und so ist die Bedingung gegeben und die Anlage, woraus sich oft schnell die zersetzenden Metamorphosen, die Verwandlung der Hirnmaterie in die elementarische, plastische Lymphe, die Ausschwitzungen derselben im Gehirn entwickeln. Um diesem Ausgange vorzubauen, um die Ueberfüllung der Gefäße der harten Hirnhaut zu entfernen, und die sich immer weiter ausbreitende und fortwachsende Entzündung zu beschränken und zu hemmen, dazu sind dreiste Blutausleerungen das einzigste und sicherste Mittel. Je mehr und heftiger die Encephalitis stürmt, je greller der Status encephaliticus, je tiefer die Betäubung und Bewußtlosigkeit, je anhaltender, wilder, wüthender, heftiger das Delirium, die tobenden Rasereien, je größer der Sturm des Bluts auf das Gehirn, je glühender und brennender die Haut, desto nothwendiger sind die Blutausleerungen, in desto größeren Massen muß es fließen. In der zartern Kindheit bis zu dem achten Lebensjahre, reicht man mit den Blutegeln aus, aber nur dann werden sie mit Erfolg wirken, wenn man sie in Menge anlegt, 20, 30, 40 Stück zur Zeit in den Nacken, am Halse, an die Stirne, an die Schläfen; wenn man sie nach Umständen wiederholt und das Nachbluten befördert. Man lasse die Blutegelwunden so lange bluten, bis sich Zeichen der Ohnmacht einfinden, bis das vorher rothe, glühende Gesicht blaß wird und kühl anzufühlen. Kleine Blutausleerungen, das Anlegen von ein Paar Blutegeln kann zu gar nichts nützen, sie schaden mehr, indem sie eher den Andrang auf das Gehirn vermehren, als denselben mäßigen und entfernen. Nach dem achten Lebensjahre, vorzüglich bei starken, vollblütigen Constitutionen und bei einem heftigen Status encephaliticus reicht man mit den Blutegeln nicht aus, die örtlichen Blutausleerungen genügen nicht, hier ist die allgemeine Venaesection nothwendig und in jedem Falle unentbehrlich. Wo der Status encephaliticus in rascher, ungestümer, stürmischer Entwickelung auftritt, wo das Delirium ferox im hohen Grade anhaltend wüthet, da ist es hohe Zeit, den so gefahrvollen Zustand schnell zu verändern, und die Gewalt der Entzündung durch eine starke Blutausleerung zu brechen. Hier stelle man ohne Bedenken und unentschlossenes Zögern den allgemeinen Aderlaß an, und lasse dreist das Blut bis zur Ohnmacht fließen, bis zum Blaßwerden des Gesichts. Der Verlauf der Entzündung geht zu stürmisch, und der Gewalt ihres Elements unterliegt die Gehirnmaterie zu schnell, daher können hier nur entscheidende Mittel helfen, die mit schneller Wirksamkeit den Zweck erfüllen.

Man versäume die Wiederholung der Blutausleerung nicht, wenn die Umstände und Zufälle es erfordern. Gewöhnlich tritt auf die erste Blutausleerung und nach der ersten kalten Uebergießung ein Zeitpunkt der Ruhe, des Nachlassens der dringenden Zufälle ein, der Kopf, das Bewußtseyn wird freier und heiterer, das Stürmen des Bluts auf das Gehirn hat nachgelassen, aber dieser freie Zustand ist nur vorübergehend, bald kommt ein neuer, heftiger Paroxysmus und der Status encephaliticus bricht in einem neuen heftigen Anfalle hervor. Hier ist die Wiederholung der Blutausleerung nothwendig, aber in der Regel und wohl immer ist eine starke, allgemeine Venaesection im Scharlach hinreichend, und diese soll man nicht wiederholen, aber desto nothwendiger sind hier die örtlichen Blutentziehungen, das Anlegen der Blutegel. Mit dem allgemeinen Aderlaß muß man im Hirnscharlach vorsichtiger und mäßiger umgehen, als in den andern Gehirnentzündungen, aus Rücksicht auf den eigenthümlichen Ausgang der Scharlachcontagion, aus ihrer Anlage zur Wassersucht. Denn dieser Ausgang, die Entwickelung des Hydrops, erfolgt um so leichter und gewisser, je ärmer das Blut ist an plastischem Stoff, an seinem thierigen, wesentlichen Element, und je mehr in seiner Mischung das Seröse, Pflanzliche überwiegt. Wo jedoch die Gefahr ungestüm drängt und drohet, wo die Encephalitis gewaltsam stürmet, da muß man über die Noth der Gegenwart, über die Gefahr des Augenblicks die mögliche Entwickelung der Zukunft vergessen und der gegenwärtigen, stürmenden Gefahr mit Kraft begegnen.

Die Blutausleerungen haben ihre Zeit und ihre Anzeige im Gehirnscharlach so lange als der Status encephaliticus, das wilde Irrereden, der Sopor, die Bewußtlosigkeit, die brennende, glühende, trockne Hitze anhalten, oder nach vorübergehendem Nachlaß in erneuerten, heftigen Ausbrüchen und Anfällen sich wiederholen. Es giebt aber in der Scarlatina phrenitica einen Wendepunkt der Entzündung, wo diese zwar noch nicht gehoben ist, sondern nur stille steht und sich in ihrer weitern Ausbreitung beschränkt, wo das Delirium ferox, der wüthende Status encephaliticus aufgehört, und sich verwandelt hat in eine stille, matte Verwirrung, in das milde, murmelnde Irrreden, mit fortdauernder, tiefer Betäubung und Sopor, wo der frühere wilde, heftige, tobende, aufgeregte Habitus in das matte, ohnmächtige, erschöpfte Wesen sich umgebildet hat, wo das Stürmen und Drängen des Bluts auf den Kopf aufgehört, so wie die glühende, brennende Hitze und Röthe des Gesichts, wo sich statt der frühern Zufälle des Status encephaliticus mehr die des nervosus entwickeln, wo der Habitus convulsivus und tremulentus sich zeigt, wo die Physiognomie sich verändert, schmutzig, entstellt, matt, ohnmächtig, verwirrt erscheint, wo das vorher feurige, lebhafte Auge, der wilde, heftige Blick anfängt trübe, dunkel zu werden, die Augen halb geschlossen, trübe erscheinen, da ist die Zeit zu den Blutausleerungen vorüber. In diesem Zustande erscheint der Kranke erschöpft, gelähmt, seine Glieder sind unbeholfen, matt, schwer, hinfällig, der Puls gesunken, sehr schnell, klein, saitenartig gespannt, das Exanthem mißfarbig, blaß, so auch die Haut, die eine Wange erscheint tief, hoch und dunkelroth, carmoisinartig gefärbt, während die andre weiß ist, ganz blaß, oder schmutzig grau-gelb; die Zunge ist trocken, schwarz, grau belegt. Nur dem äußern Scheine nach hat dieser Zustand das bösart'ge Wesen der Lähmung, der auflösenden Metamorphose in der Hirnmaterie, aber noch hat die Entzündung den Ausgang nicht gemacht, sie dauert noch an und steht auf der Höhe, auf ihrem Wendepunkt und im Uebergange zu der desorganisirenden, elementarischen Metamorphose. Noch gilt die Antiphlogosis als Grundsatz des Heilverfahrens, aber nicht in ihrer strengen Bedeutung. Die Zeit zu den Blutausleerungen ist hier vorüber, statt der Uebergießungen mit kaltem Wasser ist hier die Kälte in einer zartern, feinern Form anzuwenden: man bediene sich des Auftröpfelns und Aufgießens des Essigäthers auf den abgeschornen Kopf, man bedecke die Stirn und Schläfen mit feinen Leinwandläppchen in Essigäther eingetaucht, man wasche den Körper mit einer Mischung von Essig- und Schwefeläther mittelst eines damit getränkten Schwammes, oder gebrauche hiezu den Spiritus sulphurico — oder acetico aethereus. Als innere Arznei gilt für diesen Zustand vorzüglich der starke, anhaltende Gebrauch des Calomels in Verbindung mit dem Moschus in steigender Gabe, von ersterem stündlich jv — vj. Gran, von letzterem die gleiche Dosis. Hier ist die Zeit nnd der Ort; wo das Calomel und der Moschus an ihrem Platze sind, wo sie als die zweckmäßigsten und sichersten Mittel gelten. Von diesen und von dem äußern Gebrauch des Essigäthers ist hier allein noch Hülfe zu erwarten; alles andre kann sie nicht mehr verschaffen. Erfolgen unter diesen Umständen grüne, sehr stinkende, dünnflüßige Stühle, oft mit häutigen, polypösen Massen vermischt, dann darf man einen guten Ausgang erwarten, um so zuverläßiger, wenn gleichzeitig eine vermehrte Urinausleerung erfolgt, wenn der vorher gehemmte und stockende Harn reichlich und öfters abfließt. Man darf sich nicht fürchten, wenn diese Stuhl- und Urinausleerungen im Anfange unwillkührlich und ohne Bewußtseyn erfolgen, sie sind immer gute und glückliche Zeichen, und zeigen die Entscheidung der Entzündung an. Bald wird auch bei ihnen das Gehirn frei, das Bewußtseyn kehrt zurück. Ueberhaupt scheinen diese grünen, stinkenden, dünnflüssigen, copiösen Stühle mit dem vermehrten und reichlichen Harnabfluß die eigenthümlichen kritischen Ausleerungen zu seyn bei den Gehirnentzündungen im kindlichen Alter. Oft sieht man durch sie die heftigsten Convulsionen und Krämpfe sich entscheiden und lösen, deren Wesen immer in einer Entzündung der Spinnwebenhaut des Gehirns besteht, und daher hat das Calomel den hohen Rang und die wichtige Bedeutung in den Gehirnentzündungen der Kinder, und überhaupt in allen Entzündungskrankheiten des kindlichen Alters, weil alle in dieser Periode die Richtung auf das Gehirn haben, und auf ihrer Höhe immer diese Wendung nehmen.

In dieser lähmungsartigen Periode des Hirnscharlachs, der Scarlatina phrenitica, hat das Calomel mit dem Moschus eine hohe Bedeutung in dem Heilapparat. Aber auch in den frühern Zeiträumen dieser Form, zur Zeit des wilden, unbändigen Status encephaliticus hat das Calomel seine Anzeige, versteht sich allein, ohne Moschus, und gilt hier von allen Arzneien aus dem Apparatus antiphlogisticus als das zweckmäßigste, ja wohl als das Einzigste, was zum innern Gebrauch zu verordnen ist. Der Salmiak, der Salpeter, das essigsaure Ammonium, die Saturationen passen bei dieser hohen Form der Entzündung nicht, ihre Wirksamkeit ist nicht angemessen dem Organ der Entzündung, zu schwach und zu langsam für den stürmischen Verlauf. Das kräftigste und am schnellsten entscheidend wirkende Antiphlogisticum, das Calomel, hat hier allein seine Zeit und seinen Platz. Wer das Wesen der Hirnentzündung versteht, ihre Bedeutung kennt und ihren ungestümen Verlauf, der wird sich wohl hüten, hier lange zu zaudern, und mit schwachen Mitteln die kostbare Zeit zu verschwenden. Gegen den Status phreniticus, gleich im Anfange der Entwickelung dieser Hirnentzündung, gebe man den Calomel rasch und in starken Gaben fort. Es ist das kräftigste Gegenmittel, um das wilde, elementarische Feuer der Entzündung zu dämpfen, welche das Contagium und die Entwickeluug des contagiösen Prozesses im Gehirn und in der Blutmasse angefacht hat. Das Calomel wirkt hier nicht allein in der Bedeutung eines allgemeinen Antiphlogisticums, sondern vielmehr als ein eigenthümliches Specificum, als das wahre Antidotum gegen die Ausbildung des Contagiums in den Organen von dem höhern thierigen Range, auf den höhern Stufen der Metamorphose der organischen Marerie. Als Gegengift tritt es zersetzend und niederschlagend dem sich ausbildenden rohen Thiersaamen, dem Contagium entgegen. Je anhaltender und stärker das Delirium ferox, je entwickelter der Status encephaliticus, je heftiger das Fieber, je stärker das Stürmen des Bluts auf das Gehirn, je heftiger überhaupt die Strömungen und Wallungen des Bluts, je anhaltender, trockner, brennender, glühender, wilder, ausgelassener die Hitze, desto dringender ist die Anzeige zum Calomel, desto nothwendiger ist es, dasselbe anhaltend fort und in starken Gaben zu geben. Nicht als Hauptmittel, sondern aus symptomatischer, palliativer Rücksicht, zur Abkühlung und Erfrischung, thut es gut, wenn man neben dem Calomel in diesem Zeitraume des Gehirnscharlachs eine Saturation des Ammonium carbonicum mit frisch ausgepreßtem Citronensaft giebt:

Rp. Ammon. carbonic. Unc. ß.
Succ. Citri rec. express. q. s. ad perfectam adm. Saturat.
Syrup. Rub. Id. Unc. j.
M. D.

Hievon läßt man zwischen durch einen Eßlöffel voll nehmen. Andrer Arzneien bedarf es in dieser Form des Hirnscharlachs nicht, und alles andre ist überflüßig und vom Uebel.

B) Behandlung der zweiten Form des Hirnscharlachs, der Scarlatina encephalitico-paralytica, soporosa, maligna.

Das Wesen dieser Form ist die ursprüngliche Bösartigkeit, unter allen Fällen des Scharlachs ist sie die gefahrvollste. Ihr Organ ist die Hirnmaterie in ihrem ganzen Umfange, das Gefäßnetz in seinen feinsten und zartesten Verzweigungen und Windungen ist hier von der Entzündung ergriffen, und die ganze Hirnmaterie dem elementarischen Prozeß der Contagien unterworfen. Daher tritt dieser Scharlach gleich ursprünglich in dem Bilde der Bösartigkeit, des Status perniciosus, auf, unter den Zufällen des Status paralyticus, einer Hirn- und Nervenlähmung, und der sich entwickelnde Status nervosus hat die lähmungsartige, zitternde, convulsivische Beschaffenheit. Groß und anhaltend ist der Zustand der Betäubung, des tiefen Sopors, des Stupors, der psychischen, organischen und sinnlichen Lähmung. Unter diesen Umständen ist hier das einzigste Mittel der Rettung und des Heils der rasche, starke Gebrauch der kräftigsten Mittel, um so mehr, je stürmischer und ungestümer der Verlauf dieses Scharlachs ist, je schneller der tödtliche Ausgang und die elementarische Verwandlung der Hirnmaterie erfolgt. Denn oft tödtet dieser Scharlach in der kürzesten Zeit, binnen 12, 24, höchstens 48 Stunden. Das Heilverfahren und die Arzneien, welche sich am kräftigsten gegen die Entzündungen im Gehirn bewähren, sind hier gleich im Anfange, in rascher und kräftiger Anwendung gefordert. Vor allen ist hier die Kälte gefordert in der kräftigsten und zugleich in der feinsten Form: gleich im Entwickeln dieses Scharlachs, so wie die Zufälle des Status encephalitico-paralyticus sich zeigen, wende man die kalten Uebergießungen an. Das lähmungsartige, unbeholfene, schwere, ohnmächtige Wesen des Kranken, die Debilitas vitalis können hier keine Gegenanzeige bilden, indem sie nur Zeichen sind von der großen, tiefgehenden Hirnentzündung. Es kommt hier alles darauf an: das Element der Entzündung, was durch heterogene, elementarische Metamorphose das Gehirn lähmt und die Nervenkraft hemmt, schnell aufzuheben, dann ist die Verwandlung der Gehirnmasse in ihre elementarische, infusoriale Natur bereits vollendet, dann hat die Kraft ihre Grenze, und alle Rettungsversuche sind fruchtlos. Neben den oft zu wiederholenden kalten Uebergießungen wende man hier zugleich noch die Kälte in der feinsten, kräftigsten Form an: man tröpfle und gieße oft den Essigäther auf den abgeschornen Kopf, man verstärke, aus Rücksicht auf die Unempfindlichkeit und große Gefühllosigkeit des Kranken, den Essigäther durch den Zusatz des Liquor Ammonii caustic., und man lege Umschläge von eben dieser Mischung auf den Kopf und auf die Stirn, so wie man auch den ganzen Körper damit wäscht:

Rp. Aether. acetic.
Aether. sulphuric. ana Unc. vj.
Liquor. Ammon. caustic. Unc. iij.

M. D. Zum Auftröpfeln, zu Umschlägen und zum Waschen. Auch ist es gut, wenn man das Aufgießen und die Umschläge nicht allein auf den Kopf, sondern auch auf die Herzgrube vornehmen läßt. Gleich im Anfange, wo das böse, anhaltende Erbrechen mit den Durchfällen und mit dem Status encephalitico-paralyticus erscheint, wende man die kalten Uebergießungen und die höhere Form der Kälte an. Oft tritt diese Form des Hirnscharlachs gleich ursprünglich und im Anfange unter Convulsionen und Krämpfen hervor. Die Zufälle verbieten die Anwendung der Kälte nicht, sondern fordern im Gegentheil dringend auf zu ihrem Gebrauch in den kräftigsten Folgen, denn wo gleich im Anfange und mit dem Erbrechen diese Krämpfe und Zuckungen erscheinen, da gelten sie als Zeichen von dem hohen Grade, von der weitern Verbreitung der Hirnentzündung und von der bösen Natur des Scharlachs. Unter dem Status encephalitico-paralyticus und nervoso-convulsivus bricht erst später, nachdem dieser vollkommen ausgebildet ist, das Exanthem theilweise, in einzelnen, meist hier mißfarbigen, mehr blaß-gelblicht rothen Flecken hervor. Auch dieser Ausbruch des Exanthems verbietet

bietet die Kälte nicht, im Gegentheil ist sie das einzigste Mittel, die Entwickelung desselben auf der äußern Haut zu befördern, lebhafter, allgemeiner zu machen, und die Entzündung aus dem Gehirn ab und nach außen zu leiten. Ohnerachtet der frühzeitigen und kräftigen Anwendung der Kälte und der andern passenden Mittel sey man in dieser Form des Scharlachs und der Vorraussagung des Erfolgs sehr vorsichtig: die Bösartigkeit ist ihr ursprünglich eigenthümlich, man hat immer viel mehr zu fürchten als zu hoffen, und die Fälle, wo hier die Heilung gelingt, gehören doch, selbst bei dem kräftigsten und zweckmäßigsten Heilverfahren, zu den Ausnahmen und Seltenheiten. In der Regel hat man hier nichts zu hoffen, sondern immer das Böseste zu fürchten, aber desto unrechter ist es, in diesem verzweifelten Zustande nicht das Aeußerste zu wagen und selbst das dem Schein nach Schreckhafte, Ungewöhnliche zu unternehmen.

In dieser Form des Scharlachs ist es zweckmäßig, aus Rücksicht auf die große lähmungsartige Schwäche, auf die Unempfindlichkeit und Gefühllosigkeit, mit der Anwendung der kalten Uebergießungen zugleich ein warmes Bad zu verbinden. Man bringt den Kranken in ein lauwarmes Bad, mit Meerrettig, Salz geschärft, und übergießt ihn darin mit kaltem Wasser; so wie er aus dem Bade genommen ist, tröpfelt man ihm Aether aceticus auf den Kopf, und macht ihm Fomentationen davon. Auch ist es sehr zweckmäßig, gleich nach dem Bade eine Gabe des Calomel's mit dem Moschus zu reichen, indem bei der dadurch etwas erhöheten und gehobenen Reizbarkeit und Empfänglichkeit die Arzneien besser und kräftiger wirken.

Neben der Kälte in der kräftigsten und feinsten Form haben auch in dieser Art des Hirnscharlachs die Blutausleerungen einen vorzüglichen Platz. Aber unter keinen Umständen, bei keiner Jahrsconstitution, ist hier das allgemeine Aderlaß angezeigt und thunlich, immer darf man sich nur auf die Blutegel beschränken. Das matte, lähmungsartige, ohnmächtige Wesen, der Status encephalitico paralyticus, und nervoso-convulsivus, der Habitus tremulens und die Debilitas vitalis, verbieten keineswegs den Gebrauch der Blutegel, denn das Wesen dieses bösen Zustandes beruhet auf einer allgemeinen verbreiteten und tief in die Substanz eindringenden Gehirnentzündung, und fordert daher den Apparatus antiphlogisticus. Nicht in Schwäche und Ohnmacht des Lebens ist dieser bösartige Zustand gegründet, nicht in einer dynamischen, krampfhaften Lähmung des Gehirns und des Nervensystems, sondern in einem hohen Grade der Entzündung in diesen Gebilden; man soll hier nicht die Nervenkraft anregen, erwecken und reizen, man soll vielmehr ihre Materie und das Gehirn von dem heterogenen Element der Entzündung befreien, was krankhafte Metamorphosen darin erzeugt, wilde Bildungstriebe erweckt, und das Leben des Gehirns wie die Kraft der Nerven gefesselt hält und gelähmt. Dieß ist die Idee wonach das Heilverfahren in dem Status pernitiosus, malignus einzurichten und zu ordnen ist. Die Kälte aber bleibt hier immer das erste und vorzüglichste Mittel, aber gleich nach ihrer Anwendung lege man Blutegel an den Kopf, an die Stirn, Schläfen, hinter den Ohren, und befördere die Nachblutung. Ganz kleine Blutausleerungen können auch hier nichts fruchten, 10 — 20 Stück sind wenigstens nothwendig. Während dem die Blutegel saugen, und während dem Nachbluten fahre man mit der Anwendung der Kälte fort, mit dem kalten Waschen, mit dem ätherischen Aufgießen und Fomentationen. Bei diesem bösen Stande der Dinge, bei dieser nahen und stürmenden Gefahr muß man keine Minute durch Nichtsthun verlieren und versäumen, sondern jeden Augenblick mit rastloser Thätigkeit benutzen. Denn alles kommt hier darauf an, die Macht der Entzündung schnell zu brechen, ihre Ausbreitung zu beschränken, und dadurch das gelähmte Leben wieder zu erwecken, und die erloschene Reizbarkeit und Empfänglichkeit wieder zu heben und zu beleben.

Unter den innern Arzneien aus dem Apparatus antiphlogisticus paßt in dieser Form des Scharlachs allein das Calomel, aber immer und gleich im Anfange in Verbindung mit dem Moschus. Aber wenn in irgend einem Zustande die angezeigte Arznei in rascher und starker Gabe angezeigt ist, so ist es hier bei der verzweifelten Lage der Dinge, wo überhaupt alles zu fürchten und sehr wenig zu hoffen ist. Der lähmungsartige, reiz- und gefühllose Zustand des Gehirns und des Nervensystems, der tiefe und anhaltende Stupor und Betäubung, die gehemmte und unterdrückte Reaction der Naturkraft zur Organisirung und Homogeneisirung der Arzneien, fordert starke und große Gaben, um nur die gelindeste und schwächste Reaction zu bewirken. Anhaltende sehr starke Gaben des Calomels werden genommen und vertragen, ohne nur die gelindeste Wirkung zu erregen, wo diese erfolgt, wo sich Zeichen und Spuren des wieder erwachenden Gefühls, der Reizempfänglichkeit zeigen, da kann man neuen Muth und neue Hoffnung fassen. Wo in dieser Form auf das Calomel die dunnflüssigen, rohen, stinkenden, grünen, braunen Stühle mit vermehrter Harnabsonderung erfolgen, da gelten sie auch hier als gute Zeichen des sich wieder regenden Lebens und der Veränderung des paralytischen Zustandes. Wo aber auf die stärksten Gaben des Calomels dieses nicht erfolgt, da ist alles verloren, und es kann als sicheres Zeichen gelten von einer wirklichen Lähmung des Gehirns, begründet in der Zerstörung seiner Organisation durch den elementarischen, contagiösen Prozeß. Hier verordnen man das Calomel in starken Gaben, mit dem Moschus verbunden, von Gr. vj — x., von jedem, stündlich gegeben. Man lasse sich durch die Convulsionen und Krämpfe, selbst die heftigsten, tetanusartigen nicht schrecken, indem das Wesen dieser drohenden Zufälle hier auf der Gehirnentzündung beruhet, und das Calomel das sicherste Antispasmodicum ist gegen die Krämpfe und Convulsionen aus diesem Element. Was die Gehirnentzündung am kräftigsten löset, das stillt hier am schnellsten und sichersten die Krämpfe. Gegen die meisten Convulsionen und Krämpfe des kindlichen Alters sind die Blutegel und das Calomel die ersten und vorzüglichsten Mittel, weil hier diese Zufälle meist ihr Wesen und das Element ihrer Genesis in einer Entzündung der Hirngebilde haben.